처음 배우는 생리학

Etsuro TANAKA 지음
주 남 석 옮김

도서출판 대한의학

역자 약력

부산대학교 의과대학 졸업

가톨릭대학교 의과대학 대학원 의학박사

아주대학교 의과대학 가정의학과 전공의 수료

아주대학교 의과대학 가정의학과 연구강사, 전임강사, 조교수, 부교수 역임

Jean Mayer USDA Human Nutrition Research Center on Aging, Tufts University, Boston, MA, USA 연수

현, 아주대학교 의과대학 가정의학과 교수

현, 아주대학교 의과대학 가정의학과 주임교수 겸 임상과장

현, 대한남성건강갱년기학회 총무이사

현, 비만대사증후군연구회 연구이사

현, 대한임상노인의학회 연구이사

현, 대한통합암학회 학술이사

현, 대한기능의학회 무임소이사

〈저서〉

2009년; 비만 바로알기(보건복지가족부, 공저)

2010년; 한국인을 위한 비만 행동요법(대한비만학회, 공저)

2017년; 기능의학(대한기능의학회, 공저)

2019년; 만성피로의 기능의학적 관리(대한기능의학회, 공저) 개정 5판, 가정의학(대한가정의학회, 공저)

2021년; 알아두면 쓸모있는 비만치료(대한비만대사증후군연구회, 공저), 주사영양치료(대한기능의학회, 공저)

2022년; 기능의학적 시각으로 비만관리 시작하기(대한의학), 임상기능의학(닥터스북)

2023년; 실전 기능의학(대한의학, 공저), 동영상 강의로 배우는 주사영양치료 제2판(대한의학, 공저)

역자 서문

의대를 졸업한 지 25년이 지난 즈음에 본 책을 보고 예전 기억이 많이 떠올랐다. 정상을 알아야 비정상을 알 수 있다는 기본적인 철학을 근간으로 처음 의학을 접하면서 배운 많은 것들이 이렇게 깔끔하면서도 일목요연하게 정리할 수 있을까 하면서 꽤 많이 놀랐다. 단순히 몸의 생리에 대한 기본적인 지식을 넘어, 지금도 환자를 보고 있는 일선 현장에서도 가끔 잊어버리고 있었던 그런 내용들이 있었음을 새삼 느끼게 해 주는 그런 시간이었다. 한 줄, 한 줄 읽으면서 저자의 세심한 배려가 느껴졌고, 의학을 공부하는 초년생들에게 아주 유익한 내용을 일러스트를 사용하면서 쉽게 이해를 시키는 방법은 아주 멋진 작업이었다.

꼭 의학을 공부하는 학생이 아니더라도 우리 몸의 기본적인 생리와 장기의 기능, 우리 몸에서 일어나고 있는 다양한 현상들이 자세히, 섬세히 다루어져 많은 학생들에게 도움이 될 아주 좋은 내용일 것이라고 본다. 용어통일을 위해 2020년 대한의사협회에서 펴낸 '의학용어집 제6판'의 용어를 채택했으며, 1장부터 14장에 이르는 아주 작은 부분을 세심하게 다룬 각 장기별, 기능별로 너무 재미있게 기술되어 있어 200페이지가 넘는 글을 단 며칠 만에 읽으면서 신나게 감수를 한 것 같아 너무나 뿌듯한 기분이 드는 것은 아마 이 책을 읽을 많은, 다양한 분야의 의학 관련 학생들이 재밌게 읽고 있을 즐거운 상상이 앞서는 까닭일 것이다.

이 책을 읽고 인체의 오묘한 생리를 이해해 가면서 많은 독자들이 우리 인체는 작은 우주라는 것을 발견하게 되는 시간이 될 것이다.

2024년 8월

아주대병원 가정의학과 **주남석**

머리말

이 책의 초판이 출간된 것이 1993년이었습니다. 그 이후로 지금까지 총 34번의 크고 작은 업데이트를 거쳤습니다. 그 덕분에 시대가 변했음에도 불구하고 내용이 크게 낡지 않아 오랜 시간 동안 많은 독자들이 이 책을 계속 손에 들고 있어 주신 것은 저자로서 매우 기쁜 일입니다. 시대가 변해도 생리학의 기본은 변하지 않지만, 최근 의료 환경은 급변하고 학생들의 학습 도구도 변했으며, 교육에서 생리학의 위치도 변해왔습니다.

그래서 이번에 시대의 변화에 맞춰 다시 큰 업데이트를 시도하여 4판을 발행하게 되었습니다. 4판에서도 처음 생리학을 배우는 학생을 대상으로 한다는 컨셉과 왼쪽 페이지에 일러스트, 오른쪽 페이지에 본문을 등급별로 기재하는 형식은 계속 유지하고 있습니다. 본문에 관해서는 내용을 재검토하여 이해가 더 깊어지도록 크게 다시 썼습니다.

이 책에서는 왼쪽 페이지에 본문 내용을 일러스트로 설명하고 있습니다. 꽤 과감한 비유나 과장이 포함된 경우도 있지만, 독창적이고 기억해야 할 포인트를 강조하기 위해 그렇게 표현했습니다. 이 책은 생리학의 참고서라는 입장에서 교과서에 반드시 실려 있는 대표적인 그림이나 해부학적인 그림은 의도적으로 생략했습니다. 이는 필요에 따라 교과서를 참조해 주세요.

오른쪽 페이지의 본문은 중요한 항목만을 중요도 순으로 3개의 등급으로 나누어 쓰고 있습니다. 즉, 대제목, 중제목, 그리고 설명문입니다. 당연히 가장 중요한 사항은 큰 제목으로 쓰여 있습니다. 생리학을 처음 배우는 학생들에게는 대제목과 중제목의 내용을 이해하면 그것으로 필요하고 충분하다고 필자는 생각합니다. 그대로 외워도 좋도록 문장으로 되어 있어 암기할 수도 있습니다. 설명문은 내용 이해를 위한 것이므로, 이것은 읽기만 해도 괜찮습니다. 시험이 끝나면 힘들게 외운 것을 모두 잊어버리는 학생이 많지만, 적어도 대제목의 항목은 시험 종료 후에도 계속 기억해 주셨으면 합니다. 장래에 분명히 도움이 될 것입니다.

또한, 임상적인 사항이나 최근의 토픽 등은 각 페이지 하단이나 장 말미에 칼럼으로 기재해 두었습니다. 더불어 생리학과는 직접 관련이 없지만 알아두면 유용한 정보는 부록으로 권말에 기재해 두었습니다. 이것도 꼭 읽어주세요.

생리학을 학습하는 데 이해하고 기억해야 할 것은 산더미처럼 많지만, 이 책이 조금이라도 학생 여러분의 원활한 학습을 돕는 데 도움이 되기를 바랍니다.

Etsuro TANAKA

목차

PART

1

체액

1. 세포속액과 세포바깥액
2. 삼투압
3. 몰 농도와 삼투압
4. 교질삼투압
5. 산염기평형
6. 탈수
7. 완충제

1 세포속액과 세포바깥액

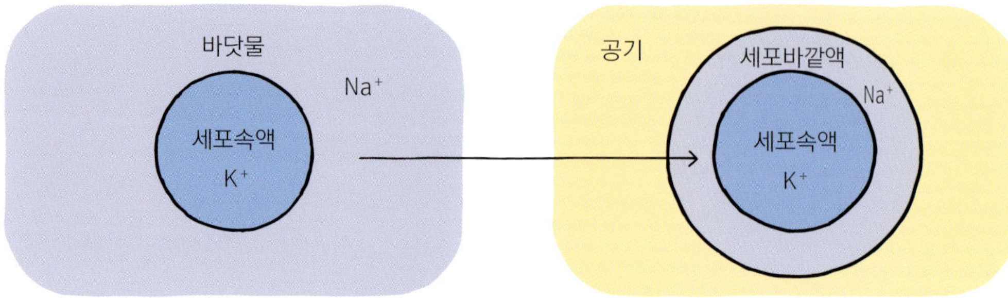

아주 먼 옛날 바닷물 속에 탄생한 단세포생물

육상생물

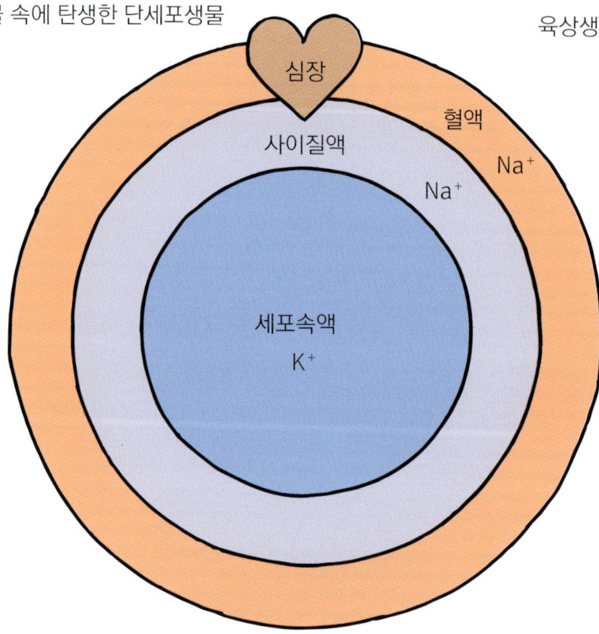

진화한 육상동물

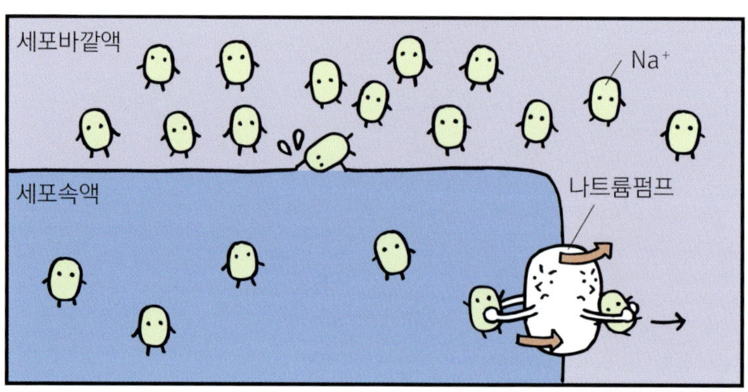

나트륨펌프

세포바깥에서 세포내로 자연스럽게 들어오는 Na^+를 자신의 에너지를 이용해 세포바깥으로 퍼 올리고 있다.

세포속액은 세포 안에 있는 액체이다.

아주 먼 옛날, 생물은 당시의 바닷물 속에서 단세포생물로 탄생했다. 즉 세포막을 통해 주변 환경(해수)과는 다른 성분의 액체를 세포속에 저장하게 된 것이다.

▸ 세포속액에는 칼륨(K^+)이 많다.

참고로, 바닷물에는 나트륨(Na^+)이 많다.

세포바깥액은 세포 주변에 있는 액체이다.

이 생물이 마침내 진화하여 육상에서 생활하려고 할 때, 세포가 직접 공기와 접하게 되었다. 그래서 세포와 공기 사이에 완충(cushion) 역할을 하는, 아주 오래전 바닷물과 같은 성분의 액체를 두었다. 이 액체가 바로 세포바깥액이다. 즉 세포바깥액은 세포를 보호하는 옷과 같은 역할을 하며, 세포에게 바닷속에 있는 것과 같은 환경을 만들어 주는 것이다.

▸ 세포바깥액에는 나트륨(Na^+)이 많다.

세포바깥액과 아주 먼 옛날의 바닷물은 성분(Na^+)이 같았던 것으로 보인다. 한편, 현재의 바닷물은 옛날과 성분 비율은 같지만, 농도는 약 3배가 되었다.

혈액은 세포바깥액의 일종이다.

생물이 진화하면서 세포의 수가 증가하고, 모든 세포에 산소와 영양분을 골고루 전달하기 위해 세포바깥액을 관을 사용해서 순환시킬 필요가 생겼다. 이 순환을 전담하는 세포바깥액이 혈액, 이를 내보내는 펌프가 심장이다.

▸ 혈액에는 나트륨이 많다.

혈액의 염분 함량은 세포바깥액과 거의 동일하다. 혈액은 산소의 운반 능력을 높이기 위해 세포바깥액에 적혈구, 단백질 등이 더해진 것이다(→p.16, 28).

▸ 세포바깥액은 사이질액과 혈액으로 나눌 수 있다.

사이질액은 혈관 밖에 있는 세포바깥액으로, 조직액이나 세포간액이라고도 한다. 한편, 혈액은 혈구와 혈장(→p.16, 28)으로 나뉜다. 더 정확히 말하면 '세포바깥액은 사이질액과 혈장으로 나뉜다'고 할 수 있다.

▸ 살아 있는 세포는 나트륨을 밖으로 내보내고 있다.

나트륨은 세포바깥액에는 많고, 세포속액에는 적다. 따라서 세포바깥액의 나트륨은 자연스럽게 세포내로 침입한다. 이에 세포는 들어온 나트륨을 자신의 에너지를 사용하여 세포바깥으로 내보내고 있다. 이것을 나트륨펌프라고 한다.

전해질

소금이나 산 · 알칼리처럼 물에 녹아 이온이 되는 물질, 즉 용해되면 전기를 띠고 양극과 음극으로 나뉘는 물질을 전해질이라고 한다.

이온의 예로는 Na^+, K^+, Cl^-, H^+ 등이 있다. 염화나트륨($NaCl$)은 Na^+와 Cl^-로 나뉘고, 탄산(H_2CO_3)은 H^+와 HCO_3^-(이것을 중탄산 이온이라고 한다)로 나뉜다. 포도당은 물에 녹지만, 전기를 띠지 않기 때문에 전해질이 아니다.

2 삼투압

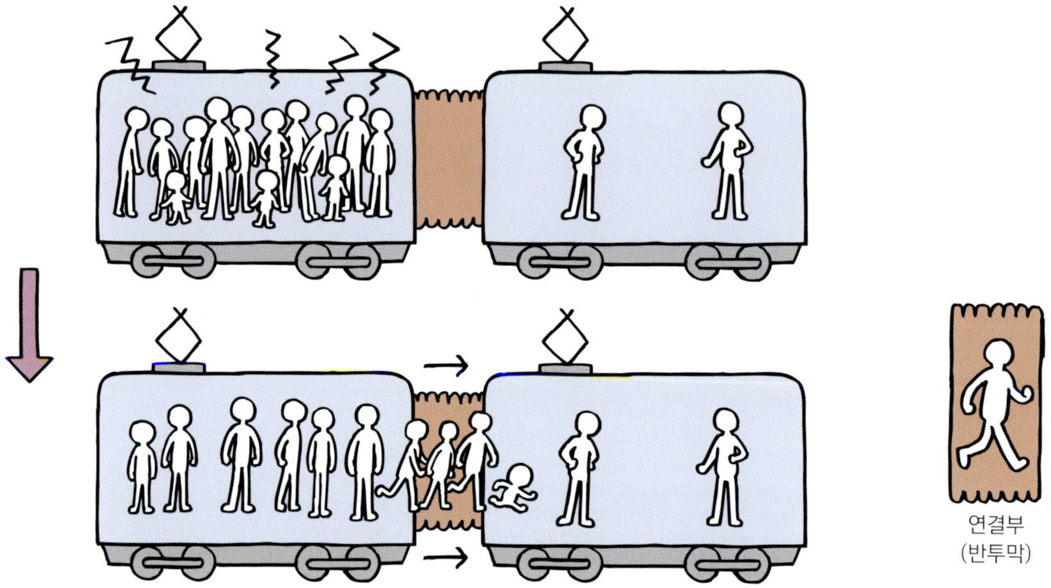

혼잡한 차량에 있는 사람은 한가한 차량으로 연결부를 통해 이동하려고 한다.
이 이동하려는 힘이 삼투압이다.

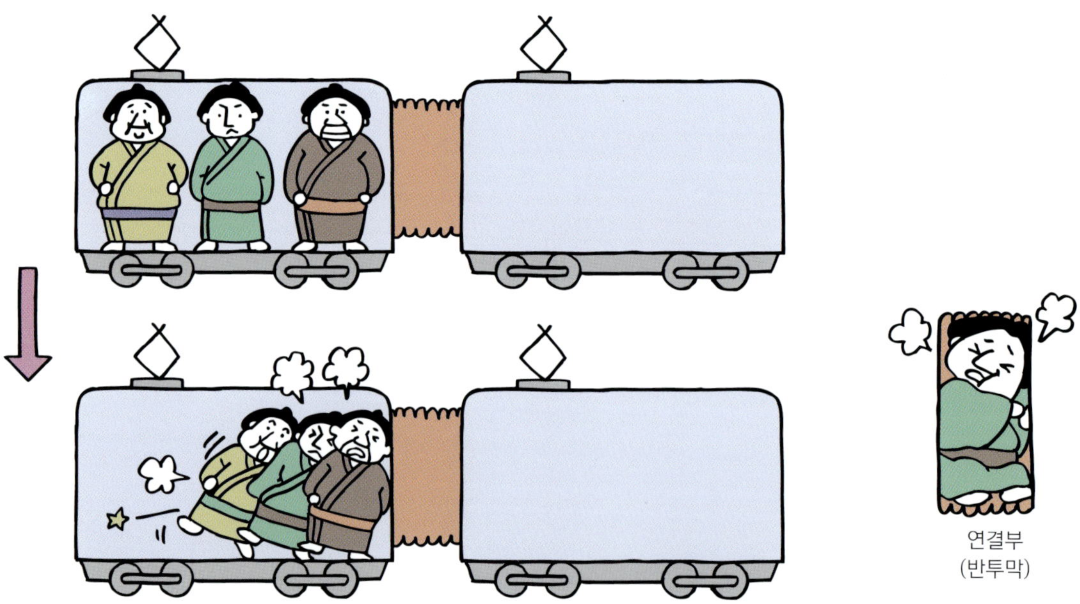

큰 물질(단백질)은 반투막을 통과할 수 없다. 몸집이 큰 사람은 연결부를 통과할 수 없다.

삼투압을 이해하는 것은 생리학 이해의 기초이다.

삼투압은 생리학의 기본 중의 기본이다. 그만큼 삼투압이라는 것은 중요하다.

농도가 다른 2종류의 액체를 나란히 놓으면, 서로 같은 농도가 되려 한다. 이 같은 농도가 되려는 힘을 **삼투압**이라고 한다.

예를 들어 지하철에서 혼잡한 차량과 한산한 차량이 있을 때, 사람들은 좌석을 찾아 혼잡한 차량에서 한산한 차량으로 이동하려 한다. 이 '이동하려는 힘'이 삼투압이다.

삼투압은 압력이다.

압력이기 때문에 단위로 mmHg 등을 사용한다.

삼투압의 강도는 물속에 존재하는 입자의 수에 비례한다.

물속의 입자는 차량에 타고 있는 사람에 해당한다. 당연히 혼잡도가 심할수록, 즉 물속의 입자수가 많을수록 좌석을 찾는 정도가 높아져 이동하려는 힘도 커진다.

▸ **입자에는 포도당 같은 분자도 있고, Na^+나 K^+ 같은 이온도 있다.**

단백질도 입자의 일종이다. 좌석을 찾는 정도는 차량 내의 인원수에 비례한다. 몸집이 작은 사람도 씨름 선수처럼 몸집이 매우 큰 사람도 똑같이 한 사람으로 계산한다.

작은 입자만 통과할 수 있는 작은 구멍이 뚫린 막을 **반투막**이라고 한다.

위에서 '2종류의 액체를 나란히 놓는다'는 것은 '반투막을 사이에 두고 놓는다'는 의미이다.

▸ **반투막은 단백질 이외의 물질을 통과시키는 막이다.**

▸ **물, Na^+, Cl^-, 포도당 등은 입자가 작기 때문에 반투막을 자유롭게 통과할 수 있다.**

반투막은 차량의 연결부와 같은 것으로, 사람들은 연결부를 통해 자유롭게 차량 간 이동이 가능하다. 이동의 목적은 좌석을 평등하게 분배하기 위해서이다.

▸ **단백질은 입자가 커서 반투막을 통과할 수 없다.**

씨름 선수처럼 몸집이 큰 사람은 차량의 연결부를 통과할 수 없다.

세포막은 **반투막**이다.

▸ **세포속액과 세포바깥액은 세포막이라는 반투막을 사이에 두고 존재한다.**

세포는 세포막이라는 반투막을 통해 물이나 Na^+, Cl^- 등을 교환한다.

혈관벽도 **반투막**이다.

▸ **혈액과 세포바깥액은 혈관벽이라는 반투막을 사이에 두고 존재한다.**

혈관벽은 혈관내피세포라는 얇은 세포로 이루어져 있다. 이 내피세포는 그 자체로 반투막과 같은 역할을 한다.

3 몰 농도와 삼투압

이 페이지의 내용은 다소 어렵다. 그래서 '혈액의 삼투압은 300 mOsm/kgH_2O (mOsm)이다'라는 것만 기억하면, 이 페이지는 건너뛰어도 좋다.

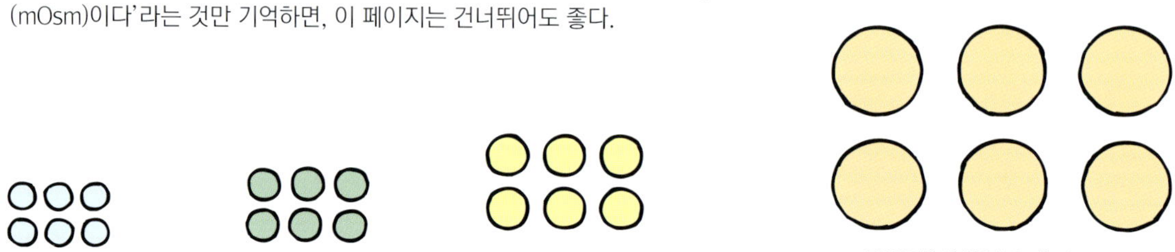

1몰의 양
이들은 모두 1몰로, 분자의 수는 동일하다.
분자의 크기가 다르다는 점에 주의.

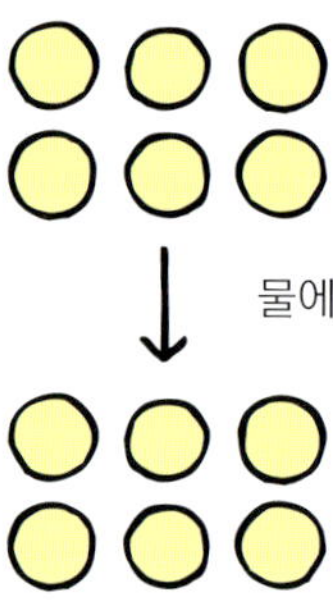

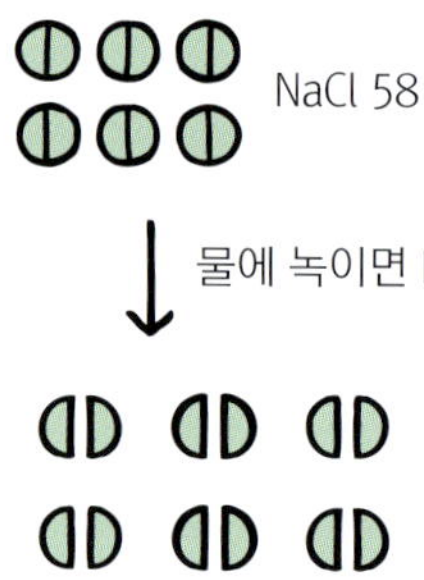

몰과 오스몰의 관계
NaCl처럼 물에 녹으면 이온으로 나뉘는 물질은
물속에서 입자의 수가 많아진다.

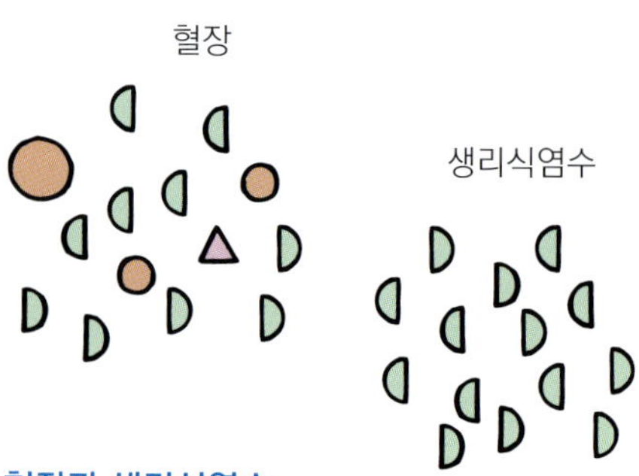

혈장과 생리식염수
모두 입자의 수가 동일하여 등장이다.

등장액(isotonic solution) 계산법

체액은 전해질과 단백질 등을 녹이며, 그 입자의 총 개수는 약 0.3 M에 해당한다. 즉, 삼투압은 300 mOsm/kgH_2O이다. 0.3 M의 포도당(분자량 180)액 농도를 %농도로 나타내면 0.3 × 180≒54 g/L≒5%가 된다. 즉, 5% 포도당액이 등장액이다. 또한, NaCl(분자량 58.5)은 물속에서는 Na^+와 Cl^-로 나뉘므로 0.3 × 58.5÷2 = 8.8 g/L≒0.9%가 된다. 즉, 0.9% NaCl액이 등장액이다. 이 계산 방법을 반드시 이해할 필요는 없다.

어떤 분자든지 1몰(1 mole)이라면 그 분자의 수는 동일하다.

▶ **NaCl 58.5 g을 1몰이라고 한다.**

Na의 분자량은 23, Cl의 분자량은 35.5이다. 분자량과 같은 그램수의 양을 1몰이라고 한다. 물(H_2O) 18 g, 산소(O_2) 32 g, 포도당($C_6H_{12}O_6$) 180 g은 분자의 수가 동일하며, 이들은 모두 1몰이다. 참고로, H, O, C의 원자량은 각각 1, 16, 12이다.

1몰 농도는 NaCl 58.5 g을 1 L의 물에 녹인 것이다.

▶ **1몰의 물질을 1 L의 물에 녹인 것이 1몰 농도이다.**

1몰 농도의 정식 정의는 '1몰의 물질을 물에 녹여 전체량을 1 L로 만든 것'이지만, 위의 설명과 큰 차이는 없다.

▶ **1몰 농도를 1 mol/L 또는 1 M으로 표기한다.**

1 mol/L과 1 M은 동일하며, 1몰 농도 또는 1몰러(molar)라고 읽는다. 이를 1몰이라고 읽는 것은 바른 읽기 방법이 아니다.

▶ **1 M의 1,000분의 1이 1 mM, 또 그 1,000분의 1이 1 μM이다**(→p.223).

삼투압은 물속에 존재하는 입자의 수에 비례한다.

▶ **삼투압은 mOsm/kgH_2O라는 단위를 사용한다.**

1 mOsm/kgH_2O는 **1밀리오스몰**이라고 읽는다. mOsm/L을 사용하는 경우도 있으며, 두 단위의 값은 실질적으로 동일하다.

▶ **포도당은 1 mmol/L (1 mM)가 1 mOsm/kgH_2O이다.**

물속에서도 입자의 수가 변하지 않으므로, 1밀리몰 농도의 삼투압을 1 mOsm/kgH_2O로 한다. 이 정의는 공식적인 것과 약간 다르지만 큰 차이는 없다.

▶ **NaCl은 물속에서는 Na^+와 Cl^-로 분리되므로 1 mmol/L(1 mM)가 2 mOsm/kgH_2O이다.**

포도당 1몰(180 g)과 NaCl 1몰(58.5 g)은 분자의 수가 동일하다. 그러나 NaCl은 물에 녹으면 대부분 Na^+와 Cl^-로 분리되기 때문에, 물속의 입자 수는 2배가 된다. 또한, 물속의 입자 수를 기준으로 한 농도에 당량(mEq/L)이라는 단위도 있지만, 현재는 사용하지 않는 경향이 있다. mEq/L보다 몰농도를 이해하는 것이 더 중요하다. 포도당은 1 mM = 1 mEq/L, NaCl은 1 mM = 2 mEq/L이다.

혈액의 삼투압은 약 300 mOsm/kgH_2O이다.

대략적인 값으로 기억해 두자. 더 정확하게는 285-295 mOsm/kgH_2O로, 엄밀함이 필요한 경우에 이 값을 사용하는 경우가 많다.

▶ **삼투압 300 mOsm/kgH_2O의 용액을 등장액이라고 한다.**

등장을 isotonic이라고 한다.

▶ **0.9% NaCl 용액과 5% 포도당액은 등장액이다.**

0.9% NaCl 용액을 생리식염수라고 한다.

이 농도가 혈액과 등장(isotonic)이기 때문에, 이를 **생리식염수**라고 한다.

삼투압이 300 mOsm/kgH_2O보다 높은 액체를 고장액(hypertonic solution), 낮은 액체를 저장액(hypotonic solution)이라고 한다.

4 교질삼투압

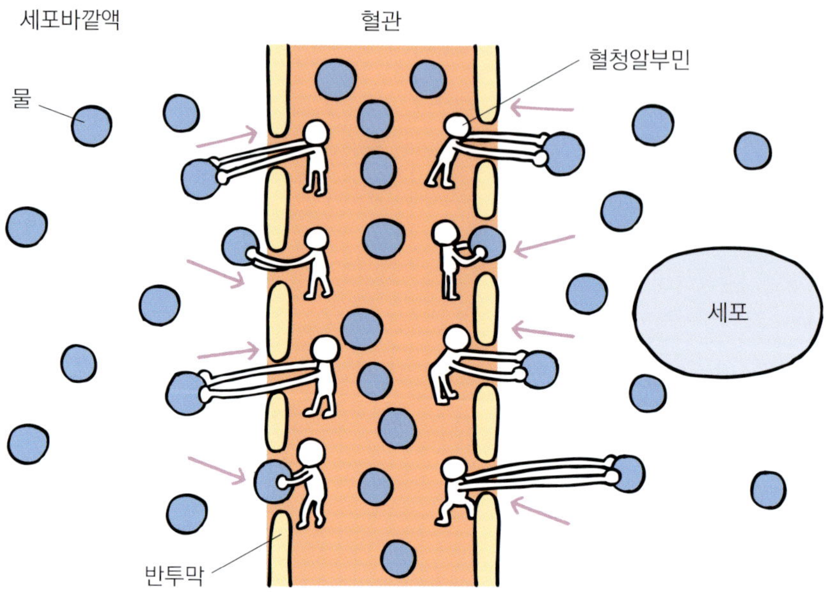

(A)

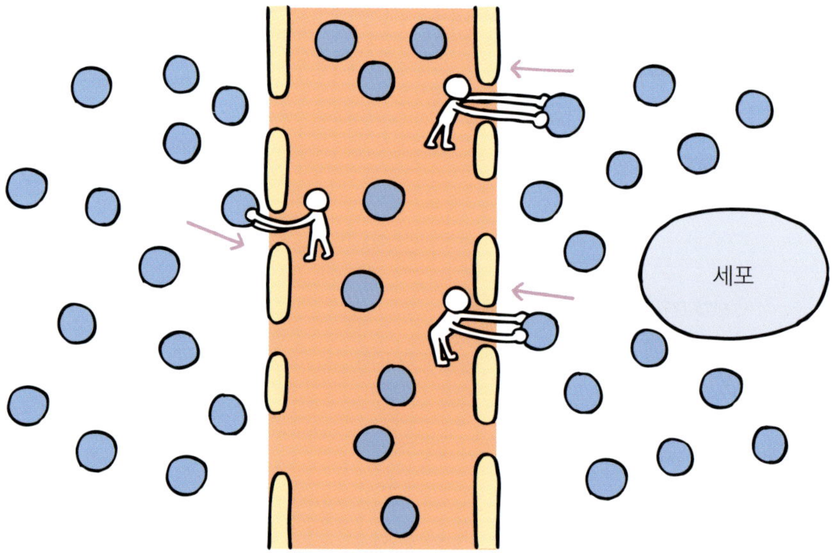

(B)

교질삼투압과 부종

혈청알부민은 (A)처럼 혈관 내로 물을 끌어들이는 작용을 한다. 이를 교질삼투압이라고 한다. 만약 (B)와 같이 혈청알부민의 양이 줄어들면, 혈관 내로 물을 끌어들이지 못해 혈관 밖의 물의 양이 증가하게 된다. 이런 상태를 부종이라고 한다.

반투막은 단백질을 통과시키지 못한다.

▶ **단백질 농도가 다른 두 종류의 액체를 반투막을 사이에 두고 놓으면, 같은 농도가 되는 방향으로 물 분자가 반투막을 이동한다.**

단백질은 반투막을 통과할 수 없기 때문에, 대신에 물이 이동하여 두 용액의 농도 차이를 줄이려고 한다. 원래라면 단백질이 농도가 높은 용액에서 낮은 용액으로 이동하고 싶어 하지만, 단백질은 반투막을 통과할 수 없으므로, 대신에 물이 농도가 낮은 용액에서 높은 용액으로 이동한다.

단백질은 물을 끌어당기는 힘이 있다.

p.4에서 설명한 것처럼, 씨름 선수 같은 몸집이 큰 사람(단백질에 해당)은 차량의 연결부(반투막에 해당)를 통과할 수 없다. 하지만 좌석(물에 해당)은 모두에게 공평하게 필요하다. 따라서 씨름 선수를 이동시키는 대신, 좌석을 씨름 선수가 없는 차량에서 씨름 선수가 있는 차량으로 이동시키면 좌석이 분배될 수 있다. 이 좌석을 끌어당기는 힘도 삼투압이다. 이때 씨름 선수가 이동하려는 방향과 좌석이 이동한 방향이 반대라는 점에 주의한다.

단백질이 물을 끌어당기는 힘을 특히 교질삼투압이라고 한다.

교질은 단백질을 의미한다. 즉 단백질에 의해 발생한 삼투압을 교질삼투압이라고 한다.

혈액의 교질삼투압을 생성하는 주된 요인은 혈청알부민이다.

혈청알부민(→p.28)은 분자량 약 66,000으로, 반투막을 통과할 수 없는 물질 중 비교적 작은 입자이며, 포함량도 많다. 혈청알부민은 면역글로불린(분자량 약 15만)과 비교하여 분자량이 약 절반 정도이다. 같은 1 g/dL일 때 혈청알부민의 입자 수는 면역글로불린의 약 2배가 되어 삼투압은 2배가 된다.

혈청알부민의 양이 감소하면, 부종이 발생한다.

모세혈관벽은 반투막이다. 혈액 중의 혈청알부민 양이 감소하면 교질삼투압이 낮아지고, 물은 모세혈관 내에서 혈관 밖으로 이동한다. 이렇게 해서 혈관 밖의 물이 비정상적으로 증가하여 부어오른 상태를 부종이라고 한다. 부종은 중력 때문에 다리에 나타나기 쉽다.

간이나 신장이 나쁘면 왜 몸이 부을까?

혈청알부민이 저하되면 부종이 발생한다. 혈청알부민은 간에서 생성되는데, 간기능이 저하되면 혈청알부민의 생성이 감소하여 혈중농도도 저하된다. 또한, 신장기능이 떨어지면 단백뇨가 나타나는 경우가 많다. 단백뇨의 본질은 소변에 다량의 혈청알부민이 섞인 것이다. 즉 혈중의 혈청알부민이 소변으로 빠져나가 혈중농도가 저하된다. 이처럼 간 또는 신장기능이 감소하면 혈중의 혈청알부민 농도가 낮아져, 그 결과로 부종이 발생하게 된다. 물론, 부종은 혈청알부민 저하 외에도 다양한 원인으로 발생할 수 있다.

5 산염기평형

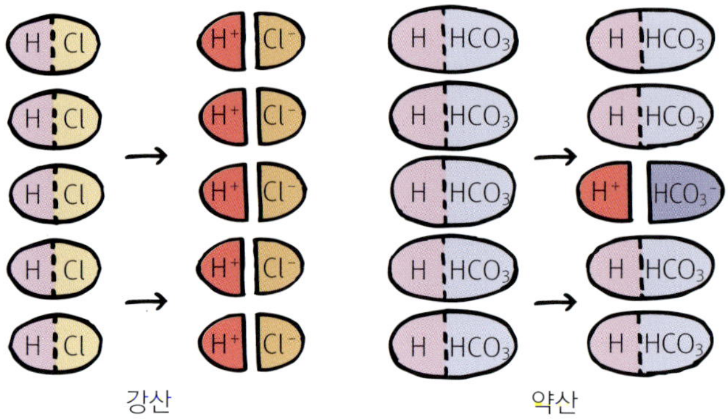

강산과 약산

강산은 물에 녹으면 다수의 H^+를 내놓지만, 약산은 H^+를 많이 내놓지 않는다.

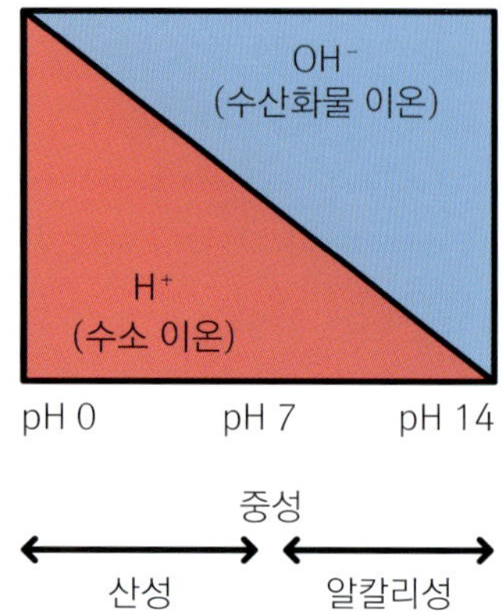

강산과 약산

pH 7이 중성, 7 이하는 산성, 7 이상이 알칼리성이다.

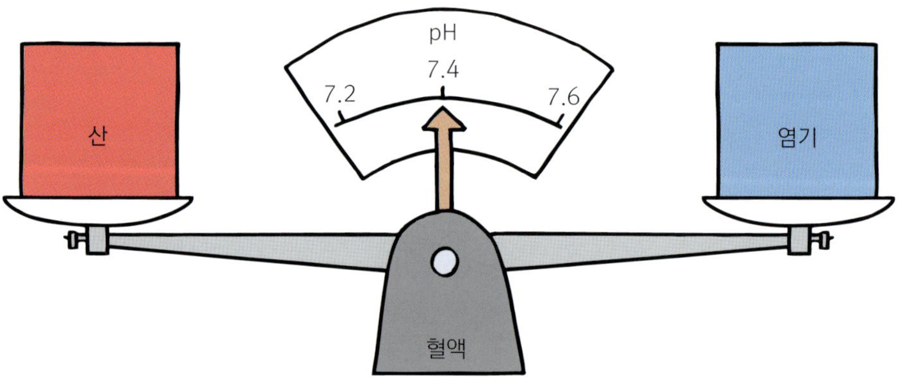

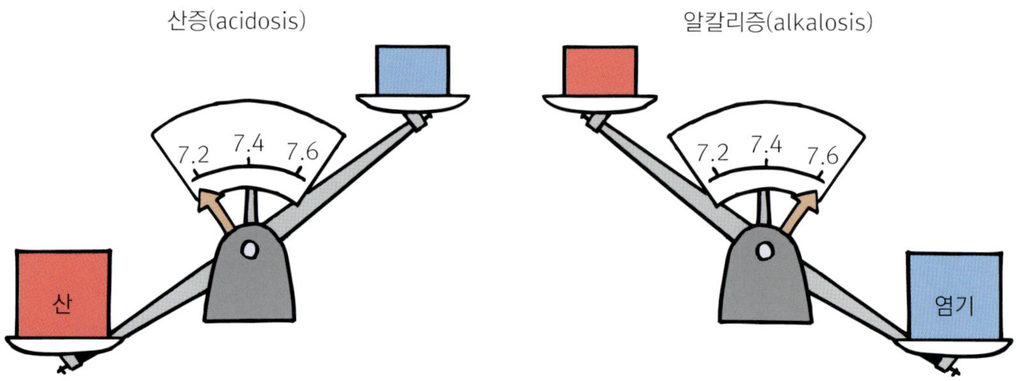

산증과 알칼리증

혈액의 pH는 7.4이다. 7.4보다 낮아지면 산증, 높아지면 알칼리증이다.

산은 H^+, 염기는 OH^-를 내는 것이다.

알칼리성 물질을 염기라고 한다. H^+는 수소이온, OH^-는 수산화물 이온이다.

▸ **강산은 많은 양의 H^+를 방출하는 것이며, 약산은 H^+를 거의 방출하지 않는 것이다.**

예를 들어 염산(HCl)은 대부분 H^+와 Cl^-로 나뉘어 H^+를 많이 방출하므로 강산이고, 탄산(H_2CO_3)은 H_2CO_3 상태로 거의 H^+와 HCO_3^-로 나뉘지 않기 때문에 H^+를 거의 방출하지 않아 약산이다.

수소이온농도(pH)는 H^+의 양을 0-14까지의 수치로 표현한 것이다 .

H^+의 개수와 OH^-의 개수의 곱은 항상 일정하기 때문에 이러한 표현이 가능하다.

▸ **수소이온농도를 pH라고 한다.**

▸ **pH는 0-7은 산성, 7은 중성, 7-14는 알칼리성이다.**

pH가 7에서 멀어질수록 산과 알칼리의 강도는 강해진다. 0.01 M(→p.7)의 염산(HCl)은 pH 2, 0.1 M의 수산화나트륨(NaOH)은 pH 13 정도이다.

혈액의 pH는 7.4이다.

여기서 말하는 혈액은 동맥혈(→p.50)을 의미한다.

▸ **혈액은 약알칼리성이다.**

혈액의 pH가 7.4보다 낮을 때를 산증이라고 한다.

혈액의 pH가 7.4보다 높을 때를 알칼리증이라고 한다.

▸ **체내 산의 총량이 증가하거나, 알칼리의 총량이 감소하면 산증이 된다.**

체내에서 산의 생성이 증가하거나, 산의 배출이 감소하거나, 알칼리의 생성이 감소하거나, 알칼리의 배출이 증가하면 산증이 된다. 이 반대의 상태라면 알칼리증이 된다.

▸ **CO_2는 탄산과 같은 것이다.**

이산화탄소(CO_2)는 물에 녹아 탄산이 된다($CO_2+H_2O \rightarrow H_2CO_3$). 따라서, CO_2를 탄산가스라고도 한다.

▸ **혈액의 pH는 호흡과 매우 밀접한 관련이 있다.**

산소(O_2)를 흡입하고 이산화탄소(CO_2)를 배출하는 것을 호흡이라고 한다. 그래서 호흡에 장애가 있으면 CO_2의 배출, 즉 산의 배출이 저하되어 체내의 산의 총량이 증가하고 산증이 된다. 이것을 호흡산증이라고 한다. 이처럼 혈액의 pH는 호흡에 따라 변동할 수 있다. 호흡과 pH의 관계는 p.88 참조.

구토가 계속되면 알칼리증이 된다.

위액은 산이므로 체외로 산을 배출하면, 체내는 알칼리증이 된다.

▸ **소변이 나오지 않으면, 산증이 된다.**

소변이 약한 산성이기 때문이다(→p.167).

6 탈수

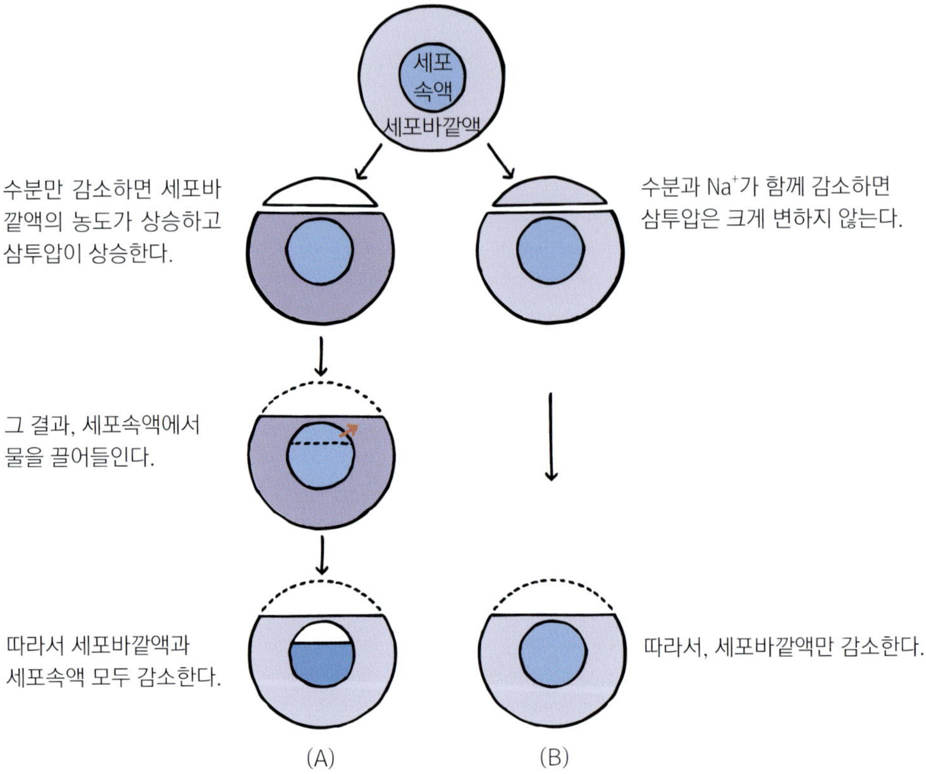

탈수의 유형

탈수의 유형에는 두 가지가 있다. 수분만 상실하면 세포바깥액과 세포속액 모두 감소한다(A). 수분과 Na^+을 함께 상실하면 세포바깥액만 감소한다(B). 그러나 실제 탈수는 이 두 가지가 혼합된 경우가 대부분이다.

표 수액의 성분

전해질 조성(mEq/L)	Na^+	K^+	Ca^{2+}	Mg^{2+}	Cl^-	젖산	포도당(g/dL)
생리식염수	154				154		
링거액	147	4	5		156		
링거젖산용액	130	4	3		109	28	
Solita®-T3	35	20			35	20	4.3
혈장	142	4	5	2	102		0.1

혈장에는 이 외에도 중탄산이온(HCO_3^-)이 26 mEq/L, 인산이온(HPO_4^{2-})이 2 mEq/L, 그 외 이온화한 단백질 등도 존재한다.참고로 생리학에서의 링거액과 임상에서의 링거액은 성분이 약간 다를 수 있다.

체액 이상에는 체액량의 이상과 삼투압의 이상이 있다.

또한 성분의 이상과 pH의 이상도 있다.

▶ **체액량의 이상과 삼투압의 이상은 종종 혼재한다.**

삼투압 형성의 주요 성분은 Na^+이므로, 삼투압 이상은 Na^+ 농도 이상으로 간주할 수 있다.

▶ **체액량이 감소한 상태를 탈수라고 한다.**

수분 섭취 부족이나 과도한 땀남 등이 원인이 되어 탈수가 발생한다.

사막과 같은 환경, 수분 섭취 부족, 과도한 땀남, 지속적인 설사와 구토, 광범위한 화상, 수술 등으로 인해 필요한 수분과 염분을 보충하지 못하면 탈수가 된다.

▶ **체력이 떨어지거나 의식장애가 있어도 탈수가 발생할 수 있다.**

물을 마시고 싶어도 마실 수 없는 경우도 있으므로, 충분한 관찰이 필요하다.

▶ **소아는 탈수가 되기 쉽다.**

소아는 성인에 비해 체내 수분 포함 비율이 높아 약간의 수분 변동에도 크게 영향을 미친다. 또한 몸집도 작기 때문에 소아에게 수액을 할 때는 그 양과 속도를 특히 주의해야 한다.

체액량 감소 유형에는 세포바깥액과 세포속액 모두 감소한 경우와 세포바깥액만의 감소가 주된 경우가 있다.

즉 탈수에는 이 두 가지 유형이 있다. 한편, 이 페이지에서 설명하는 세포바깥액에는 혈장(→p.3, 17, 28)이 포함되어 있다.

▶ **세포바깥액이 감소하면 혈압이 떨어진다.**

순환혈액량이 감소하기 때문에 혈압이 내려간다(→p.66). 또한, 혈장은 세포바깥액의 한 종류이다.

▶ **세포속액이 감소하면 갈증이 나타난다.**

이때 체액의 삼투압이 상승하며, 이 삼투압 상승이 갈증으로 이어진다(→p.4).

탈수의 유형에는 수분 상실이 주된 경우와 수분과 Na^+을 모두 상실된 경우가 있다.

▶ **수분과 Na^+을 함께 상실하면 주로 세포바깥액이 감소한다.**

그 결과 혈압이 내려간다. 이때 혈장의 삼투압은 크게 변하지 않는다.

▶ **수분을 주로 상실하면 세포바깥액뿐 아니라 세포속액도 감소한다.**

이때 혈장의 삼투압이 상승하여 그 결과 갈증이 나타난다.

탈수 치료는 필요에 따른 수분과 염분 보충, 즉 수액으로 한다.

▶ **세포바깥액의 감소에 대해서는 생리식염수를 투여한다.**

링거액, 링거젖산용액 등으로 불리는 수액 제제의 성분은 생리식염수와 거의 동일하다고 볼 수 있다. 이들은 등장액이다.

▶ **세포속액의 감소에 대해서는 저장성(hypotonic) 유지 수액 제제를 투여한다.**

Solita®-T3 등으로 불리는 수액 제제로, 전해질 양만 보면 저장액이다. 하지만 당이 첨가되어 있어 최종적으로는 등장(isotomic)~고장(hypertonic) 상태가 된다.

▶ **당액의 보충은 단순히 물만 공급하는 것과 같다.**

당을 첨가하면 에너지원이 되고, 수액의 삼투압을 조절할 수 있다.

7 완충제(buffer)

완충제란 pH를 일정하게 유지하는 용액을 말한다.

댐은 비가 많이 올 때는 물을 저장하고 가뭄이 들 때 물을 방출하여 강의 수량을 항상 일정하게 유지한다. 완충제는 수소이온(H^+) 댐과 같은 것으로 수소이온의 양, 즉 pH를 일정하게 유지하는 용액이다. 물에 강산을 더하면 pH가 상당히 낮아지지만, 완충제에 강산을 더해도 pH는 그다지 낮아지지 않는다. 완충제는 완충액이라고도 한다.

▶ 혈액에서 완충 역할을 주로 하는 것은 탄산, 즉 CO_2이다.

약산이나 약염기는 정도의 차이는 있지만, 모두 완충 작용이 있다. 탄산 외에도 인산이나 단백질 등도 작용은 약하지만 혈액의 완충 역할을 한다.

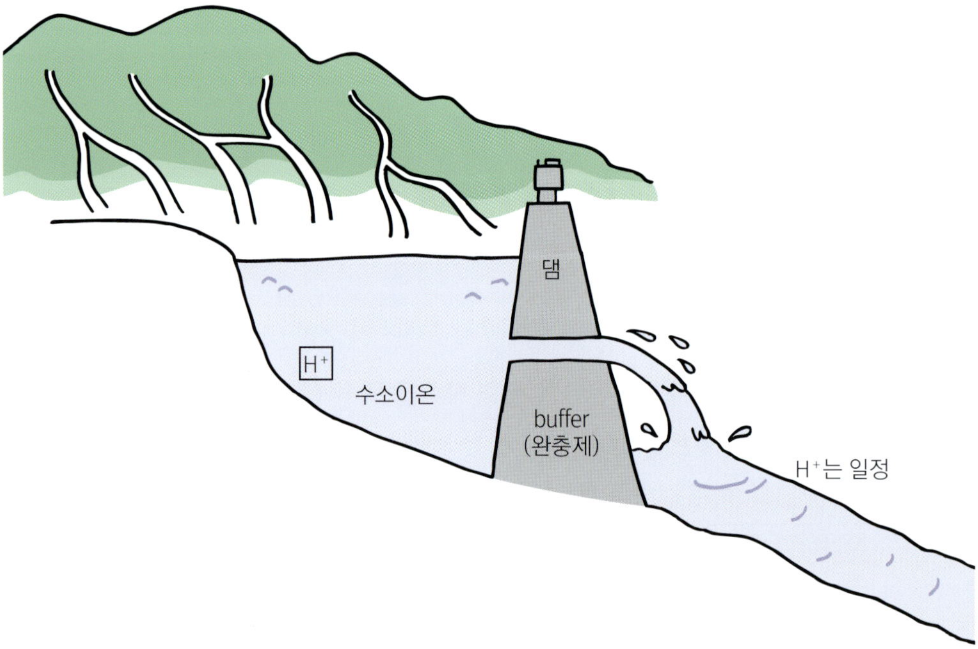

완충제
완충제는 강의 수량을 항상 일정하게 유지하는 댐과 같은 것이다. 상류에서 오는 수량이 변해도, 방출하는 수량을 거의 일정하게 유지할 수 있다. 이 완충제의 작용으로 동맥혈의 pH는 거의 7.4 전후로 유지된다.

PART

2

혈액

1. 혈액의 성분
2. 혈구
3. 적혈구
4. 헤모글로빈
5. 빈혈
6. 백혈구
7. 혈장
8. 지혈
9. 응고와 섬유소용해
10. 혈액형과 수혈
11. Rh식 혈액형과 HLA

Coffee Break

1 혈액의 성분

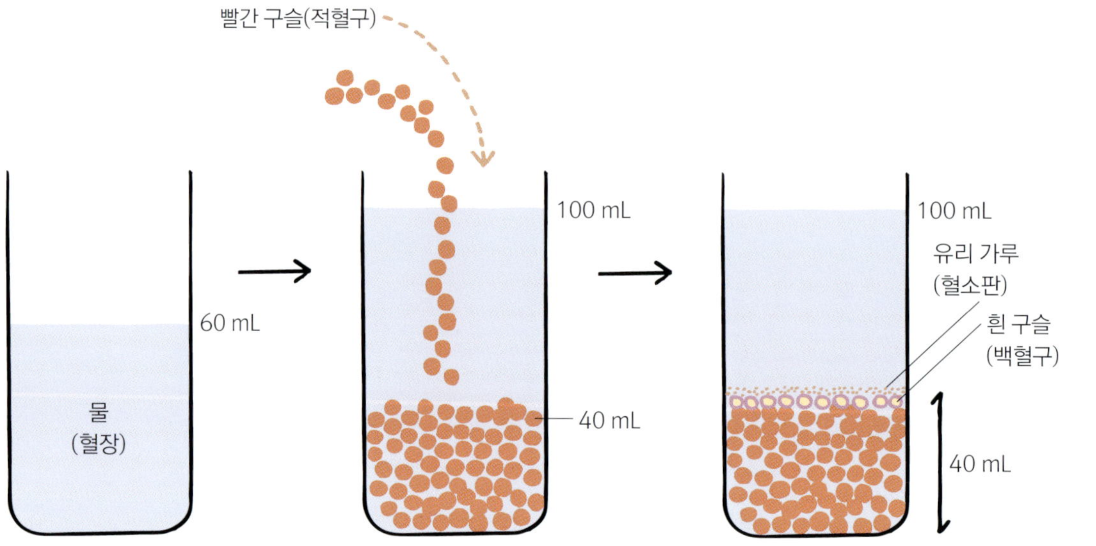

60 mL의 물에 빨간 구슬(적혈구)을 넣어 총량을 100 mL로 한다. 여기에 소량의 흰 구슬(백혈구)을 더하고, 유리 가루를 뿌리면, 자, 혈액이 완성된다. 즉 혈액 중 빨간 구슬(적혈구)이 차지하는 비율은 40%이고, 수분(혈장)은 60%이다. 게다가 소량의 흰 구슬(백혈구)과 유리 가루(혈소판)를 포함하고 있다.

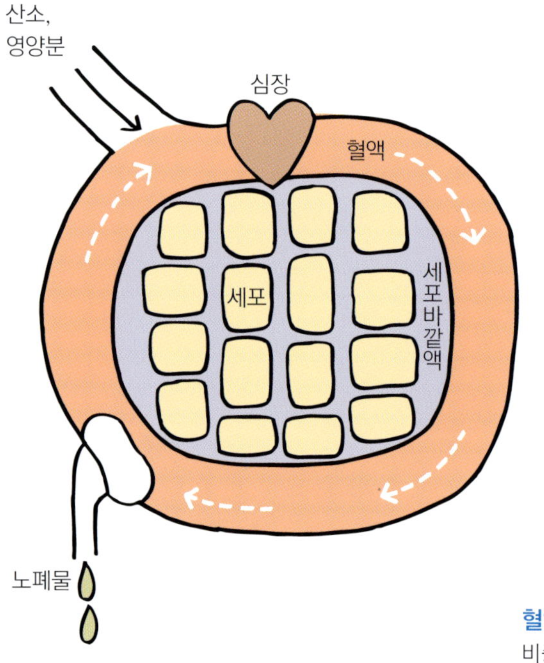

세포바깥액과 혈액

혈액은 세포바깥액의 일종이다(→p.2).

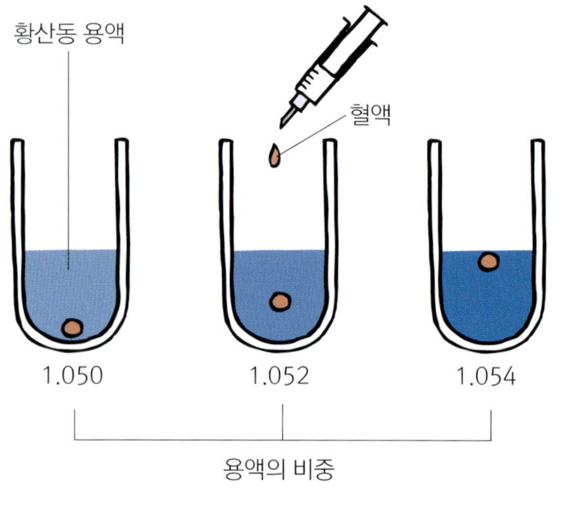

혈액 비중 측정법

비중 1.052의 황산동($CuSO_4$) 용액에 혈액 한 방울을 떨어뜨리면, 그 혈액의 비중이 1.052보다 무거우면 가라앉고, 가벼우면 떠오르며, 1.052이면 물속에서 멈춘다. 여러 종류의 비중 용액을 만들어 놓으면 비중 값을 알 수 있다. 이 경우 비중은 1.052이다.

혈액은 세포바깥액이 운반 등의 목적을 위해 변화한 것이다.

▸ **혈액과 세포바깥액의 성분은 매우 유사하다.**

둘 다 이온 조성은 거의 동일하다. 혈액은 운반 등의 목적으로 세포바깥액에 혈구를 추가한 것으로 생각해도 좋다(→p.2).

▸ **혈액이 운반하는 것에는 산소, 영양분, 호르몬, 노폐물 등이 있다.**

혈액은 열도 운반한다(→p.130).

▸ **혈액은 면역 기능도 갖고 있다.**

생체를 외부의 적으로부터 보호하는 것이 면역이다.

▸ **혈액에는 응고 능력이 있다.**

응고 능력 덕분에 혈관이 파열되었을 때 자동으로 복구할 수 있다.

혈액은 액체 성분과 유형 성분으로 구성된다.

▸ **유형 성분은 혈구라는 세포로 구성된다.**

왼쪽 그림에서는 혈구가 구슬과 유리가루로 표시되어 있다.

혈구에는 적혈구, 백혈구, 혈소판의 세 가지 종류가 있다.

▸ **이 세 가지 모두 살아 있는 세포이다.**

▸ **혈액 전체에서 혈구가 차지하는 비율은 약 40-45%이다.**

이 40%라는 값은 중요하다.

▸ **혈구의 대부분은 적혈구이다.**

적혈구의 양에는 남녀 차이가 있다.

▸ **남성이 여성보다 적혈구의 양이 많다.**

또한 신생아에서는 약간 많고, 노인이 되면 적어진다.

혈액의 액체 성분을 혈장이라고 한다.

▸ **혈액 전체에서 혈장이 차지하는 양은 약 절반 정도이다.**

혈액은 액체처럼 보이지만, 순수한 액체 성분은 약 절반(60%)에 불과하다. 이 때문에 혈액은 매우 점도가 높아 걸쭉하다.

▸ **혈장은 혈장단백질을 포함하고 있다.**

혈장과 사이질액의 차이는 혈장이 혈장 단백질을 포함하고 있다는 점이다.

혈액의 비중 측정은 간편하게 할 수 있는 검사이다.

▸ **적혈구의 대략적인 양은 비중으로 알 수 있다.**

혈액 성분 중 적혈구가 가장 무겁고 양이 많기 때문에, 비중에는 주로 적혈구의 양이 반영된다. 그러나 다른 요인도 많아, 검사 항목으로서는 그다지 중요하게 여겨지지 않는다.

▸ **혈액의 비중 측정에는 황산동 용액을 사용한다.**

기준값은 남성 1.055-1.063, 여성 1,052-1.060이고, 남성이 더 무겁다.

2 혈구

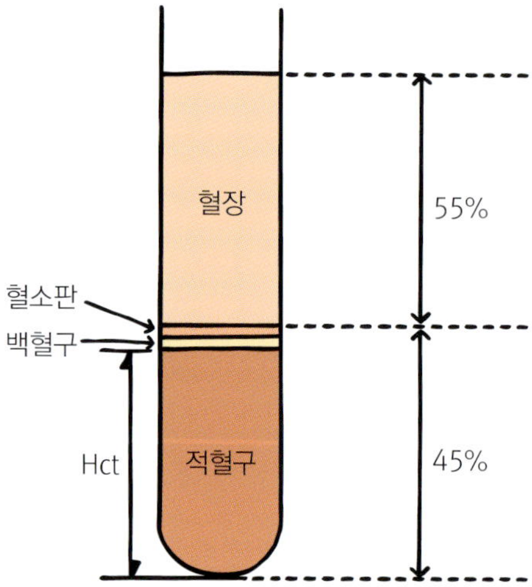

혈액의 성분

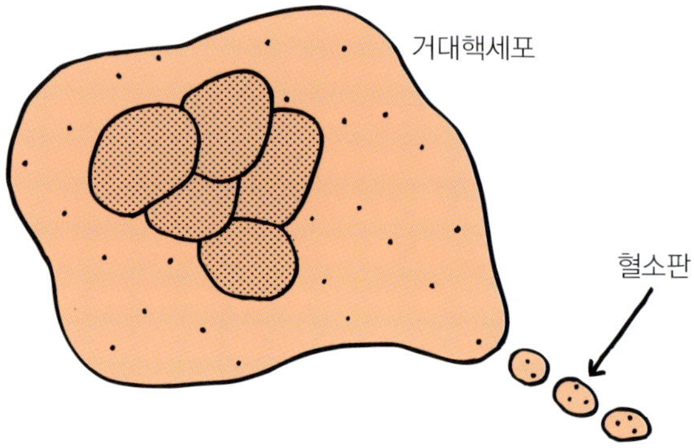

혈소판

골수에 있는 거대핵세포의 세포질의 작은 조각이 혈소판이다.

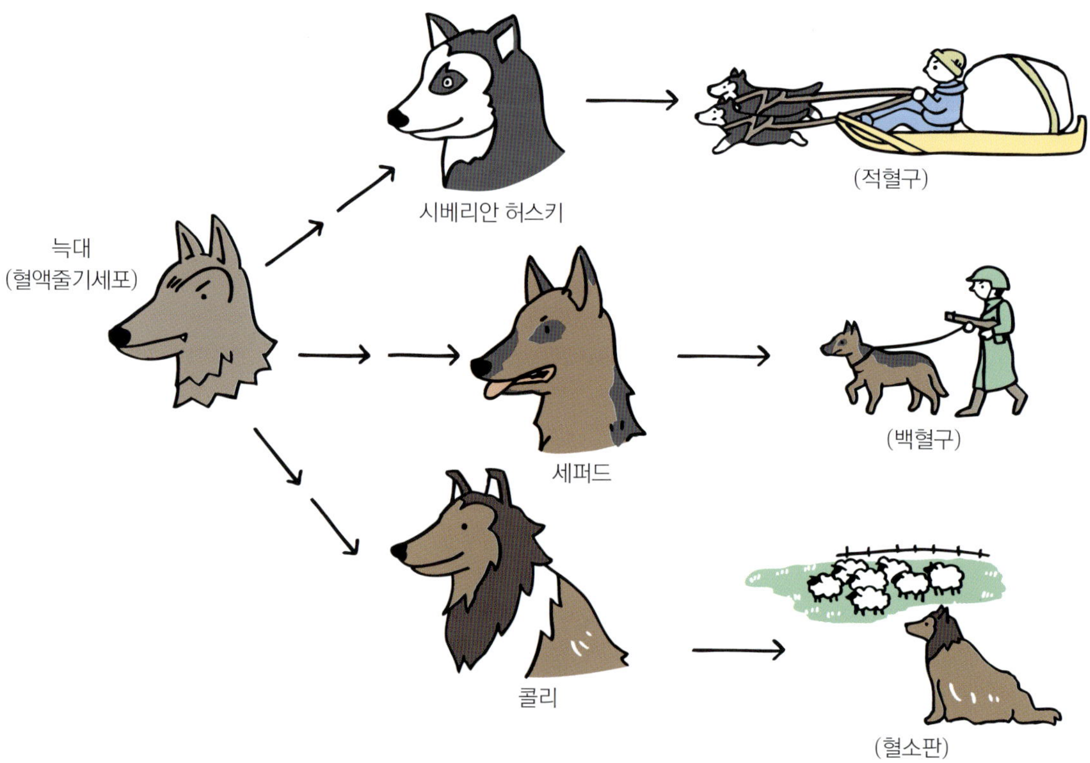

혈구의 분화

개는 각각의 목적에 맞도록 늑대에서 만들어졌다. 혈구도 혈액줄기세포에서 세 가지 목적(산소의 운반, 면역, 지혈)에 맞도록 만들어졌다.

혈구는 골수에서 혈액줄기세포로부터 만들어진다.

혈액을 만드는 것을 조혈이라고 한다.

▸ 세 종류의 혈구는 모두 동일한 세포(혈액줄기세포)에서 만들어진다.

혈액줄기세포는 특정 명령을 받으면 적혈구로 분화하고(→p.38), 다른 명령을 받으면 백혈구나 혈소판으로 분화한다. 적혈구로 분화하라는 명령은 적혈구형성인자(적혈구형성호르몬 →p.139)가 내리고, 백혈구로 분화하라는 명령은 다른 특수한 물질이 내린다. 이들은 모두 호르몬의 일종이다.

▸ 조혈은 긴뼈보다 납작뼈에서 더 활발하다.

긴뼈(long bone)는 몸통의 뼈처럼 가늘고 긴 막대 모양의 뼈, 납작뼈는 복장뼈(흉골)나 엉덩뼈(골반)처럼 편평한 뼈를 말한다.

▸ 조혈이 활발한 골수는 붉게 보인다.

붉은 골수에서는 혈액세포의 분열이 매우 활발하다. 한편, 조혈이 이루어지지 않는 골수는 노랗게 보인다. 이는 골수가 지방으로 대체되었기 때문이다.

▸ 태아는 비장이나 간에서도 조혈을 한다.

성인의 조혈은 일반적으로 골수에서만 이루어진다. 붉은 골수의 비율은 나이가 들수록 점차 감소한다.

적혈구의 역할은 산소를 운반한다.

▸ 혈액은 산소 운반 능력을 높이기 위해 세포바깥액에 적혈구를 추가한 것이다.

적혈구는 산소를 운반하는 운송업자와 같다. 혈액은 혈장에 비해 약 70배의 산소를 운반할 수 있다.

혈구가 혈액 전체에서 차지하는 용적 비율을 적혈구용적률이라고 한다.

백혈구와 혈소판의 용적은 일반적으로 무시할 정도로 작기 때문에, 혈구 전체의 비율과 적혈구만의 비율은 거의 동일하다.

▸ 적혈구용적률(hematocrit)은 줄여서 Hct로 표기한다.

▸ 적혈구용적률값은 남성 45%, 여성 40%이다.

이 수치는 기억해 두어야 한다. 기준값에는 폭이 있어서, 일반적으로 남성 40-50%, 여성 35-45% 정도이다.

▸ 100%에서 적혈구용적률값을 뺀 것이 혈장의 양이다.

백혈구의 역할은 면역이다.

백혈구는 세균이나 암세포 등을 제거하는 파수꾼과 같은 역할을 한다. 이처럼 신체를 보호하는 체계를 면역이라고 한다. 자세한 내용은 3장 「면역」(→p.39) 참조.

혈소판의 역할은 지혈이다.

혈소판은 파손된 수도관을 수리하는 수리업자 같은 존재이다. 혈액의 지혈 능력을 높이기 위해 혈액은 혈소판을 가지고 있다고 생각할 수 있다.

▸ 혈소판은 거대핵세포(megakaryocyte)의 조각이다.

혈소판은 골수에서 거대핵세포라는 세포의 일부가 떨어져 나가 형성된다. 거대핵세포의 조각이지만, 완전한 살아있는 세포이다. 이 거대핵세포는 혈액줄기세포가 분화한 것이다. 즉, 혈액줄기세포는 적혈구, 백혈구, 거대핵세포(혈소판)로도 분화할 수 있다.

3 적혈구

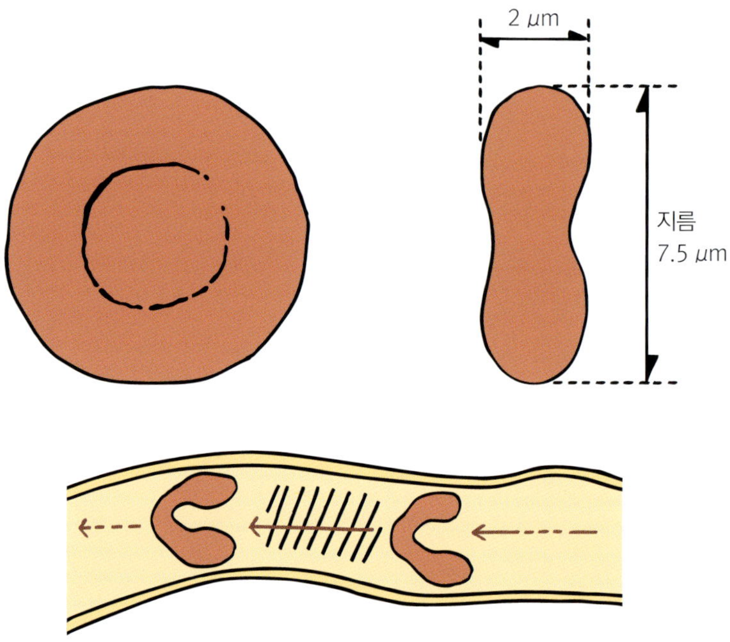

적혈구의 모양

적혈구는 구부러져서 자신의 지름보다 더 가는 혈관도 통과할 수 있다.
적혈구가 밀어내주기 때문에 빗금친 부분의 혈장의 순환도 좋아진다.

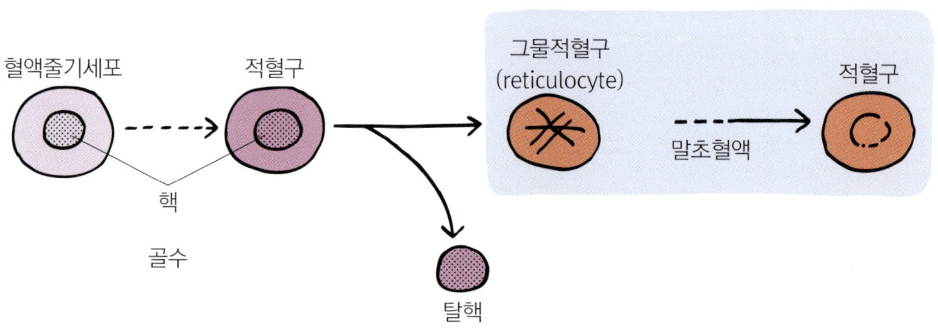

적혈구의 분화(p.38도 참조)

기준값을 기억하자

적혈구수의 기준값을 기억해 두어야 한다. 기준값에는 범위가 있어서, 일반적으로 성인 남성 400-550만 개/μL, 여성 350-500만 개/μL 정도이다. 한편, 기준값을 기억할 때는 단순히 500만 개라고 기억하지 말고 500만 개/μL로 단위까지 함께 기억하는 것이 필요하다. 또한, μL(microliter로 읽고 10^{-6} 을 의미) 대신에 같은 의미로 mm^3라고 쓸 수도 있다.

적혈구는 가운데가 오목한 형태를 하고 있다.

▶ **적혈구의 지름은 약 7.5 μm이다.**

현미경으로 조직을 조사할 때, 이 적혈구의 지름이 스케일 대신 사용된다. 예를 들어 어떤 세포의 길이가 적혈구의 2배라면 그 세포의 길이는 약 15 μm이다. 참고로, 미크론(μ)이란 단위는 현재 사용되지 않으며, 마이크로미터(μm)라는 단위를 사용한다.

▶ **가운데가 오목하면 표면적이 증가한다.**

표면적이 크면 산소교환에 유리하다.

▶ **가운데가 오목하고 변형되기 쉬워서 가는 혈관도 통과할 수 있다.**

이러한 형태는 변형 능력이 매우 높다. 따라서 구부러지면 자기 지름보다 작은 혈관도 통과할 수 있다. 게다가 이 적혈구가 함께 흐르면서 모세혈관에서의 혈액순환을 원활하게 한다.

말초혈액 중의 적혈구수는 약 500만 개/μL이다.

말초혈관 내의 혈액을 특히 말초혈액이라고 한다.

▶ **이 값은 성인 남성의 값이며, 성인 여성은 약 450만 개/μL이다.**

이 값을 기억해 두어야 한다.

▶ **적혈구는 골수에서 적혈구모세포(erythroblast)를 거쳐 만들어진다.**

혈액줄기세포→적혈구모세포→적혈구가 된다. 자세히 말하자면, 적혈구모세포는 성숙도에 따라 여러 종류로 나뉜다.

▶ **적혈구는 핵을 가지고 있지 않다.**

적혈구모세포에서 핵이 제거되면 적혈구가 되며, 골수 밖, 즉 말초혈액 안으로 나온다. 핵이 제거되는 것을 탈핵이라고 한다. 적혈구는 핵이 없지만, 훌륭한 살아 있는 세포이다. 또한, 적혈구는 사립체(mitochondria)도 가지고 있지 않다. 생존에 필요한 에너지는 해당경로(glycolytic pathway →p.103)에서 얻는다.

▶ **적혈구는 분열하지 않는다.**

적혈구의 수명은 약 120일이다. 분열 능력이 없기 때문에 120일 후에는 사용되고 버려진다. 따라서 새로운 적혈구를 항상 보충해야 하며, 골수에서는 쉬지 않고 혈액줄기세포로부터 세포분열이 반복되고 있다.

▶ **수명이 다한 적혈구는 비장에서 파괴된다.**

120일이 지난 적혈구는 비장의 대식세포(macrophage)에 먹혀서 일생을 마친다. 이를 탐식(phagocytosis)이라고 한다(→p.27).

막 생성된 적혈구를 그물적혈구(reticulocyte)라고 한다.

▶ **탈핵 직후의 적혈구에 특수한 염색을 하면, 핵이 제거된 자리가 그물모양(망상)으로 보인다.**

혈액줄기세포로부터의 분화를 더 자세히 설명하면, 혈액줄기세포→적혈구모세포→그물적혈구→적혈구가 된다. 이 그물의 흔적은 약 2일 후에 사라진다. 즉 그물적혈구는 2일 후에 일반 적혈구가 된다.

골수에서 계속 적혈구를 만들고 있으면, 그물적혈구의 비율이 증가한다.

그물적혈구가 많다면 골수에서 적혈구 생산이 활발하다는 증거이다. 반대로 그물적혈구가 적다면, 적혈구가 잘 만들어지지 않고 있다는 의미이다.

▶ **그물적혈구는 적혈구 전체에서 약 1%를 차지한다.**

이것을 10‰이라고 나타내기도 한다. ‰는 1,000분율(1/1,000)을 의미하며, permill 또는 promille이라고 읽는다. 기준값에는 범위가 있어서, 일반적으로 성인 남성 5-20‰, 여성 5-10‰ 정도이다.

4 헤모글로빈

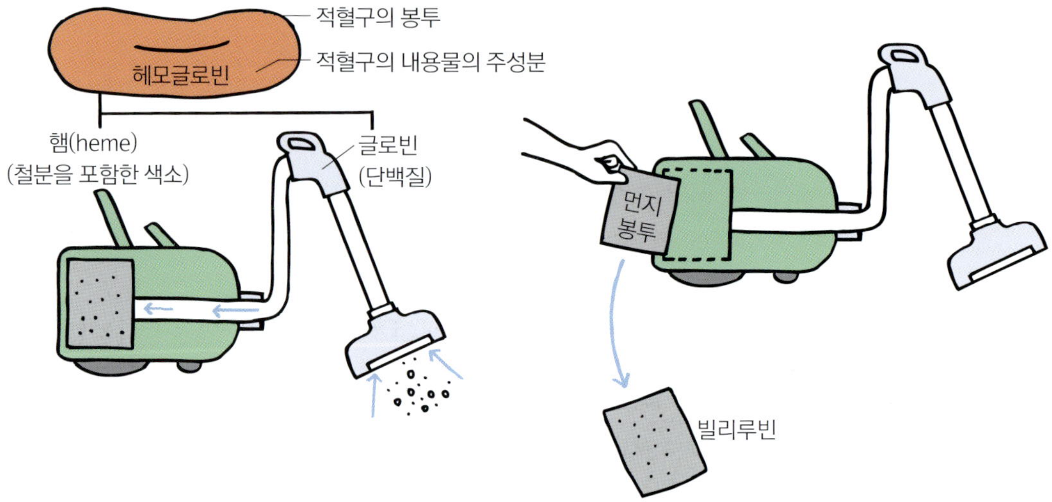

헤모글로빈(Hb)의 성분

청소기에 비유하면, 호스가 글로빈이고, 본체는 헴이며, 또한 본체는 철분과 먼지 봉투로 구성되어 있다. 이 먼지 봉투가 헴에서 철분 이외의 성분이다. 청소가 끝나면 청소기에서 먼지 봉투만 버려지고, 본체는 여러 번 재사용된다. 참고로, 먼지 봉투는 빌리루빈이라는 형태로 버려진다.

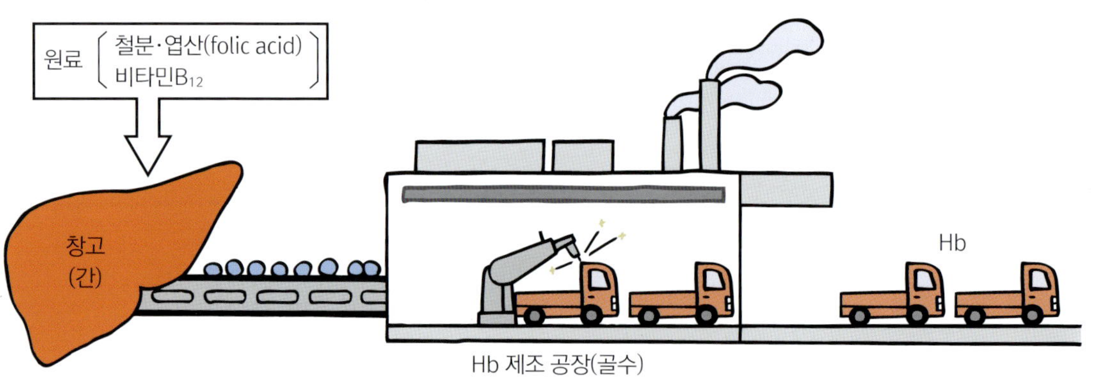

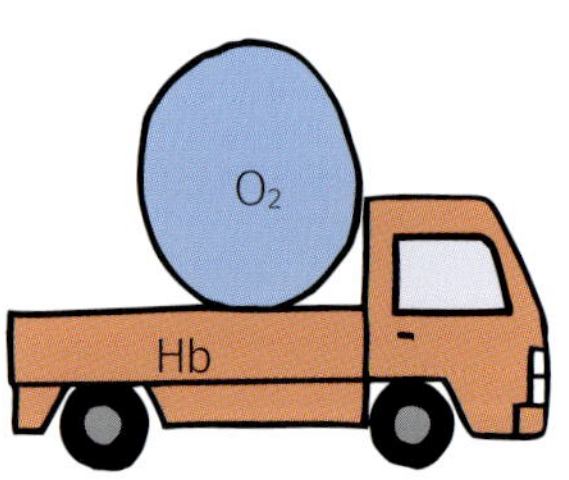

헤모글로빈 생산

Hb 제조 공장에는 창고가 있어, 여분의 원료는 여기에 저장된다.

헤모글로빈은 혈색소라고도 하며, 산소를 운반하는 단백질이다.

▸ **헤모글로빈(hemoglobin)은 Hb로 줄여 표기한다.**

▸ **헤모글로빈은 적혈구의 주요 성분이다.**

적혈구는 헤모글로빈이 채워진 주머니이며, 적혈구 무게의 약 30%가 헤모글로빈 때문이다. 헤모글로빈은 무겁기 때문에 적혈구도 무겁다.

헤모글로빈은 헴이라는 철분을 포함한 색소와 글로빈이라는 단백질로 구성되어 있다.

즉 헤모글로빈 = 헴 + 글로빈이다. 참고로, 혈액의 붉은색은 헴의 색이다. 또한, 헴 = 철분 + 철분 이외의 성분이다.

혈중 헤모글로빈 농도는 남성 16 g/dL, 여성 14 g/dL이다.

이 값을 기억해 두어야 한다. 참고로, 기준값에는 범위가 있어서 남성 14-18 g/dL, 여성 12-16 g/dL 정도이다.

Hb 합성에는 철분이 필요하다.

▸ **섭취한 철분은 위에서 흡수 가능한 형태가 되어 장에서 흡수된다.**

위의 염산의 힘으로 흡수 가능한 형태가 된다. 따라서 위를 수술로 제거한 사람은 철분의 흡수력이 떨어져 철결핍빈혈이 발생한다.

▸ **흡수된 철분은 간에 저장된다.**

철분을 많이 포함한 음식은 간이다. 이는 철분이 간에 저장되기 때문이다. 참고로, 시금치 등의 식물성 식품은 철분 포함량 자체는 높지만, 흡수율은 그다지 높지 않다.

▸ **적혈구 합성에는 비타민B_{12}와 엽산(B_9)도 필요하다.**

엽산은 비타민의 일종(→p.108)이며, 이 두 가지는 적혈구의 핵산 합성에 필요한 물질이다. 혈액모세포는 분열 속도가 빠르고, 많은 양의 핵산을 생성한다. 따라서 비타민B_{12}나 엽산(B_9)이 부족하면 적혈구에 그 영향이 크게 나타난다.

사용된 헴은 빌리루빈이 된다.

Hb는 헴과 글로빈으로 구성되며, 헴의 철분은 다음 Hb 합성에 재활용된다. 그러나 헴의 철 이외의 성분은 재활용되지 않고, 빌리루빈(→p.156)이라는 물질로 변환되어 담즙으로 배출된다.

위 절제 후의 병태

철분과 비타민B_{12}는 모두 위에서 흡수 가능한 형태로 변환된다. 따라서 위를 절제한 후에는 철분과 비타민B_{12} 모두 결핍될 수 있다. 그러나 비타민B_{12}는 저장량이 많기 때문에, 먼저 철분 결핍 증상이 나타난 후 시간이 지나면 비타민B_{12} 결핍 증상이 나타난다. 이처럼 위의 기능을 제대로 이해하고 있으면, 위를 수술로 절제한 후에 어떤 일이 발생할지 쉽게 이해할 수 있다.

5 빈혈

빈혈의 원인

3가지로 나누어 생각하면 이해하기 쉽다.

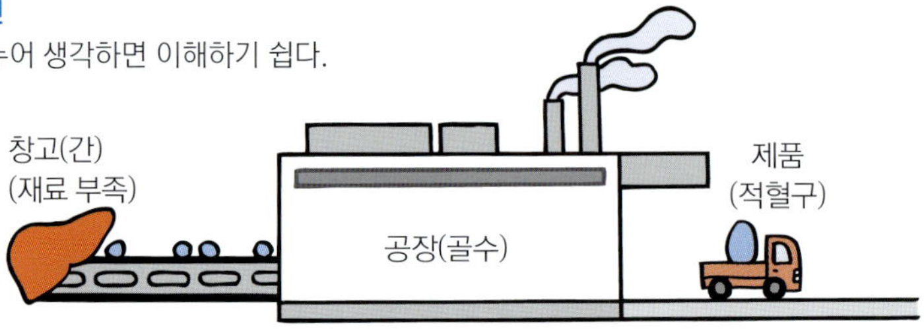

(A) 공장은 정상적으로 작동해도 재료가 부족한 경우(철분, 비타민B_{12}나 엽산 부족)

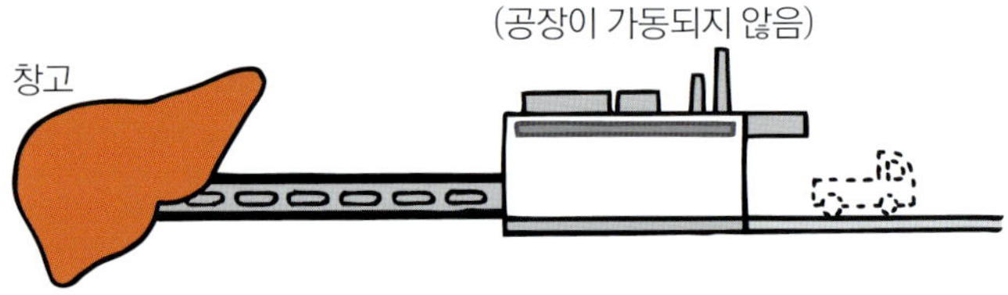

(B) 재료는 있지만 공장이 작동하지 않는 경우(골수 기능저하)

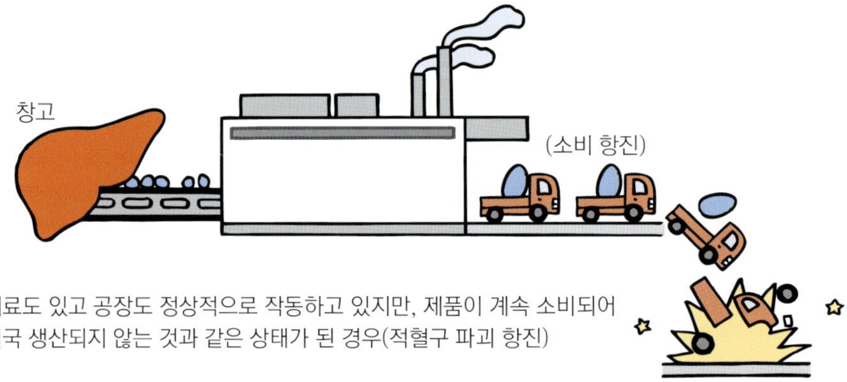

(C) 재료도 있고 공장도 정상적으로 작동하고 있지만, 제품이 계속 소비되어 결국 생산되지 않는 것과 같은 상태가 된 경우(적혈구 파괴 항진)

안구결막에서 황달 유무를 확인한다. 정상일 때는 흰색이지만, 황달이 있으면 노란색이 된다.

안검결막에서 빈혈 유무를 확인한다. 정상일 때는 분홍색이고, 빈혈이 있으면 뿌옇게 된다.

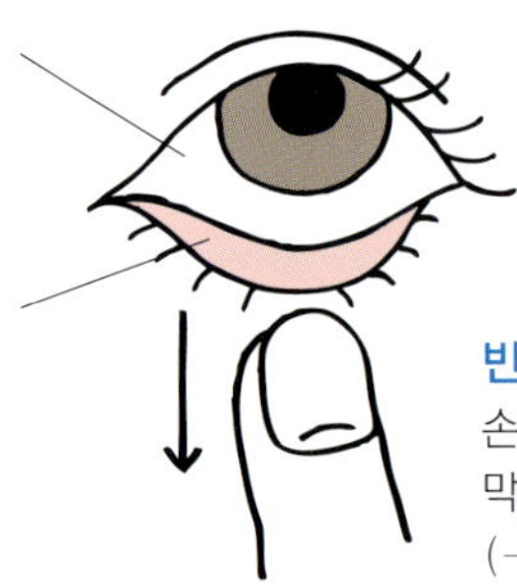

빈혈과 황달의 진찰

손가락으로 아래눈꺼풀을 당기면 안구결막과 안검결막이 잘 보이며, 빈혈과 황달(→p.157)의 유무를 잘 알 수 있다.

산소 운반 능력의 저하를 빈혈이라고 한다.

임상적으로는 Hb, 적혈구수, Hct 등의 저하를 빈혈이라고 하는 경우가 많다.

빈혈의 원인은 주로 재료 부족, 공장이 가동되지 않음, 소비 항진 중 하나이다.

일반적으로 빈혈이라고 해도 다양한 종류가 있지만, 이 세 가지로 나누어 생각하면 이해하기 쉽다.

▸ 철이 부족하면 철결핍빈혈이 생긴다.

왼쪽 그림(A)의 재료 부족의 예로서, 가장 빈도가 높은 빈혈이다. 이때의 적혈구는 작아지고, 또한 Hb 포함량도 저하한다. 이것을 소구성 저염색빈혈(microcytic hypochromic anemia)이라고 한다.

▸ 혈액 속의 철분이 저하되었을 때는 간에 저장된 철분이 이미 고갈된 상태이다.

철결핍빈혈의 치료에서 철분제를 투여할 때는 저장철의 양까지 보충해야 한다.

▸ 비타민B_{12}나 엽산이 부족해도 빈혈이 된다.

이때의 적혈구는 형태가 커져, 거대적혈구모세포빈혈(megaloblastic anemia)이 된다. 예전에는 비타민 B_{12} 부족의 빈혈은 원인도 치료법도 알 수 없었기 때문에 악성빈혈로 불렀다. 현재는 물론 '악성'이 아니다. 비타민B_{12}와 엽산은 핵산 합성에 필요한 물질이다.

▸ 골수 기능이 나빠도 빈혈이 된다.

왼쪽 그림(B)처럼 공장이 가동되지 않는, 즉 혈구를 만드는 공장(골수)이 나쁜 경우로, 그 예로 재생불량빈혈이 있다. 또한, 신장이 나빠지면 신장에서 합성되는 적혈구형성호르몬(erythropoietin)의 생산이 저하되어 '적혈구를 만들어라!'라는 신호가 전달되지 않으므로 역시 빈혈이 된다.

▸ 적혈구의 수명이 짧아져도 빈혈이 된다.

이것은 왼쪽 그림(C)의 예로, 적혈구의 파괴가 항진되어 생산이 그에 따라가지 못하면 빈혈이 발생하게 된다. 이런 경우를 용혈성빈혈이라고 한다.

빈혈의 종류와 정도를 나타내는 지표로 MCV, MCH, MCHC가 있다.

빈혈에는 다양한 종류가 있으며, 각각의 Hb값과 적혈구 수 등이 특징적으로 변한다. 따라서 이러한 지표를 사용하면 빈혈 진단에 도움이 된다.

▸ MCV, MCH, MCHC는 하나의 적혈구를 대상으로 한 개념이다.

각각에 대해서는 아래 표를 참고하기를 바란다. MCV는 1개의 적혈구 크기, MCH는 1개의 적혈구에 포함된 Hb의 무게, MCHC는 1개의 적혈구 안의 Hb 농도를 나타낸다. 참고로, 과거에는 색소지수(CI) 등 지수 표시가 많이 사용되었으나 현재는 거의 사용되지 않는다.

표 MCV, MCH, MCHC의 계산법과 기준값

평균적혈구 용적(MCV)	$MCV = \frac{Ht}{RBC} \times 10(\mu m^3)$	기준값 90 μm^3
평균적혈구 헤모글로빈(MCH)	$MCH = \frac{Hb}{RBC} \times 10(pg)$	기준값 30 pg
평균적혈구 헤모글로빈(MCHC)	$MCHC = \frac{Hb}{Ht} \times 100(\%)$	기준값 30%

기준값은 외우기 쉬운 값으로 했다. 또한, RBC는 적혈구가 백만 단위 수를 의미하며, 예를 들어 450만 개/μL이면 4.5이다. Ht는 %이며, Hb는 g/dL의 값을 대입한다. pg는 피코(pico, 1조분의 1) 그램을 의미한다(→p.223).

6 백혈구

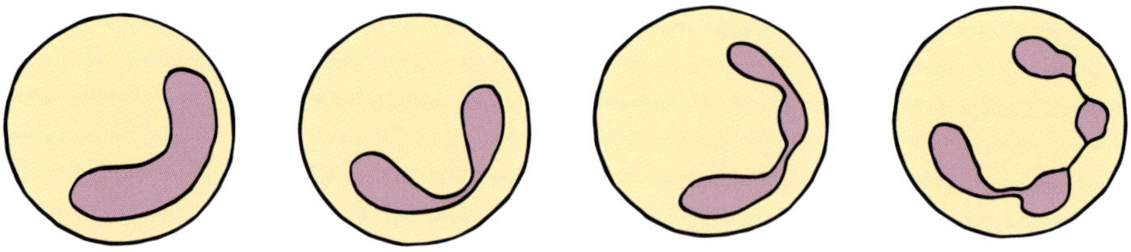

호중구의 분엽

핵이 점점 잘록해져서 마치 핵의 수가 늘어난 것처럼 보이기 때문에 다핵백혈구라고도 하지만, 핵의 수는 어디까지나 1개이다.

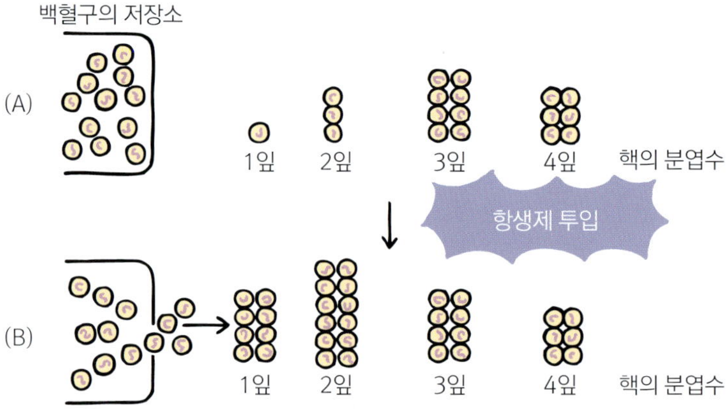

핵의 좌측 이동

호중구를 핵의 분엽 수에 따라 배열하면, 그 비율은 예를 들어 (A)와 같다. 이때 왼쪽부터 순서대로 배열하는 습관이 있다. 세균의 침입 등이 있어 호중구가 증가하면, 새로 생긴 호중구가 증가하여 왼쪽에 배열된 세포가 많아진다(B). 이러한 상태를 핵의 좌측 이동이라고 하며, 세균감염 등에서 볼 수 있다.

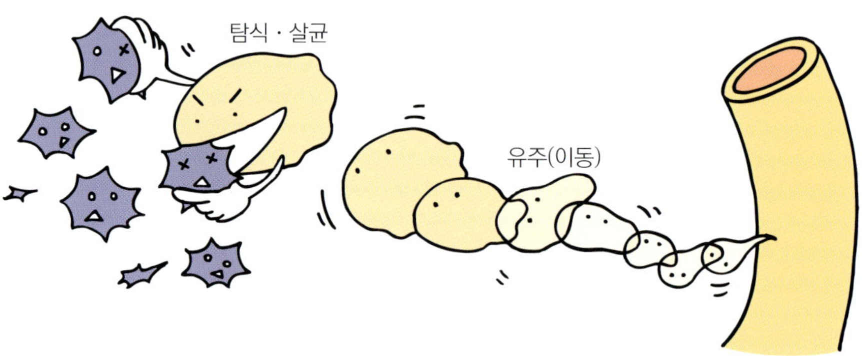

백혈구의 유주와 탐식

호중구는 세균을 목표로 나아가며, 죽을 때까지 계속 먹는다(→p.48 참조).

백혈구수의 기준값은 4,000-8,000개/μL이다.

백혈구의 기준값은 기억해 두어야 한다. 백혈구 수는 변동이 크지만, 성인의 경우 3,000개/μL 이하 또는 10,000개/μL 이상은 이상이다. 또한, 소아는 백혈구 수가 더 많으며 신생아는 약 17,000개/μL, 유아는 13,000개/μL이다.

▸ **감염 등이 있을 때 백혈구 수는 빠르게 상승한다.**

체내에는 백혈구의 수영장(저장 장소)이 있어, 필요시 신속하게 혈중으로 동원된다.

▸ **백혈구에는 유주 작용이 있다.**

백혈구는 목적지로 자발적으로 나아갈 수 있다. 이를 유주라고 한다.

백혈구에는 호중구, 호산구, 호염기구, 단핵구, 림프구의 5종류가 있다.

백혈구를 이와 같이 더 세부적으로 분류한 것을 **백혈구 분획**이라고 한다.

▸ **호중구(neutrophil), 호산구(eosi+nophil), 호염기구(basophil)를 과립구라고 한다.**

▸ **과립구(granulocyte)는 성숙함에 따라 핵이 잘록해진다.**

핵이 잘록해지는 과정을 분엽(lobulation)이라고 한다. 성숙에 관해서는 p.38 참조.

▸ **백혈구 분획에서 호중구가 가장 많고, 그다음으로 림프구가 많다.**

백혈구 중에서 호중구와 림프구가 주요 구성 성분이므로, 과립구나 다핵백혈구라고 하면 호중구를, 단핵구라고 하면 림프구를 가리키는 경우가 많다.

▸ **질병의 종류에 따라 백혈구 수와 분획이 변화한다.**

예를 들어 기생충질환에서는 호산구가 증가하는 것처럼, 백혈구 수나 비율을 조사하는 것은 질병 진단에 도움이 된다. 일반적으로 세균감염에서는 호중구가 증가하고, 바이러스감염에서는 림프구가 증가하며, 알레르기 질환에서는 호산구가 증가하는 경우가 많다.

과립구(granulocyte)와 단핵구(monocyte)는 이물질의 탐식이 주요 역할이다.

▸ **세균의 탐식은 주로 호중구가 담당하고 있다.**

대표적인 이물질은 세균이며, 이물질을 먹는 것을 탐식이라고 한다. 세균을 먹는 것이 호중구의 주요 역할이다.

▸ **호산구와 호염기구는 알레르기와 관련이 있다.**

호염기구는 알레르기를 일으키고, 호산구는 알레르기를 억제하는 역할을 하는 것으로 생각된다. 호염기구는 비만세포(mast cell)(→p.46)와 같은 것이다.

▸ **단핵구는 조직에 있는 대식세포(macrophage)와 같은 것이다.**

▸ **림프구는 면역반응이란 중요한 역할을 담당한다.**

림프구에 대한 자세한 사항은 3장 '면역'(→p.39)에 설명되어 있다.

백혈구는 골수에서 혈액줄기세포로부터 만들어진다.

▸ **골수에 있는 과립구, 단핵구, 림프구의 미성숙한 세포를 골수세포, 단핵모구, 림프모구라고 한다.**

골수세포의 더 미성숙한 단계를 골수모세포라고 한다. 모세포(blast)란 미성숙한 세포를 의미한다(→p.38).

7 혈장

알부민과 글로불린

어느 병원의 직원 수를 세어보니 그림과 같았다. 여기서 여성은 알부민, 남성은 글로불린을 나타낸다. 알부민의 대부분은 간호사(혈청알부민에 해당)이다. 글로불린은 α, β, γ의 세 종류로 나뉜다. 점선은 인원수를 곡선으로 나타낸 것이다.

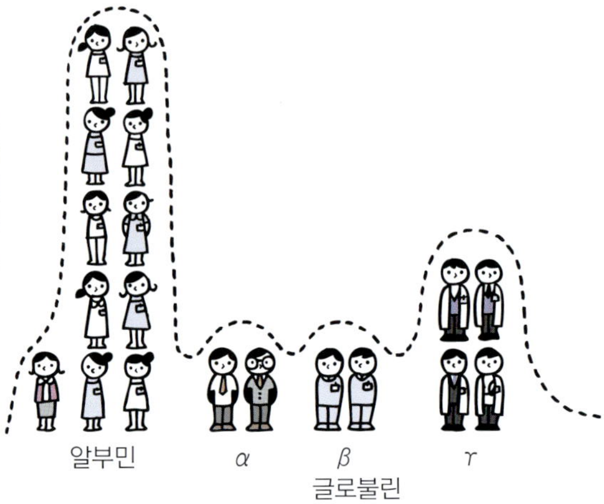

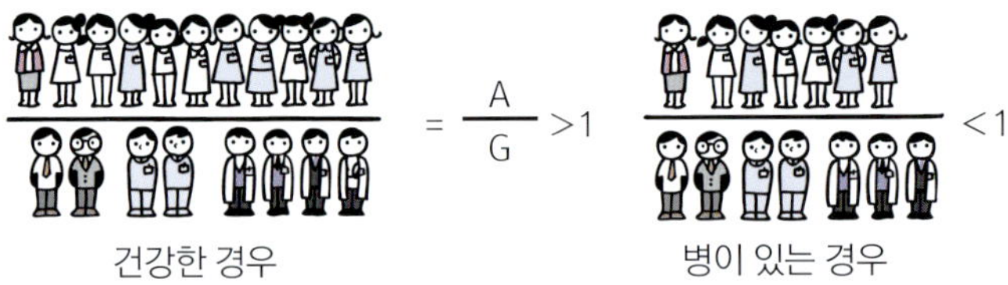

A/G 비

여성(A)과 남성(G)의 비율에서는 여성이 많다. 그러나 병에 따라서는 여성의 수가 줄어들어 A/G 비율이 1보다 작아진다.

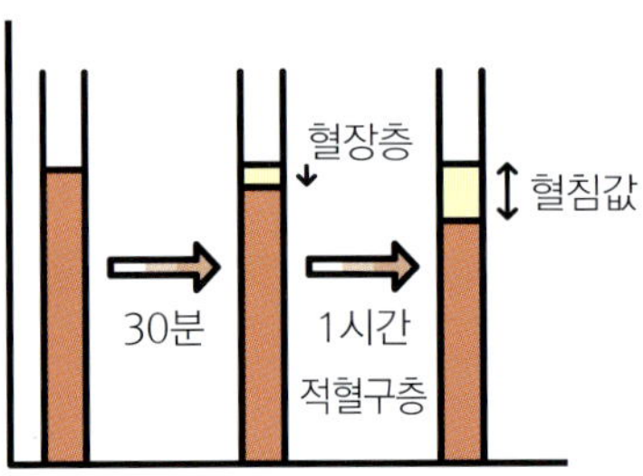

적혈구침강

혈액을 항응고제와 섞어 가만히 세워두면, 적혈구가 점차 하강하여 적혈구층과 혈장층으로 나뉜다. 이 혈장층의 길이를 적혈구침강속도(ESR, 줄여서 혈침속도)라고 한다.

알부민과 글로불린

단백질에는 수만 가지 종류가 있는데, 그것들의 성질에 따라 몇 개 그룹으로 나누었다. 그리고 물에 잘 녹는 단백질 그룹을 알부민, 어느 정도 물에 녹는 단백질 그룹을 글로불린이라고 이름 붙였다. 즉 알부민과 글로불린이라는 명칭은 단백질 그룹의 이름이다. 혈장단백질 중 알부민 그룹에 속하는 대부분의 단백질은 '혈청알부민'이라는 단일 단백질이다. 따라서 '혈청알부민'이라는 고유명사의 의미로 '알부민'이라는 그룹명(집합명사)이 자주 사용되고 있다. 즉, '알부민'이라고 할 때는'혈청알부민'을 지칭하는 경우가 매우 많다. 또한, 알부민과 글로불린은 전기영동(electrophoresis)이라는 방법으로도 나눌 수 있다.

혈액의 액체 성분을 혈장(plasma)이라고 한다. 여기에서 응고인자인 피브리노겐(fibrinogen)이 없는 것을 혈청(serum)이라고 한다.

혈장은 세포바깥액에 단백질이 포함된 것이다(→p.3, 17).

알부민은 거의 단일 단백질인 혈청 알부민으로 구성된다.

▸ **혈청 알부민은 간에서 생성된다.**

▸ **혈청 알부민의 반감기는 약 14일이다.**

▸ **혈장 단백질은 알부민과 글로불린의 두 그룹으로 나뉜다.**

▸ **알부민이 글로불린보다 많다.**

알부민과 글로불린의 비를 A/G 비라고 한다. A/G 비는 정상에서는 1보다 크다. 질병에 따라 알부민이 감소하면 그 결과 A/G 비가 감소하여 1보다 작아진다.

알부민은 교질삼투압의 중요한 역할을 담당한다.

교질삼투압은 알부민의 양에 비례한다(→p.8).

▸ **알부민이 저하되면, 부종이 발생한다**(→p.9).

글로불린은 α, β, γ로 나뉜다.

α글로불린은 다시 α_1과 α_2로 나뉜다.

▸ **γ글로불린의 대부분은 항체이다.**

글로불린, 면역글로불린, 항체, 이 세 가지는 거의 같은 의미로 사용된다.

▸ **알부민이나 α, β, γ글로불린의 비율은 질병에 따라 변화한다.**

전기영동을 통해 이들의 비율을 조사하면 질병 진단에 도움이 된다.

혈장은 영양, 호르몬, 노폐물 등을 운반한다.

▸ **혈장은 산소를 제외한 대부분의 물질을 운반한다.**

이들 중에는 혈장단백질과 결합한 형태로 운반되는 것들도 많다.

혈장에는 면역 작용과 지혈 작용도 있다.

운반 작용 외에도 다양한 역할이 있다. 면역·지혈 작용은 혈구와의 공동 작용이다.

염증반응

질병에 대한 방어 반응을 염증이라고 한다. 염증이 있으면 발열, 백혈구 증가, 핵의 좌측 이동(→p.26), 적혈구침강속도 항진(ESR 증가), CRP 증가 등이 발생하며, 이를 염증반응이라고 한다. 과거에는 국민질병이었던 결핵에 이 적혈구침강검사가 자주 사용되었다. 그러나 적혈구침강 수치는 다양한 요인에 의해 영향을 받으며, 대부분의 질병에서 항진할 뿐 아니라, 정상에서도 항진하는 경우가 많다. 따라서 진단적 가치는 낮아 현재 거의 시행되지 않는다. 적혈구침강검사의 최대 장점은 간단히 할 수 있다는 점이다. 또한, CRP는 C-reactive protein의 약자이며, CRP의 혈중농도는 염증의 정도에 비례하여 상승하므로 임상검사에서 중요한 항목이다.

8 지혈

혈관의 손상과 지혈

먼저 혈소판으로 뚜껑을 만들고, 그리고 나서 적혈구 덩어리로 튼튼한 막을 만든다.

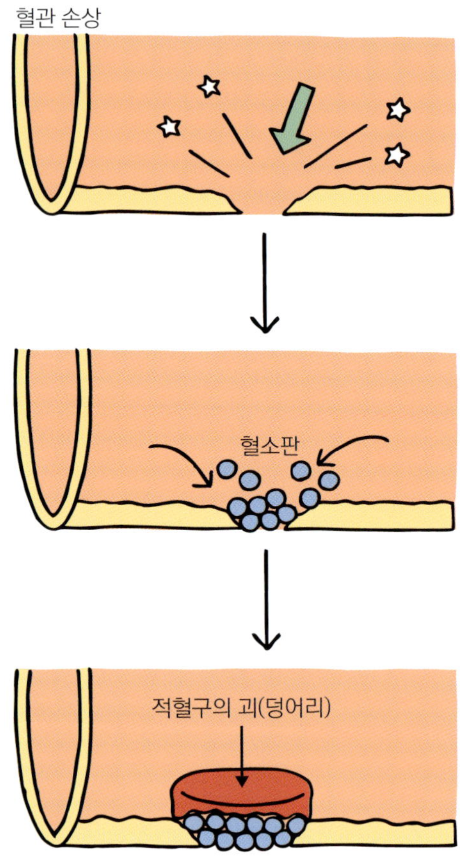

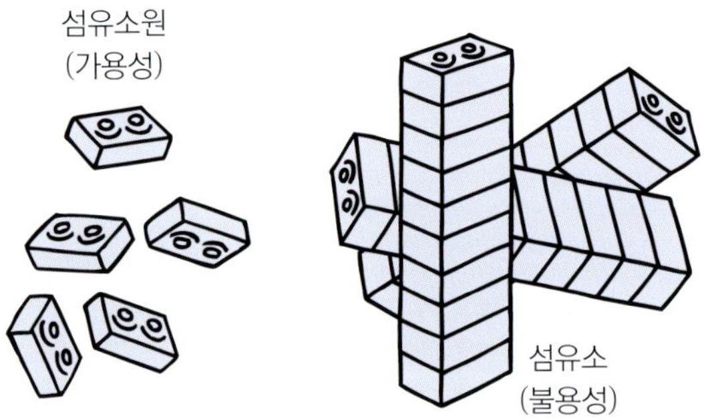

섬유소원과 섬유소

섬유소원 상태에서는 혈장은 액체이지만, 섬유소원이 겹쳐서 섬유소가 되면 혈장은 고체가 되고, 혈액이 응고된다.

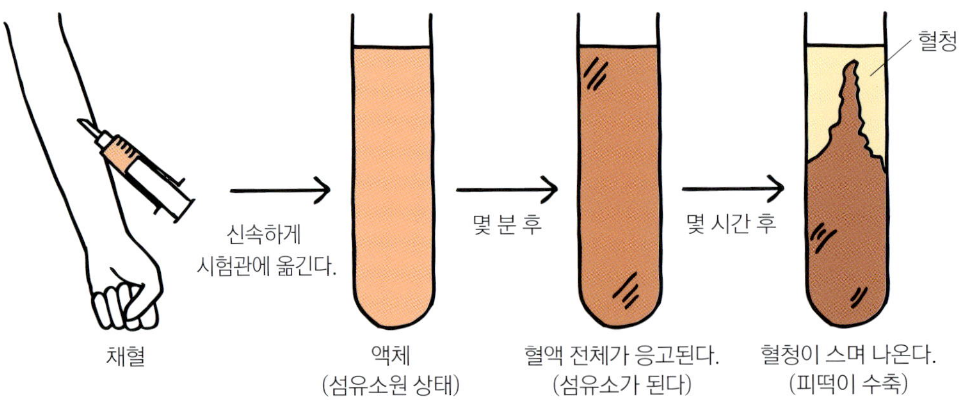

혈액응고와 혈청

채혈한 혈액은 금방 굳어진다. 그리고 잠시 후 혈청이 스며 나온다.

혈액은 굳는 성질이 있다.

- 혈액이 굳는 것을 응고라고 한다.
- 지혈은 혈소판과 혈장의 공동 작업이다.

혈관이 파열되면, 먼저 혈소판이 모여 덮개를 만든다.

이 덮개는 흰색이며, 조금 약한 편이다.

- 그리고 혈소판 덮개의 주위 혈액이 굳어 덮개를 만든다.

이 덮개는 적혈구 덩어리로 붉은색을 띠며, 튼튼하다.

- 혈소판 수의 기준값은 약 30만 개/μL이다.

이 값을 기억해 두어야 한다. 기준값에는 범위가 있으며, 약 15만-35만 개/μL이다. 10만 개/μL 이하에서는 출혈 위험성이 높아진다.

출혈을 보면 먼저 압박을 가한다.

- 압박을 하면 덮개와 응고가 쉽게 이루어진다.

압박만으로 지혈이 가능한 것은 모세혈관이나 가는 정맥의 경우이며, 동맥이 파열된 경우에는 실로 묶는 등의 결찰이 필요하다. 그러나 완전한 지혈이 불가능하더라도 압박만으로도 상당히 출혈량을 줄일 수 있다.

채혈한 혈액을 방치하면, 몇 분 안에 응고된다.

혈액 속의 혈장 자체에도 응고하는 성질이 있다.

응고의 본질은 섬유소원(fibrinogen)이 불용성 섬유소(fibrin)로 되는 것이다.

섬유소원은 가용성 단백질로, 피브리노겐이라고도 한다. 이 섬유소원이 규칙적으로 겹쳐 실 형태가 된 것이 섬유소이며, 이렇게 되면 더 이상 물에 녹지 않는다. 이 섬유소의 실이 더욱 복잡하게 얽혀 그물모양이 되고, 그 그물이 적혈구를 서로 결합시켜 덩어리로 만든다. 이 덩어리를 피떡(blood clot)이라고 한다. 참고로, 섬유소는 피브린이라고도 한다.

- 응고된 혈액을 몇 시간 방치하면 혈청이 스며 나온다.

몇 시간이 지나면 피떡이 수축해 크기가 줄어든다. 수축한 피떡의 틈새에서 스며 나오는 노란 액체를 혈청이라고 한다.

- 혈액검사에서는 검체로 혈청을 사용하는 경우가 많다.

일반적인 임상검사에서 혈액 중 물질의 양을 측정할 때, 이 혈청 속의 농도를 측정하는 경우가 많다.

- 혈청은 혈장에서 섬유소원을 뽑아낸 것과 거의 같다.

혈장이 응고 능력(섬유소원)을 모두 사용하고 남은 것이 혈청이다. 또한, 혈장단백질을 전기영동이라는 방법으로 분리하면 섬유소원이 나타나지만, 혈청단백질에서는 나타나지 않는다. 즉 혈장은 섬유소원을 포함하고 있으며, 혈청은 포함하지 않는다.

9 응고와 섬유소용해

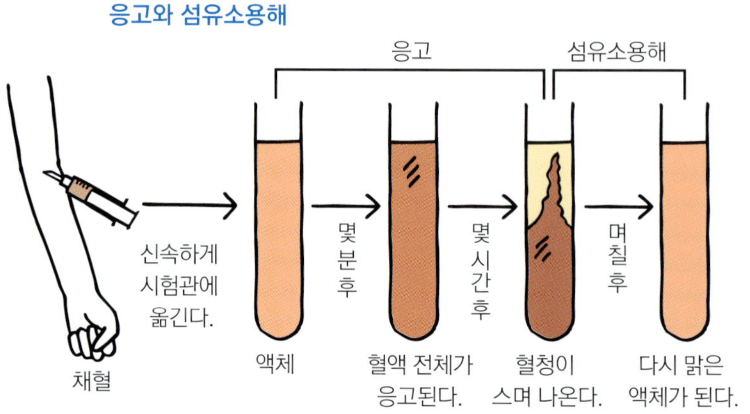

응고인자와 항응고제

정상적으로는 10여 종류의 활성화된 응고인자의 공동 작업에 의해 섬유소원이 결합되어 섬유소가 형성된다.

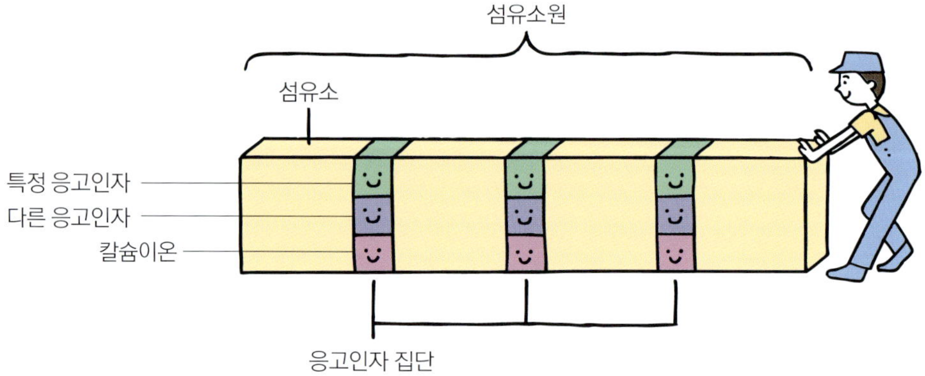

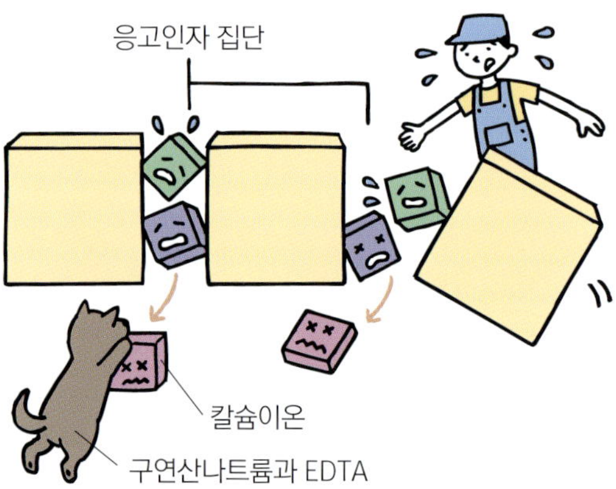

구연산나트륨이나 EDTA가 존재하면, 응고인자가 작용할 수 없어서 섬유소가 형성되지 않는다.

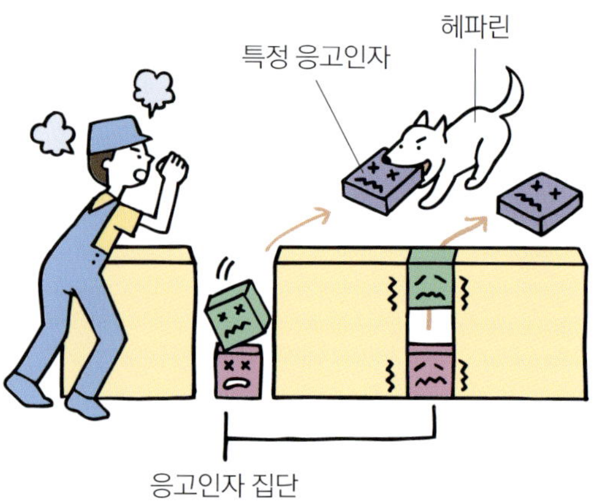

헤파린에서도 왼쪽 그림과 같은 일이 발생하여 역시 섬유소가 형성되지 않는다.

응고된 혈액을 며칠 동안 방치하면, 다시 액체가 된다.

▶ **이 현상을 섬유소용해 현상이라고 한다.**

한 번 응고된 혈액은 다시 묽은 액체가 된다. 이 액체는 다시는 굳지 않는다.

▶ **혈액은 응고와 섬유소용해 현상의 균형 위에 있다.**

응고와 섬유소용해 현상은 일련의 흐름이며, 응고계는 두 가지를 포함한다.

▶ **출혈을 방지하려면 혈관, 혈소판, 응고 기능의 세 가지가 정상이어야 한다.**

뇌에서 출혈이 발생하면 치명적이다. 넓적다리의 피부밑에서 자주 보이는 작은 출혈 반점은 혈액의 이상이라기보다는 모세혈관의 이상이 원인인 경우가 많다.

응고에 관여하는 물질을 응고인자라고 한다.

▶ **응고계는 응고인자의 복잡한 화학반응에 의해 이루어진다.**

응고인자는 10여 종류가 있으며, 대부분 단백질이다. 이들이 차례로 반응함으로써 응고와 섬유소용해 현상이 이루어진다. 혈우병은 이 응고인자 중 하나가 선천적으로 결핍된 병이다.

▶ **응고인자는 대부분 간에서 만들어진다**(→p.154)**.**

간경변 같은 중증 간질환에서는 응고인자의 생성량이 감소하여 출혈이 쉽게 발생한다. 또한, 응고인자 합성에는 비타민K가 필요하며, 비타민K가 결핍되면 응고 능력이 저하된다(→p.108).

▶ **응고 과정에는 칼슘 이온이 필요하다.**

칼슘 이온(Ca^{2+})은 단백질은 아니지만, 중요한 응고인자 중 하나이다.

항응고제로는 구연산나트륨, EDTA, 헤파린 등이 있다.

구연산나트륨과 EDTA (edetic acid, ethylenediamine tetraacetic acid)는 Ca^{2+}과 결합하여 이온의 역할을 없애는 작용, 즉 Ca^{2+} 제거 작용을 한다. EDTA는 이러한 성질을 가진 특수한 화학물질이다.

▶ **혈액응고를 방지하는 물질을 항응고제라고 한다.**

Ca^{2+}은 응고인자이기 때문에, 구연산나트륨이나 EDTA에 의해 Ca^{2+}이 제거된 혈액은 응고되지 않는다.

▶ **헤파린은 특정 응고인자의 작용을 멈추게 함으로써 응고를 방지한다.**

헤파린은 당의 일종이다. 혈액이 혈관 내에서 응고되지 않는 것은 혈관의 세포가 헤파린을 가지고 있기 때문이다. 동맥경화, 즉 경화된 동맥에서는 헤파린 생산이 감소하여 혈관 내에서 혈액이 응고하기 쉬워진다.

▶ **경구(oral)용 항응고제도 있다.**

비타민K의 작용을 없애는 약이 있다. 이것을 복용하면 혈액의 응고 능력이 저하된다. 혈전증 예방 등에 사용된다. 채혈한 혈액에 이 약을 혼합해도 항응고 작용은 없다.

▶ **혈액에는 적절한 응고 능력이 필요하다.**

응고 능력이 저하되면 출혈이 발생한다. 반대로 응고 능력이 너무 높으면 혈관 내에서 응고된다. 이 응고된 덩어리를 혈전이라고 한다. 혈전이 동맥의 흐름을 멈추게 하여 그 부위 아래의 조직이 죽는 것을 경색(infarction)이라고 한다. 심근경색증이 대표적이다. 또한, 뇌졸중에는 출혈과 경색이 있으며, 두 가지는 원인도 치료법도 완전히 반대이다. 한편, 경색에는 그 자리에서 혈전이 생긴 경우와 더 상류(좌심방이 많다)에서 혈전이 생겨 이것이 하류로 흘러 혈관을 막은 경우가 있다. 후자를 특히 색전(embolus)이라고 한다.

10 혈액형과 수혈

표 ABO식 혈액형의 유전 형식

부 \ 모	A	B	AB	O
A	A, O	A, B, O, AB	A, B, AB	A, O
B	A, B, O, AB	B, O	A, B, AB	B, O
AB	A, B, AB	A, B, AB	A, B, AB	A, B
O	A, O	B, O	A, B	O

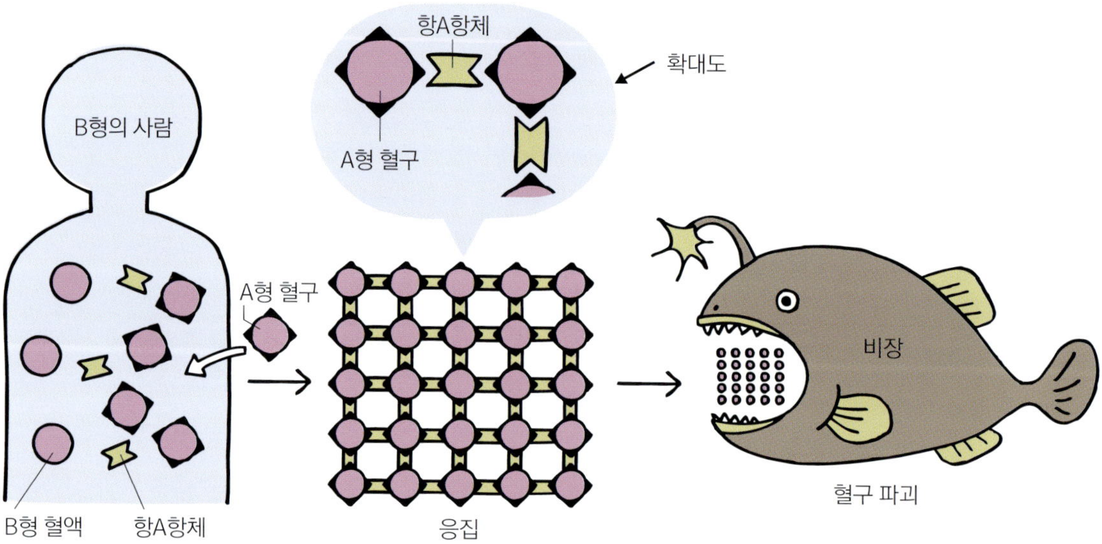

B형 사람에게 A형 혈액을 수혈하면

B형 사람은 항A항체를 가지고 있다. 여기에 A형 혈구를 수혈하면 A형 혈구가 응집하고, 이 덩어리는 비장에서 파괴된다.

혈액형이란 적혈구 표면의 항원 종류를 말한다.

▸ **임상에서 중요한 것은 ABO식과 Rh식뿐이며, 이 혈액형은 멘델의 법칙에 따라 유전된다.**

ABO식 부모 자식의 조합은 왼쪽 표와 같다. ABO식과 Rh식 이외에도 많은 혈액형이 있지만, 수혈에는 큰 지장이 없기 때문에 임상에서는 거의 무시된다. 이들 혈액형은 법의학 분야에서 친자 감정 등에 이용된다.

ABO식에서는 항원의 종류에 A와 B가 있다.

항원 A를 갖고 있는 적혈구를 **A형**, 항원 B를 갖고 있는 것을 **B형**, A와 B 둘 다 갖고 있는 것을 **AB형**, 둘 다 갖고 있지 않은 것을 **O형**이라고 한다. 항원과 항체에 관해서는 p.41 참조.

▸ **ABO식에서는 자신이 갖고 있지 않은 항원에 대한 항체를 처음부터 갖고 있다.**

A형의 사람은 항B 항체를, B형은 항A 항체를, O형은 항A 항체와 항B 항체를 둘 다 갖고 있다. 또한, AB형의 사람은 이러한 항체를 갖고 있지 않다. 이 항체를 응집소, 또한 A·B항원을 응집원이라 하기도 한다.

▸ **항원과 그것에 대한 항체가 존재하면 적혈구가 파괴된다.**

먼저 적혈구 표면의 항원에 항체가 결합하고, 이 항체를 매개로 적혈구의 응집과 파괴가 일어난다.

수혈은 반드시 같은 혈액형끼리 해야 한다.

예전에는 예를 들어 O형 혈액을 A형 사람에게 수혈하는 경우도 있었지만, 현재는 이러한 이형수혈은 전혀 하지 않는다. 혈액을 주는 사람을 공혈자(donor, 헌혈자), 혈액을 받는 사람을 수혈자(recipient)라고 하며, 혈액을 장기로 간주하면 수혈은 장기이식의 일종으로 볼 수도 있다.

▸ **환자의 필요에 따라 그 성분만을 수혈하는 것을 성분수혈이라고 한다.**

혈액은 적혈구와 혈장 등의 성분으로 이루어지는데, 환자는 모든 성분이 필요한 것은 아니다. 따라서 채혈한 혈액을 이러한 성분으로 나누어 어떤 환자에게는 적혈구만, 어떤 환자에게는 혈소판만, 어떤 환자에게는 혈장만 수혈한다. 일반적으로 수술이나 외상 등으로 인한 중등도 출혈에 대해서는 적혈구만의 수혈로 충분하다.

수혈 시에는 반드시 교차적합검사를 한다.

▸ **교차적합검사에는 주시험과 부시험이 있다.**

예를 들어 O형 혈액을 A형 사람에게 수혈해도 O형 혈구의 파괴는 이론적으로 발생하지 않는다. 그러나 수혈된 O형 혈액 중의 항A항체가 수혈자의 A형 혈구를 파괴할 수도 있고, 그 외의 알 수 없는 반응이 일어날 수도 있다. 따라서 수혈 전에 공혈자의 혈구와 수혈자의 혈청(또는 혈장)을 혼합하여 응집 여부를 검사한다. 이것을 주시험이라고 한다. 동시에 반대로 수혈자의 혈구와 공혈자의 혈장(또는 혈청)을 혼합하여 같은 방식으로 검사한다. 이것을 부시험이라고 한다. 이 두 가지를 합쳐 교차적합검사(cross matching test)라고 한다.

▸ **교차적합검사는 반드시 매번 한다.**

설령 같은 사람에게 수혈하는 경우라도, 감작(→p.45) 등으로 이전과 다른 반응을 보일 수도 있기 때문에 교차적합검사는 반드시 매번 한다.

11 Rh식 혈액형과 HLA

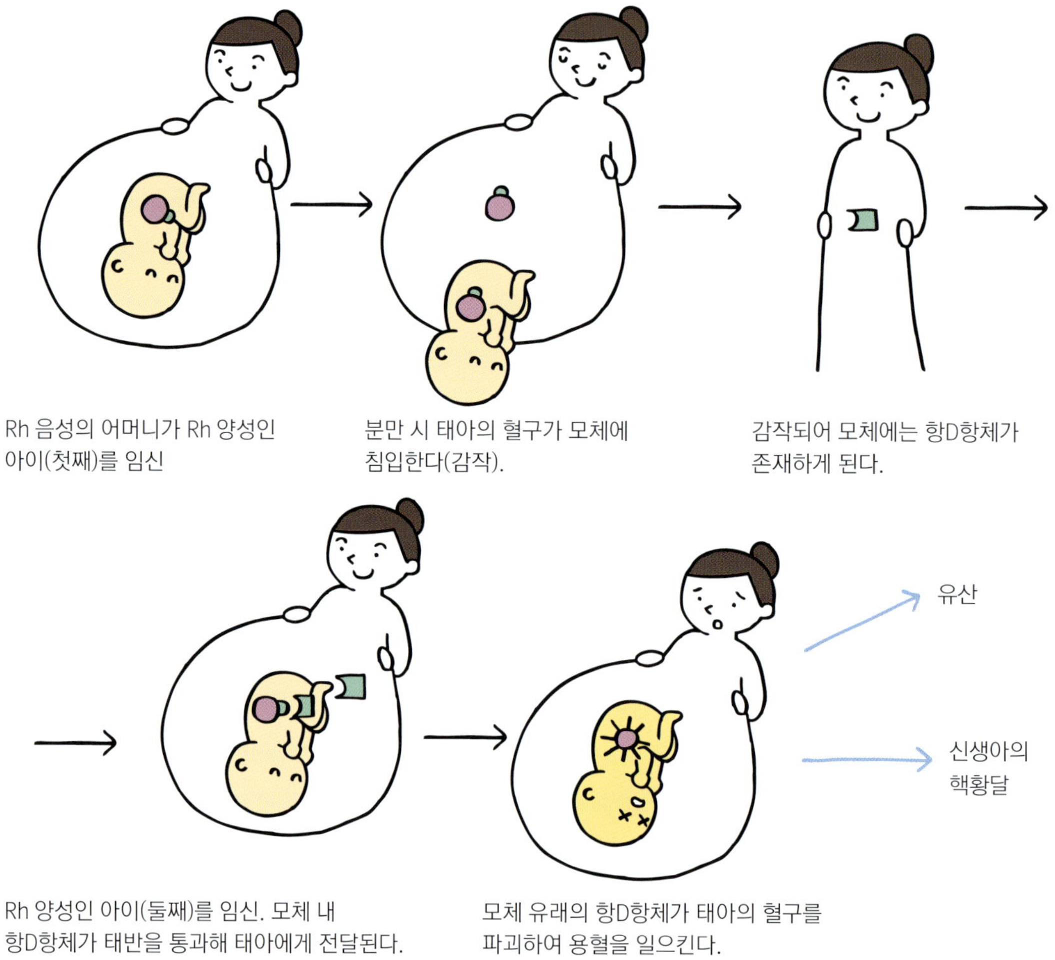

신생아 용혈성 질환(태아 혈액모세포증)

감작된 Rh 음성 여성은 Rh 양성 아이를 임신하면, 모체의 항Rh항체가 태반을 통과해 태아의 적혈구를 파괴한다. 이를 Rh부적합임신이라고 한다. 이 경우 유산이나, 설령 태아가 무사히 태어나도 그 신생아는 중증의 황달(용혈황달→p.157)을 동반하는 경우가 많다. 태아는 혈액뇌장벽(→p.182)이 발달해 있지 않아서 다량의 빌리루빈이 뇌를 침범하여 뇌성마비를 일으키기도 한다. 뇌는 대뇌바닥핵(→p.184)이 쉽게 침범당하므로 이를 핵황달이라고 하며, 이러한 병태를 태아 혈액모세포증이라고 한다. 치료는 신생아의 혈액을 Rh 음성의 혈액으로 교체하는 것이다.

Rh항원을 적혈구 표면에 갖고 있는 사람을 Rh 양성, 갖고 있지 않은 사람을 Rh 음성이라고 한다.

Rh라는 항원이 적혈구 표면에 있는지 없는지에 따라 나눈 혈액형이 Rh방식이다. Rh항원은 Rh인자라고도 한다. Rh 음성인 사람의 비율은 일본인에서는 약 0.5%이다(역자 주: 한국인의 비율 약 0.1%).

▸ Rh항원은 D항원이라고도 한다.

자세히 말하면, Rh항원에는 6종류가 있으며, 그중 D항원을 가진 사람을 Rh 양성이라고 한다. 즉 Rh 음성이라는 것은 D항원이 없다는 의미이다. 나머지 5종의 항원에 대해서는 그다지 강한 항체가 생성되지 않으므로 임상적으로는 그다지 중요시하지 않는다. D를 Rh_0라고 쓸 수도 있다.

▸ Rh 음성인 사람에게 Rh 양성 적혈구가 들어가면 항Rh항체가 생성된다.

ABO식 혈액형의 경우 자신이 갖고 있지 않은 항원에 대한 항체를 처음부터 갖고 있었지만, Rh식에서는 Rh 음성인 사람은 항Rh항체를 처음에는 갖고 있지 않다. 또한, 항원이 침입해 항체를 만드는 상태를 감작이라고 하며, 수혈이나 분만에 의해 감작이 이루어진다. 분만 시에는 태아의 혈액이 모체에 혼입될 수 있기 때문이다.

▸ Rh 음성인 사람으로 항Rh항체를 갖게 된 사람은 다음에 Rh 양성 적혈구를 만나면 그 적혈구를 파괴해 버린다.

Rh 음성인 사람에게 Rh 양성 혈액을 수혈하면, 처음에는 괜찮지만(감작은 이루어짐), 두 번째 이후에는 이상이 발생한다. 같은 이유로 Rh 음성인 임산부는 첫 번째 임신은 괜찮지만, 두 번째 이후에는 유산이나 태아 혈액모세포증을 일으키기 쉽다.

▸ 항Rh항체는 태반을 통과한다.

조금 어려워지지만, 항Rh항체는 태반을 통과해 모체에서 태아로 이행할 수 있다. 반면 일반적인 ABO식 항체는 항체의 종류가 다르기 때문에 태반을 통과하지 않는다.

▸ 적혈구의 파괴를 용혈이라고 한다.

적혈구가 파괴되면 적혈구의 내용물이 나와 마치 적혈구가 녹은 것처럼 보이기 때문에, 적혈구의 파괴를 용혈이라고 한다. 용혈은 다양한 원인으로 발생한다.

백혈구에도 유형이 있다.

▸ 백혈구의 유형으로 발견된 것에 HLA가 있다.

HLA는 사람 백혈구 항원의 유형으로 발견된 것이며, 총 100종류 이상이 알려져 있다.

▸ HLA는 장기이식의 거부반응에 중요하다.

MHC(주조직적합항원)라는 것이 있으며, 면역반응에서 자기와 비자기를 판단하고, 나아가 장기이식 시 거부반응에서 매우 중요한 인자이다. MHC는 사람에서는 HLA라고 하며, HLA는 백혈구뿐만 아니라 거의 모든 세포에 존재하고 있다.

> **혈액형과 성격은 관련이 없다.**
>
> 세간에서는 혈액형과 성격의 관계에 대해 여러 가지가 이야기되고 있지만, 그 둘 사이에는 적어도 의학적 근거는 전혀 없다. 즉 의학적으로는 모두 거짓이다. 의학 분야에서는 예를 들어 'A형 기질'이라는 말은 존재한다. 이것은 정신과 영역의 용어로, 완벽주의적이고 공격적인 성격을 의미한다. 이 A형과 혈액형 A형 사이에는 아무런 관련도 없다.

Coffee Break

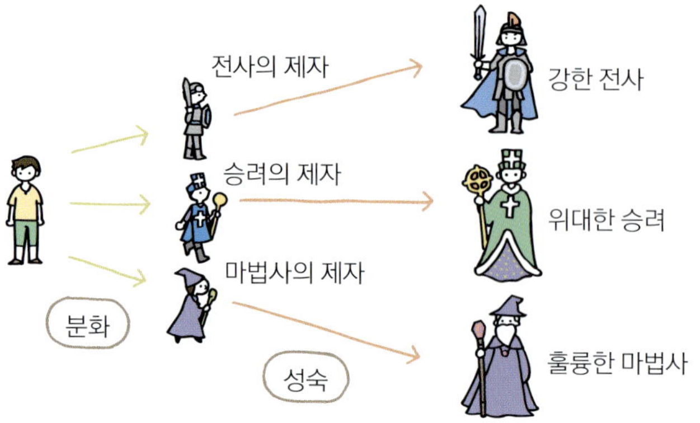

분화와 성숙

적혈구, 백혈구, 혈소판은 모두 골수에서 혈액줄기세포로부터 분화 성숙한 것이다. '분화'와 '성숙'은 비슷한 의미로, 세포가 어떤 목적을 위해 변화하는 것을 의미한다. 혈액줄기세포처럼 아직 분화 성숙하지 않은 세포는 '미분화'로 '미성숙'이라고 한다. 일반적으로 미성숙한 세포일수록 분열 능력이 높다. 분화와 성숙의 명령은 호르몬에 의해 이루어진다.

백혈구과립

호산구(eosinophil)는 산성 색소에, 호염기구(basophil)는 염기성(알칼리성) 색소에 잘 염색되는 과립을 세포질에 갖고 있다. 또한, 호중구(neutrophil)는 중성 영역으로, 산성 색소에도 염기성 색소에도 엷게 염색되는 작은 과립을 갖고 있다. 반면, 단핵구(monocyte)와 림프구(lymphocyte)는 과립이 전혀 없는 것은 아니지만, 과립을 갖고 있을 수도 있다. 그러나 과립의 수가 적어서 무과립구라고 부르기도 한다.

백혈병

간세포가 암화한 것을 간세포암(일명 간암)이라고 하듯이, 백혈구가 암화한 것을 백혈병이라고 한다. 백혈병은 암화한 백혈구의 종류와 그 성숙도의 정도에 따라 다양한 종류가 있다. 말초혈중의 백혈구 수는 증가하는 경우가 많지만, 감소하는 경우도 있다. 백혈병의 정의는 '백혈구가 증가하는 병'이라기 보다는 '백혈구가 암화한 병'이다.

문제

혈액형 O형 Rh (D) 음성인 경산부, 남편 혈액형은 A형 Rh (D) 양성이다. 임산부의 혈액검사에서 가장 주의해야 할 항목은 어느 것인가?

1. 혈색소량
2. 혈소판 수
3. 불규칙 항체
4. 총 빌리루빈값

해설 이 문제는 Rh부적합 임신의 지식을 묻고 있다. p.36을 참조. 참고로 신생아의 혈액에서는 빌리루빈 수치를 주의한다.

정답 [3]

PART

3

면역

1. 자기와 비자기
2. 세포면역
3. 체액면역
4. 알레르기

Coffee Break

1 자기와 비자기

자기와 비자기
면역기전은 먼저 상대가 아군(자기)인지, 적(비자기)인 조사하여, 적이면 신속하게 제거한다.

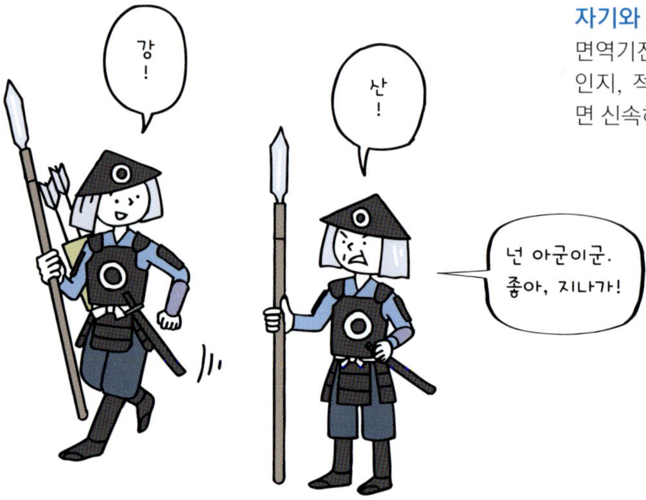

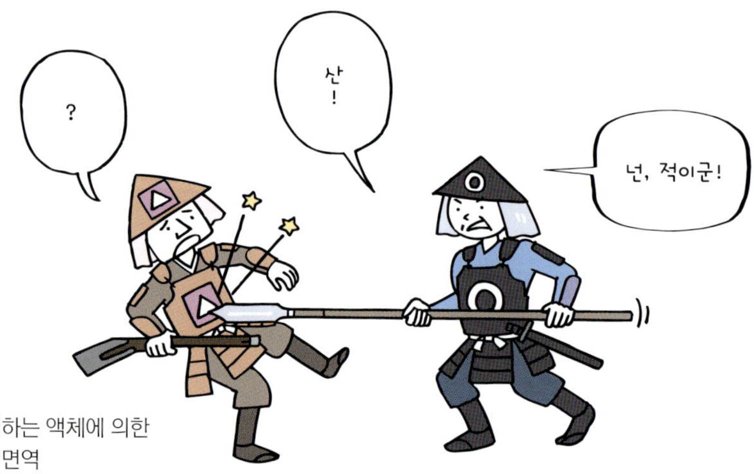

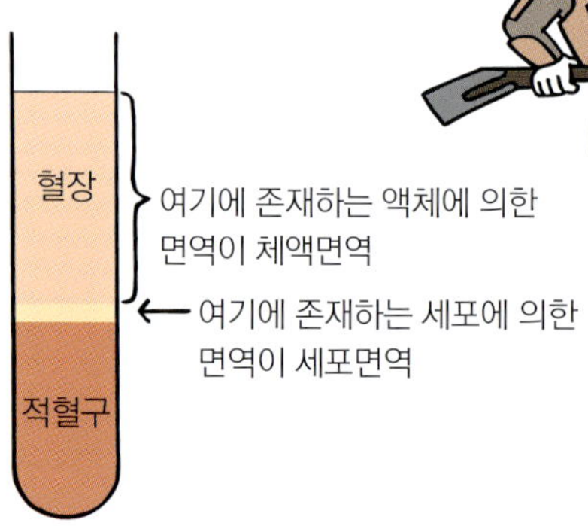

체액면역과 세포면역
체액면역은 혈장 중에 존재하는 단백질에 의한 면역을,
세포면역은 백혈구 등의 세포 자체에 의한 면역을 말한다.

자기자신의 세포나 조직을 자기(self)라고 한다.

▶ 자기에 대해, 자기 이외의 모든 것을 비자기(nonself)라고 한다.

면역이란 자기와 비자기를 인식하고, 비자기를 배제하는 것이다.

이 역할은 여러 세포의 공동작업이다.

▶ **면역에서는 상대가 자기인지 비자기인지 항상 인식하면서 공격하고 있다.**

면역기전에는 인식계와 공격계가 있으며, 비자기 인식은 매우 중요한 일이다.

면역력은 출생 후부터 특히 발달하며, 사춘기에 완성된다.

같은 적에 대해서도, 아이와 어른의 반응은 다르다.

▶ **태아기에 침입한 적은 비자기로 인식할 수 없다.**

태아기에 침입한 바이러스 등은 자기로 간주하여 배제 기구가 작동하지 않아, 평생 거주할 수 있다.

▶ **아이일 때 무엇이 자기고, 무엇이 비자기인지 학습한다.**

가슴샘이나 편도는 면역에 관여하는 조직이며, 그 크기는 소아기의 쪽이 더 크다.

면역반응을 일으키는 것을 항원이라고 한다.

비자기와 항원은 같다.

▶ **체내에 원래 존재하는 것 이외는 거의 모두가 항원이 될 수 있다.**

외부 세계의 거의 모든 물질이 항원이 될 수 있어 항원의 종류는 1억 종 이상이다. 항원은 Ag(antigen)로 표기한다.

항체는 혈장 중에 존재하는 단백질이다.

항체는 감마글로불린(→p.29)에 속하는 혈장단백질이며, Ab(antibody)로 표기한다.

면역은 세포에 의한 것과 항체에 의한 것의 협동 작용이다.

면역의 구조는 크게 두 가지로 나뉘며, 세포가 직접 관여하는 것을 **세포면역**, 항체(즉 세포가 아닌 것)에 의한 것을 **체액면역**이라고 한다.

▶ **체액면역의 중요한 역할을 담당하는 것은 B림프구, 세포면역의 중요한 역할을 담당하는 것은 T림프구이다.**

B림프구와 T림프구에 관해서는 다음 페이지에서 설명한다.

자기와 비자기의 인식과 배제

면역기전은 자기로 인식하면 공격하지 않고, 비자기로 인식하면 공격한다. 설령 상대가 적일지라도 비자기로 인식되지 않으면 공격하지 않는다. 반대로 자기를 비자기로 인식하면 과도한 공격이 일어난다. 이것이 알레르기(→ p.46)이다. 이처럼 자기와 비자기의 구별은 면역기전에 있어 매우 중요한 일이다.

2 세포면역

파리잡이거미(호중구)와 왕거미(대식세포)

파리잡이거미는 여기저기 움직이며 벌레를 잡지만, 파리와 같은 작은 벌레만을 먹는다. 왕거미는 좀 더 큰 벌레도 먹지만, 방어 범위는 거미줄 안에만 있다. 이 둘의 관계는 마치 전신을 돌아다니지만 작은 세균만 먹는 호중구와 조직 내에만 살지만, 큰 세포도 먹는 대식세포의 관계와 유사하다.

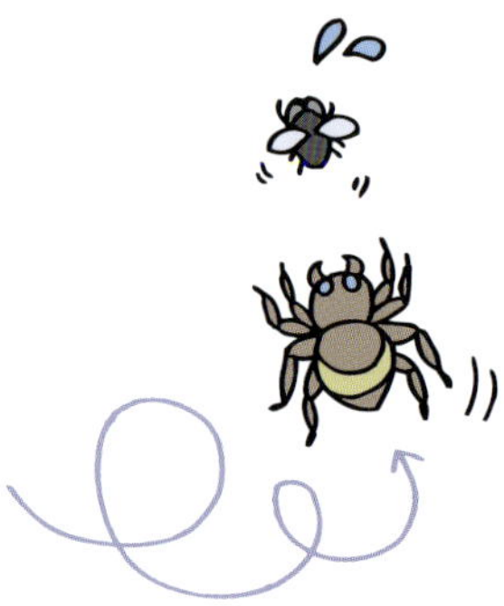

작은 먹이를 노리는 파리잡이거미

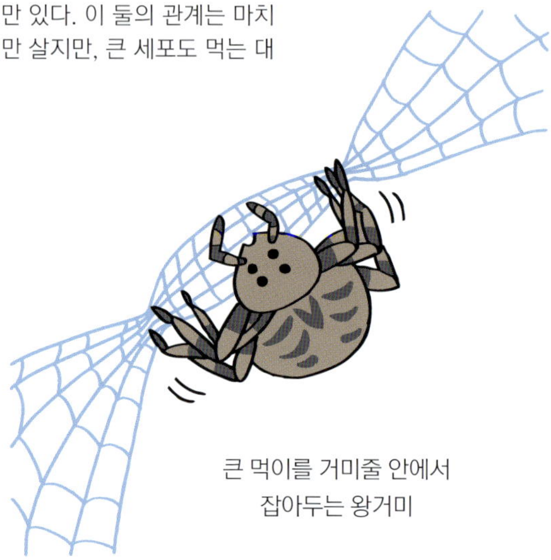

큰 먹이를 거미줄 안에서
잡아두는 왕거미

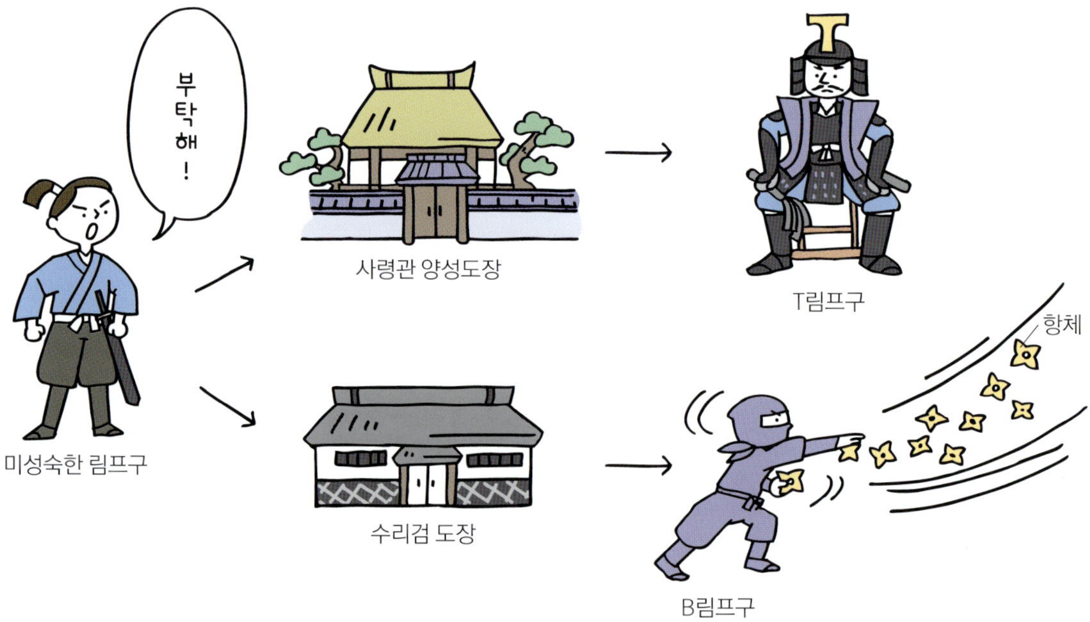

T림프구와 B림프구

T림프구는 사령관에 해당한다. B림프구는 수리검(손안에 쥐고 적에게 던지는 작은 칼, 표창)의 명인으로 수리검을 던지는 것이 일이다. 수리검은 항체에 해당한다.

면역을 수행하는 세포는 호중구, 대식세포, 림프구 등이 있다.

면역에서 중요한 역할을 담당하는 것은 림프구이다. 왜냐하면 호중구와 대식세포는 공격 전문이지만, 림프구는 비자기의 인식과 공격, 그리고 공격계의 제어도 수행하기 때문이다.

호중구는 세균을 먹는 것이 일이다(→p.27).

호중구는 혈액 속에 다량으로 존재하기 때문에, 전신 어디에서든지 즉시 대량으로 동원할 수 있다.

▸ 호중구는 혈관의 틈을 지나 세균이 있는 장소로 나아간다.

일단 혈관 밖으로 나간 호중구는 다시 돌아오지 않는다.

대식세포는 세균은 물론 세포도 먹는다.

대식세포는 호중구보다도 훨씬 강한 탐식 능력을 갖추고 있다.

▸ 병에 걸린 세포나 노화한 세포 등도 대식세포가 먹는다.

병에 걸린 세포는 바이러스에 감염된 세포나 암세포 등을 의미한다. 수명이 다한 적혈구는 비장에서 파괴되는데, 이는 비장에 살고 있는 대식세포가 탐식하기 때문이다.

▸ 대식세포는 조직 안(혈관 밖)에 살고 있다.

대식세포는 너무 먼 곳으로 이동할 수 없다. 백혈구의 단핵구는 대식세포의 일종이다. 혈액 중의 단핵구는 혈관에서 나와 조직에 정착하여 대식세포가 된다.

림프구는 특수한 도장에서 수련을 쌓아 면역의 전문가가 된다.

림프구에는 여러 종류와 다양한 성숙 단계가 있다.

▸ 가슴샘에서 수련을 쌓은 림프구를 T림프구라고 한다.

T림프구는 T세포라고도 한다. T는 가슴샘(thymus)에서 유래되었다.

▸ T림프구는 면역에 관련된 세포들의 활성을 조절하고 있다.

T림프구는 면역의 지휘관과 같은 존재이다. 더 일하라는 명령을 내리는 세포를 도움T세포(helper T cell)라고 한다. 또한, 바이러스 감염 세포 등을 직접 공격하는 세포를 살해T세포(killer T세포)라고 한다.

▸ 특정 림프구는 수련을 쌓아 B림프구가 된다.

B림프구는 B세포라고도 한다. B세포의 수련 도장 장소는 사람의 경우 골수인 것 같다.

▸ B림프구는 항체를 생산하는 것이 일이다.

항체란 적을 물리치는 단백질이다. B림프구는 항체 생성에 전념할 때 형질세포라는 것으로 변신(분화)한다.

▸ 다수의 림프구가 림프절이나 비장 등에 거주하고 있다.

림프구가 생산되는 곳은 골수이지만, 그 후 림프절이나 비장 등에서 목적에 맞게 증식한다. 일부 림프구는 혈액을 타고 전신을 순찰하고 있다.

▸ 림프구끼리의 정보교환은 사이토카인(cytokines)에 의해 이루어진다(→p.128)**.**

▸ T세포나 B세포 이외의 림프구도 존재한다.

암세포 등을 물리치는 자연살해세포(NK세포)는 T세포도 B세포도 아닌 림프구이다.

3 체액면역

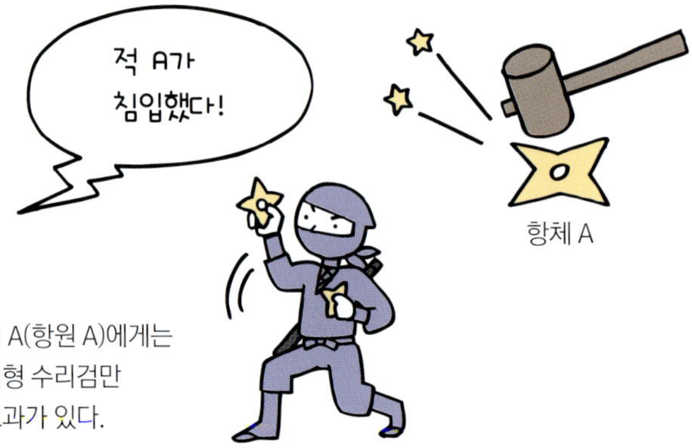
적 A가
침입했다!
항체 A

적 A(항원 A)에게는
별형 수리검만
효과가 있다.

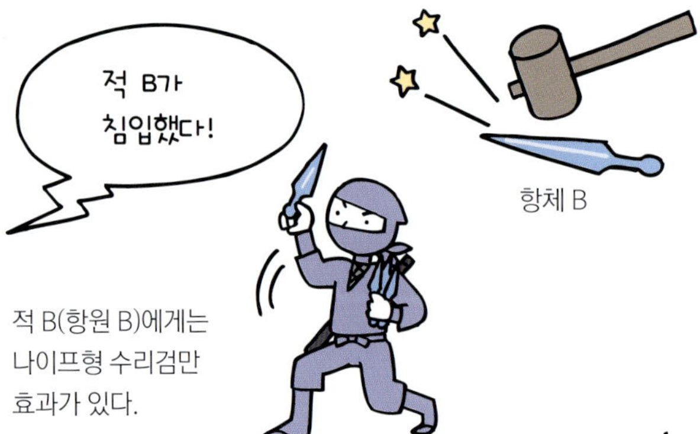
적 B가
침입했다!
항체 B

적 B(항원 B)에게는
나이프형 수리검만
효과가 있다.

항원과 항체

최종적으로는 적 1억 명에 대항하는 1억 종류의 수리검을 만들고 있다. 적 A 전용 수리검은 A 이외의 적에게는 효과가 없다.

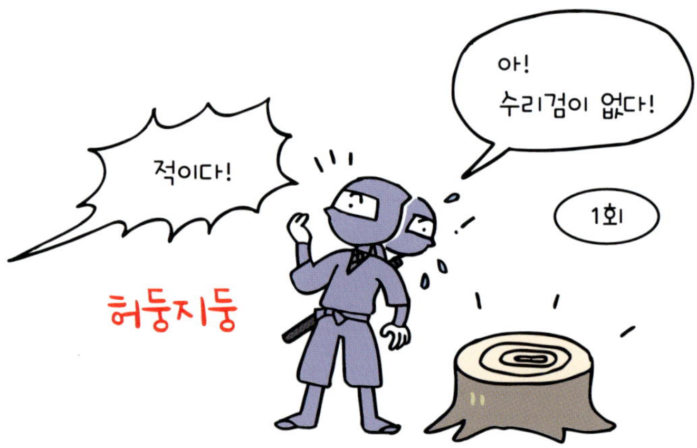
적이다!
아!
수리검이 없다!
1회
허둥지둥

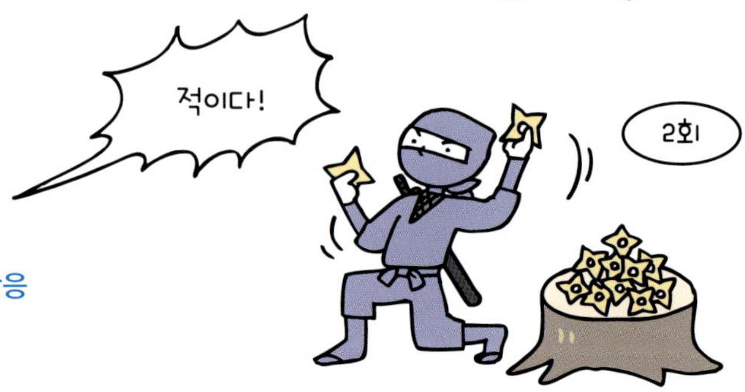
적이다!
2회

1회 감작과 2회 이후 감작에 있어서의 면역반응

2회 이후에는 신속하게 항체를 생산할 수 있다.

어떤 항원이 들어오면 그에 대한 항체를 만든다.

항체를 만드는 것은 B림프구와 B림프구가 더 분화한 형질세포이다.

▶ 항체는 항원과 결합함으로써 상대를 물리친다.

예를 들어 독소를 무독화하거나 바이러스나 세균을 물리치거나 한다. 또한 항체가 결합한 적의 세포는 대식세포 등에 의해 탐식되기 쉽다.

하나의 항체는 하나의 항원에 대해서만 효과가 있다.

예를 들어 인플루엔자바이러스에 대한 항체는 코로나바이러스에는 전혀 효과가 없다.

▶ 하나하나의 항원에 대해 그에 대응하는 항체를 하나하나씩 만들고 있다.

하나의 항체는 하나의 항원과만 결합할 수 있다. 즉 1억 종의 항원에 대해서는 1억 종의 항체가 필요하다. 그리고 그 항체를 만들기 위해 1억 종의 B림프구가 존재한다.

▶ 감작(sensitization)은 두 번째가 면역반응이 크다.

항원이 체내에 들어와 면역 반응이 일어나는 것을 감작이라고 한다. 첫 번째 감작에서는 항원에 대한 항체가 천천히 생성되지만, 두 번째 이후의 감작에서는 즉시 대량의 항체가 생성된다. 이는 어떤 림프구가 이 항원을 기억하고 있기 때문이다.

▶ 백신은 병원체의 항원을 포함하고 있다.

예방주사는 미리 소량의 항원을 체내에 주사하여 전투태세를 갖추게 함으로써 병을 예방한다. 이는 두 번째 이후에 신속하게 면역 반응이 일어나기 때문이다.

▶ 항체 자체를 주사하는 경우도 있다.

간염바이러스 등에 대한 감마글로불린 제제는 항체 그 자체이다.

▶ 보체(complement)는 항체의 보조자이다.

보체도 혈장 중의 단백질이며, 항체에 의한 세포의 파괴를 돕는 등의 작용을 한다.

항체의 양을 항체가라고 한다.

▶ 항체가는 진단에 유용하다.

어떤 항원에 대한 항체가를 측정하면 그 항원(즉 그 병원체)에 감염되었는지를 알 수 있어, 그 병의 진단에도 이용할 수 있다.

▶ 항체가의 측정에는 적혈구나 보체의 작용을 이용한다.

적혈구는 응집이나 보체에 의한 파괴 등의 변화를 육안으로 쉽게 알 수 있기 때문에, 검사실에서는 그 성질을 이용하여 항체가를 측정한다. 직접 측정하는 방법도 있다.

4 알레르기

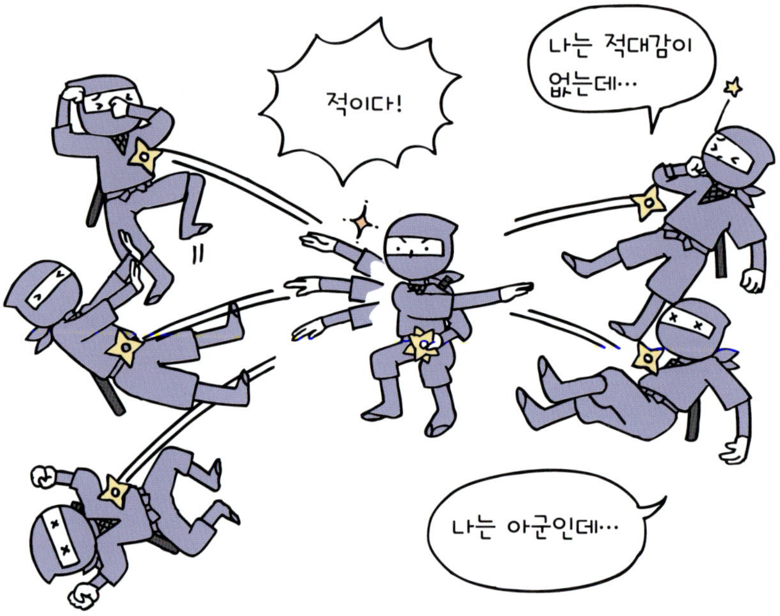

알레르기
어떤 항원에 대해 과도하게 오히려 유해한 반응을 일으키는 것

1형 알레르기
꽃가루와 같은 알레르겐(항원)이 IgE(항체)와 반응하고, 그것이 비만세포에 작용하여 히스타민을 방출하게 한다. 이 히스타민이 알레르기 증상을 일으킨다. IgE, 비만세포, 히스타민, 세 가지를 기억하자.

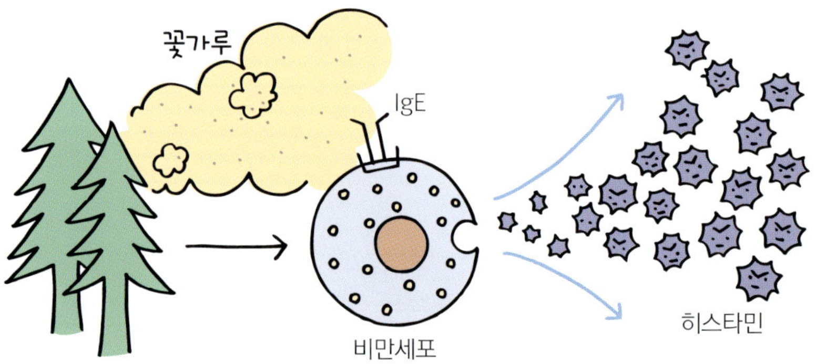

에이즈(AIDS)

에이즈는 후천면역결핍증후군으로 사람면역결핍바이러스(HIV)에 의해 발생하는 감염질환이다. HIV는 림프구 내에 침입하여 림프구의 기능을 교란함으로써 그 사람의 면역 능력을 저하시킨다. 그로 인해 건강한 사람이라면 쉽게 물리칠 수 있는 약독균에 의한 폐렴(이러한 감염을 기회감염이라고 한다) 등에 걸리기 쉽고, 암 등에도 걸리기 쉽다. HIV는 혈액이나 정액과 같은 분비액에 포함되어 있어 수혈이나 성관계에 의해 전파된다. 일본의 초기 에이즈 환자 대부분은 HIV에 오염된 혈액제제를 투여받은 혈우병 환자였다.
에이즈에 걸리지 않기 위해서는 제삼자와 성관계를 가진 사람과는 성관계하지 않으며, 의료인은 혈액 취급에 충분히 주의하는 이 두 가지가 중요하다.

오히려 나쁜 결과를 일으키는 면역반응을 알레르기라고 한다.

원래 일어나서는 안 되는 과도한 면역반응이다. 예를 들어 삼나무 꽃가루나 진드기에 대한 과도한 과잉반응이나, 자신의 조직을 외부 침입자로 인식하고 공격하는 면역반응을 말한다.

▶ 알레르기에는 I~IV형까지 4종류가 있다.

I~V형으로 나누는 방법도 있지만, V형은 자가면역질환으로 분류하는 것이 주류이다. 일단 I형 알레르기만 그 기전을 알아두자.

▶ 알레르기를 일으키는 물질을 알레르겐이라고 한다.

알레르겐은 항원이며 꽃가루, 달걀흰자, 벌독 등 그 주성분은 단백질인 경우가 많다.

I형 알레르기에는 비만세포가 관여한다.

비만세포는 mast cell이라고도 하며, 백혈구의 호염기구와 거의 동일하다.

▶ 비만세포가 히스타민을 방출한다.

IgE라는 종류의 항체가 알레르겐과 반응하면 비만세포에서 히스타민이라는 물질이 방출된다. 이 히스타민이 신체에 나쁜 작용을 미친다.

▶ I형 알레르기의 대표적인 예로는 기관지천식이 있다.

II~IV형의 예로는 II형에 용혈성빈혈, III형에 SLE(전신홍반루푸스→p.48)와 사구체신염, IV형에 투베르쿨린반응 등이 있다.

▶ 기관지천식은 I형 알레르기반응이 기도에서 일어난 것이다.

I형 알레르기반응이 코에서 일어나면 **알레르기비염**(이른바 **꽃가루알레르기**), 피부에서 일어나면 **아토피피부염**이나 **두드러기**가 된다. 주된 역할을 하는 것은 **히스타민**이다.

▶ 전신성 I형 알레르기로 급사할 수도 있다.

생명을 위협하는 매우 급격한 전신성의 I형 알레르기반응을 **급성중증과민증**이라고 한다. 주된 역할을 하는 것도 **히스타민**이다.

약물에서도 알레르기반응이 일어난다.

▶ 문진은 알레르기를 예방하는 데 매우 중요하다.

약물 투여 시 환자의 약물알레르기 여부를 자세히 질문할 것.

▶ 식사에서도 알레르기반응이 일어난다.

메밀에 대한 알레르기 등이 있다. 먹는 것뿐만 아니라 메밀껍질 베개에서도 알레르기반응이 일어날 수 있다.

당질부신피질호르몬은 알레르기반응을 억제한다.

당질부신피질호르몬에 관해서는 p.121 참조.

▶ 자기 성분을 비자기로 인식하고 공격하는 질병도 있다.

이러한 질병을 **자가면역질환**이라고 하는데, 그 대표적인 예로 **SLE**라는 질병이 있다.

▶ 알레르기질환의 치료에는 당질부신피질호르몬을 사용한다.

지금은 '알레르기에는 스테로이드'라고만 기억해 두면 충분하다. 스테로이드에 관해서도 p.121 참조.

Coffee Break

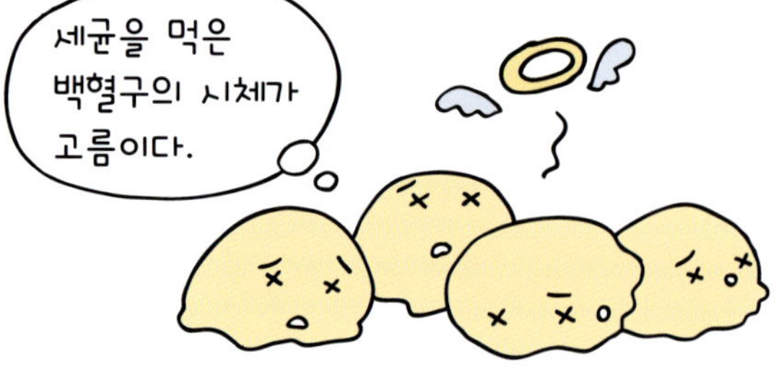

고름

호중구는 이물질을 먹기 위해 혈관 밖으로 나간다. 이때의 호중구는 마치 눈이 있는 아메바와 같은 운동을 하며 외부의 적을 향해 나아간다. 이렇게 목표 지점으로 이동하는 것을 유주라고 한다(→p.26). 일단 혈관 밖으로 나간 호중구는 다시 돌아오지 않는다. 고름은 세균을 탐식하고 죽은 백혈구의 잔해이다. 이처럼 백혈구는 우리 몸을 지키기 위해 세균과 맞서 싸우며 죽는다.

초유

분만 후 며칠간의 젖은 성분이 약간 다르며, 이를 특히 초유라고 한다. 초유는 다량의 항체를 포함하고 있어 이를 먹임으로써 엄마의 면역력을 아이에게 나눠 줄 수 있다. 모유가 나오지 않는다고 생각하는 엄마도 초유만큼은 가능한 한 먹이는 것이 좋다.

전신성 자가면역질환

이전에는 전신의 결합조직이나 혈관의 염증을 나타내는 질환을 통틀어 '교원병'이라고 불렀다. 현재는 교원병 및 그 유사 질환을 통틀어 전신성 자가면역질환이나 전신성 류마티스질환, 결합조직병 등으로 부르고 있다. 이 대표적인 예로 SLE(전신홍반루푸스)나 류마티스관절염 등이 있다.

문제

탐식 능력이 있는 것은 무엇인가?

1. 거대핵세포
2. 호중구
3. 형질세포
4. T세포

해설 탐식 능력이 강한 것은 호중구와 대식세포이다. p.27, p.43 참조. 거대핵세포는 혈소판의 모세포(p.19), 형질세포는 B림프구가 더 분화한 것(p.43). 림프구에는 탐식 능력이 없다.

정답 [2]

PART

4

순환

1. 순환기계의 구조
2. 맥박
3. 심음
4. 자극전도계
5. 심전도-1
6. 심전도-2
7. 심전도-3
8. 부정맥
9. 혈압의 변동
10. 수축기혈압과 이완기혈압
11. 혈압측정
12. 말초 순환

Coffee Break

1 순환기계의 구조

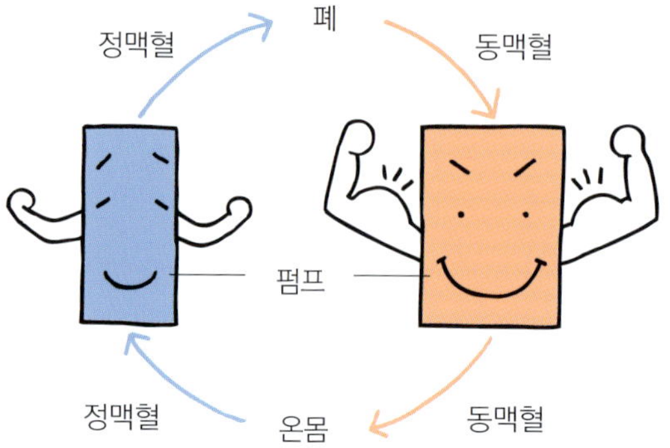

온몸으로 혈액을 돌리는 펌프에는 강력한 것이 필요하지만, 폐로는 약한 펌프로 충분하다.

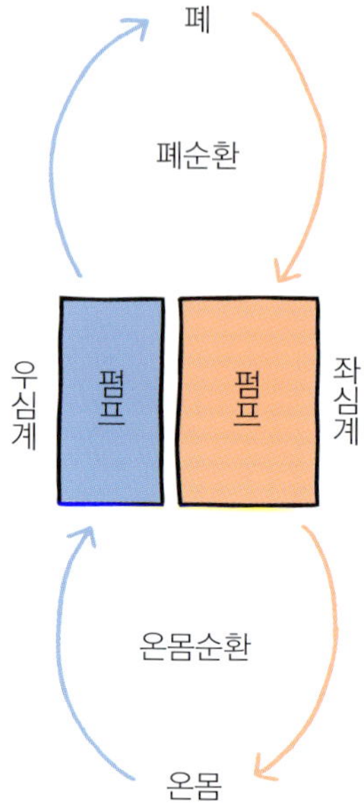

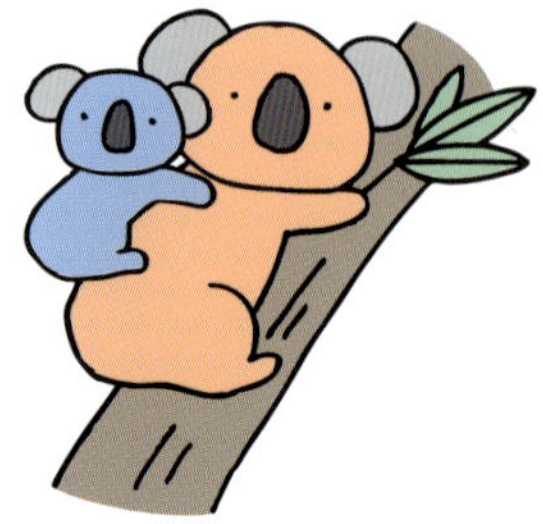

심장은 이 두 개의 펌프가 합쳐진 것이다. 이 두 개의 펌프는 힘에는 차이가 있지만, 혈액의 유량은 동일하다.

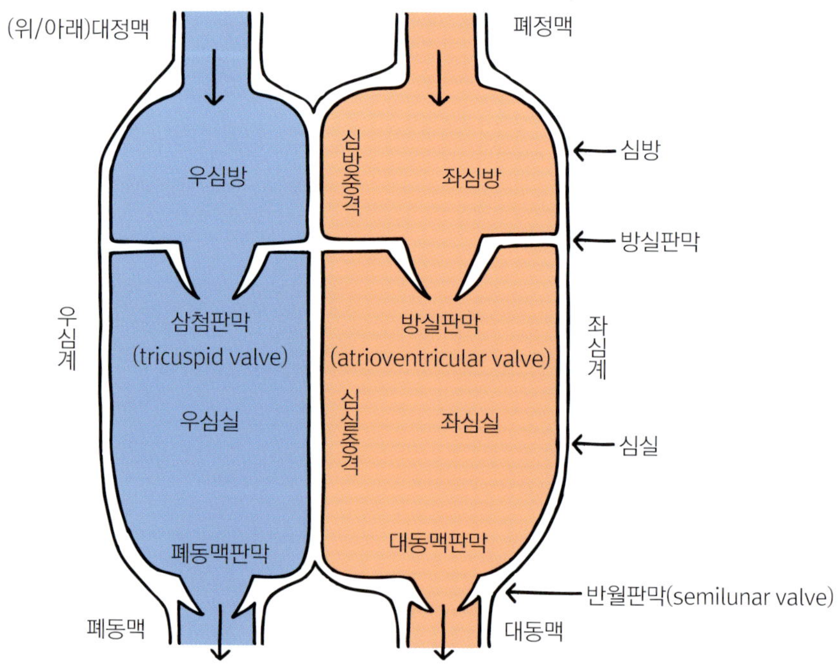

심장의 구조

심장과 혈관처럼 혈액을 조직에 공급하는 기능을 하는 기관을 통틀어 순환기계라고 한다.

순환기라고 하면 심장과 혈관을 가리키는 경우가 많지만, 림프관도 순환기계의 일원이다. 또한, 단순히 순환계라고 하면 혈액과 림프도 포함하는 경우가 많다.

▸ 혈관의 회로에는 온몸순환과 폐순환이 있다.

혈관의 회로에는 두 개의 회로가 있다.

▸ 온몸에 혈액을 공급하기 위한 회로를 온몸순환이라고 한다.

온몸순환은 대순환이라고도 한다. 온몸순환의 원동력은 심장의 좌심방과 좌심실, 즉 좌심계이다.

▸ 폐에 혈액을 공급하기 위한 회로를 폐순환이라고 한다.

폐순환은 소순환이라고도 한다. 폐순환의 원동력은 심장의 우심방과 우심실, 즉 우심계이다.

심장은 두 개의 펌프가 합쳐진 것이다.

혈관에는 두 개의 회로가 있으며, 각각에 펌프가 붙어 있다.
몸의 세포는 항상 혈액 공급이 필요하다. 그를 위해 충분한 혈액을 전신 구석구석까지 보내는 펌프가 심장이다.

▸ 온몸순환의 펌프가 폐순환의 펌프보다 강력하다.

온몸순환이 더 넓은 영역에 미치기 때문인지, 좌심실이 우심실보다 압력이 높다. 구조적으로 심장은 코알라의 부모와 자식처럼 좌심계(부모 코알라)에 우심계(자식 코알라)가 달라붙어 있는 모양을 하고 있다. 이는 좌심실이 훨씬 더 강한 압력을 만들어내야 하기 때문이다.

▸ 좌심계와 우심계는 압력은 다르지만, 박출량은 양쪽 모두 동일하다.

사람의 몸은 현재 어느 정도의 혈액이 필요한지를 항상 모니터하고 있으며, 그 필요한 충분한 양을 심장이 내보내고 있다. 이 내보내는 혈액량이 박출량이라고 한다.

▸ 일회박출량은 약 70 mL이다.

▸ 안정 시의 박출량은 좌심계와 우심계 모두 매분 약 5 L이다.

일회박출량 70 mL에 심박수 70회/분이므로, 1분간의 박출량은 약 5 L (0.07 L × 70 = 4.9 L)이다. 이 값은 기억해 두는 것이 좋다. 참고로 혈액의 총량도 약 5 L이다. 즉, 평균적으로 혈액은 1분에 몸을 한 바퀴 도는 셈이다.

심장에는 4개의 방과 4개의 판이 있다.

▸ 좌심계는 좌심방과 좌심실로 구성되며, 각 출구에 판막이 있다.

좌심계는 폐정맥→좌심방→승모판→좌심실→대동맥판→대동맥으로 흐른다. 또한, 우심계는 대정맥→우심방→삼첨판→우심실→폐동맥판→폐동맥으로 흐른다. 우심계도 기본 구조는 좌심계와 동일하다.

▸ 좌심방과 우심방, 승모판과 삼첨판, 좌심실과 우심실, 대동맥판과 폐동맥판은 각각 서로 비슷한 구조로 되어 있다.

승모판과 삼첨판을 방실판, 대동맥판과 폐동맥판을 반월판이라고 한다. 방실판은 강한 압력을 견뎌야 하므로, 힘줄끈(chordae tendineae)이라는 낙하산 끈과 같은 것이 붙어 있어 반대쪽으로 뒤집히지 않게 되어 있다.

▸ 좌심계와 우심계는 중격으로 나누어져 있다.

좌우 심방의 격벽을 심방중격, 좌우 심실의 격벽을 심실중격이라고 한다.

2 맥박

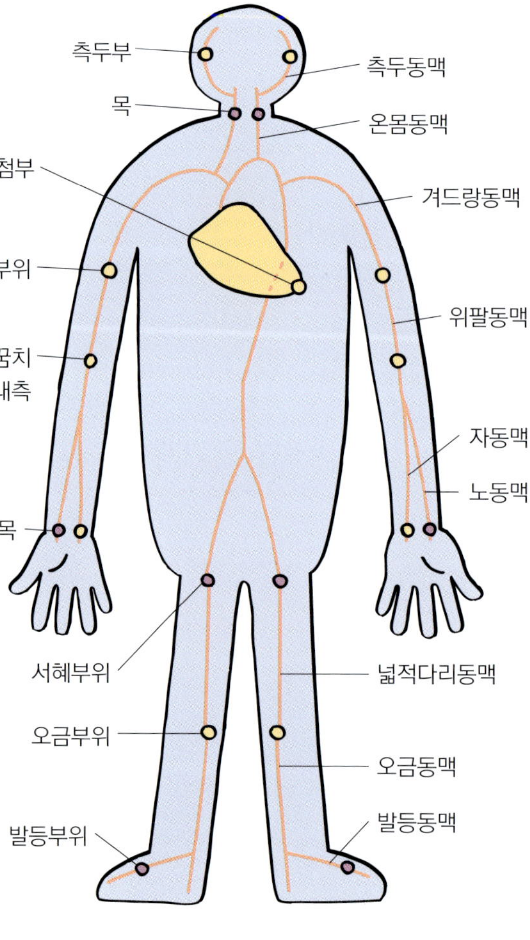

맥박 관찰이 쉬운 부위

● 부분이 특히 잘 느껴지는 부위. 손목에서는 자동맥보다 노동맥(엄지손가락 쪽)이 잘 느껴진다.

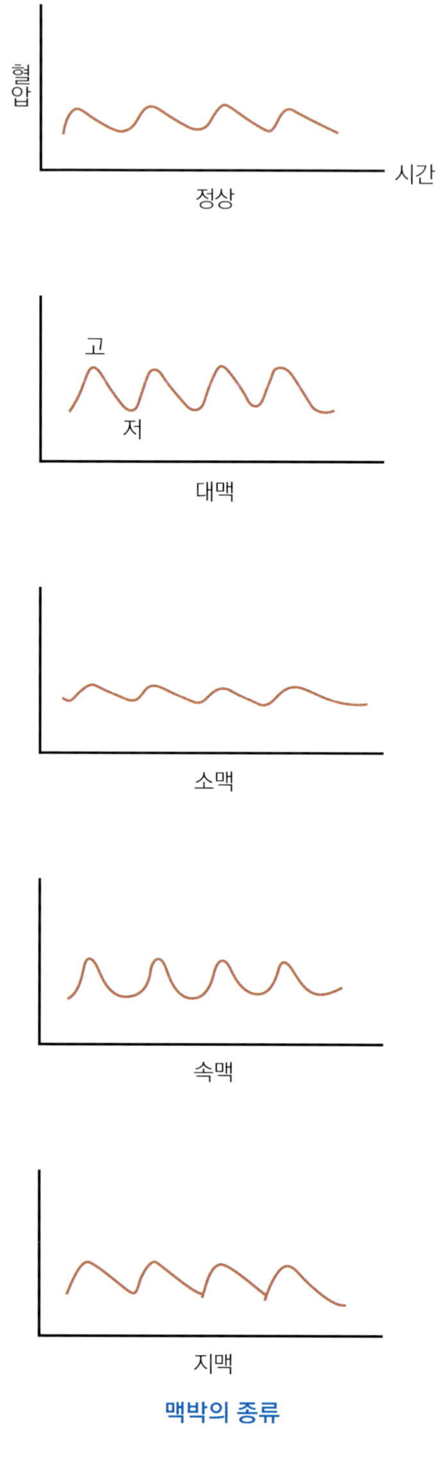

맥박의 종류

심장의 수축은 맥박으로 관찰할 수 있다.

맥박은 좌심실의 수축으로 내보내진 혈액이 동맥벽을 눌러 넓어진 것이다.

▸ 맥박을 관찰함으로써 쉽게 다양한 정보를 얻을 수 있다.

맥박은 심장, 혈관, 혈액뿐만 아니라 호르몬, 신경, 정신 상태까지 반영한다. 반대로 말하면, 맥박을 관찰함으로써 이러한 정보들을 간접적으로 쉽게 알 수 있다.

맥박은 피부 아래 얕은 곳을 지나는 동맥에서 촉지할 수 있다.

맥박은 동맥이라면 어디서든 관찰할 수 있으며, 체외에서 촉진할 때는 피부 아래 동맥이 잘 보이는 부위에서 관찰한다.

▸ 맥박은 손목, 목, 서혜부위, 발등 등에서 잘 관찰할 수 있다.

이러한 동맥은 각각 노동맥, 온목동맥, 넓적다리동맥, 발등동맥이다. 그 외에도 측두부, 위팔, 오금부, 발목, 손목(자동맥) 등에서도 촉지할 수 있다.

▸ 맥박을 촉지할 때는 엄지를 사용하지 않는다.

일반적으로 두 번째, 세 번째, 네 번째 손가락을 사용하는 경우가 많다. 엄지 하나보다 세 손가락이 더 자세하고 정확한 정보를 얻을 수 있기 때문이다. 때로는 집게손가락 하나로 진단하거나 손바닥으로 진단하거나 양손으로 두 군데를 동시에 진단하기도 한다. 참고로 두 번째, 세 번째, 네 번째 손가락은 각각 검지, 중지, 약지라고도 한다.

맥박에는 좌우 차이나 상하 차이가 없다.

맥박은 어느 정도 굵은 동맥이라면 전신 거의 동일하며 좌우 차이도 없다.

▸ 좌우 차이나 손발 사이에 차이가 있으면, 혈관계의 이상이 의심된다.

몸의 여러 부위에서 맥박을 관찰하는 것은 중요한 일이다.

맥박은 수와 리듬뿐만 아니라, '높고' '낮음'의 변화도 관찰한다.

심장에서 혈액이 박출됨에 따라 동맥벽의 압력이 높아졌다가 낮아진다. 이 '높고' '낮음'을 맥박으로 촉지할 수 있으며, 이 '높음'에서 '낮음'으로의 변화 과정도 촉진할 수 있다.

▸ 맥박에는 크고 작음도 있다.

대맥은 '높음'이 더 높은 것을 의미하고, '높음'이 낮은 것을 소맥이라고 한다. 생리학적으로 대맥은 심박출량이 많은 것을, 소맥은 심박출량이 적은 것을 의미한다. 촉진할 때 대맥은 강하게, 소맥은 약하게 느껴진다.

▸ 맥박에는 느림과 빠름도 있다.

속맥은 '높음→낮음'으로 시간상 변화가 급한 것을, 지맥은 천천히 '높음'에서 '낮음'으로 되는 것을 의미한다.

일회박출량과 심박출량

심실이 1회 수축하면 약 70 mL의 혈액이 내보내진다. 이 일회박출량은 심실의 최대 확장 시의 용적에서 최대 수축 시의 용적을 뺀 양이다. 건강한 사람의 경우, 심실이 확장 시에 흡입한 혈액의 약 70% 정도가 수축 시에 배출되며, 이 비율을 박출률이라고 한다. 심박수는 분당 약 70회이므로 1분 동안의 심박출량은 70 mL × 70회 = 약 5 L이다. 이는 1시간 동안 5 L × 60분 = 300 L가 되어 대략 욕조 하나 분량이다. 1시간 동안 욕조 하나 분량의 물을 계속해서 퍼내는 일을 평생 쉬지 않고 계속하는 것을 상상하면, 심장이 얼마나 큰일을 하고 있는지 상상할 수 있을 것이다.

3 심음

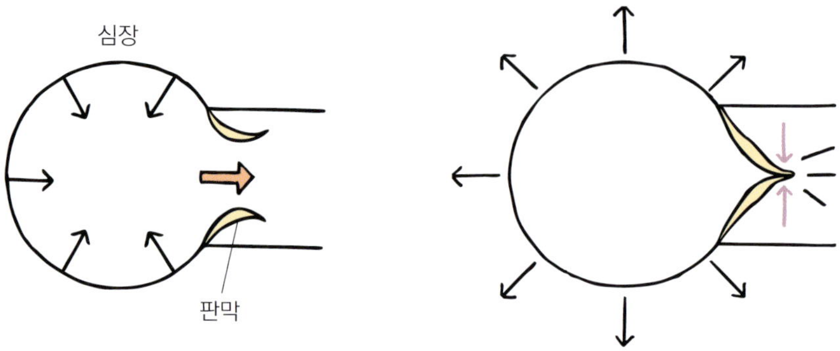

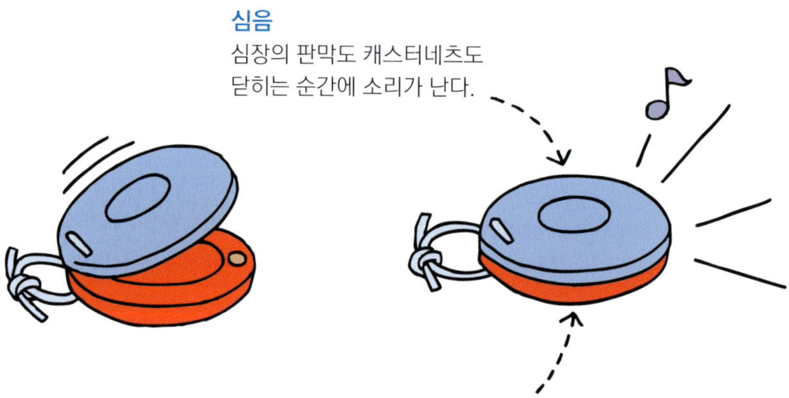

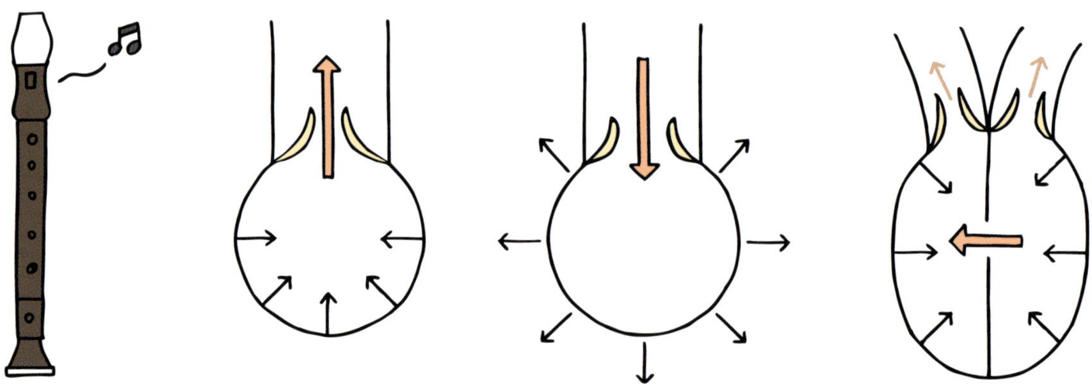

협착 역류 혈류의 누출

심잡음

피리는 공기의 난류에 의해 소리를 낸다. 판막이 좁아지거나(협착), 판막에 역류가 생기거나, 혈류가 구멍을 통해 새어 나오면 혈액의 난류로 인해 소리가 난다. 판막에 이상이 있는 병을 판막증이라고 한다.

판막이 닫힐 때 소리가 난다.

캐스터네츠와 마찬가지로, 판막이 닫힐 때는 심장의 판막 가장자리와 판막 가장자리가 서로 부딪쳐 소리가 난다. 참고로, 판막의 가장자리를 판막첨이라고 한다.

▸ 심음에는 I음과 II음이 있다.

심장 1회의 박동당 두 가지 소리가 들린다. 때에 따라서는 III음, IV음이 들릴 때도 있다.

▸ 심실이 수축을 시작할 때 방실판(→p.50)이 닫힌다.

이 소리는 I음으로, 승모판막이 닫히는 소리와 삼첨판막이 닫히는 소리를 합한 것이다.

▸ 심실이 확장을 시작할 때 반월판(→p.50)이 닫힌다.

이 소리는 II음으로, 대동맥판이 닫히는 소리와 폐동맥판이 닫히는 소리를 합한 것이다.

▸ 병적 상태에서는 심잡음이 들릴 수 있다.

혈류 장애가 있거나 역류가 있으면 정상 상태에서는 들리지 않아야 할 소리가 들리는데, 이를 심잡음이라고 한다. 심장판막증이나 심실중격결손(→p.74)이 심잡음을 일으키는 대표적인 질환이다.

심박수와 맥박수는 반드시 일치하지는 않는다.

심장의 박동수를 심박수, 동맥에서 촉지한 박동수를 맥박수라고 한다. 만약 심장이 충분히 확장되기 전에 수축해버리면 소량의 혈액만 박출되어 심장의 박동은 있어도 맥박으로 나타나지 않는다.

▸ 맥박이 빠진 상태를 임상에서는 결체라고 한다.

결체에는 심장의 수축이 짧은 시간에 지속되는 경우와 실제로 심장이 수축하지 않은 경우가 있다. 결체는 결대라고도 하며, 결체라는 말은 정식 생리학 용어는 아니다.

▸ 심음 청진으로 심박수, 동맥 촉진으로는 맥박수를 관찰할 수 있다.

임상에서는 심박수를 heart rate(HR), 맥박수를 pulse rate(PR)로 구분해서 표현하는 경우가 많다.

안정 시 정상 심박수는 약 60-80/분이다.

심박수가 너무 많아도 적어도 부정맥이다. 아이의 심박수는 많고 유아는 약 100/분, 젖먹이는 약 120/분 정도이다. 일반적으로 몸집이 작은 동물일수록 심박수가 많다.

▸ 심박수가 100/분 이상을 빈맥이라고 한다.

일반적으로 혈액의 박출량은 심박수에 비례한다. 심장을 과도하게 계속 일하게 하면 심장은 피로해진다. 또한, 심박수가 너무 많아지면 혈액의 심실로의 유입이 따라잡지 못해 헛돌아 오히려 박출량이 줄어든다.

▸ 심박수가 60/분 이하를 서맥이라고 한다.

심박수가 적으면 충분한 양의 혈액을 몸에 공급할 수 없다. 서맥에는 심박조율기(pacemaker)의 기능이 저하된 경우나 자극전도의 이상 등이 있다(→p.56). 전도이상이란 전선이 끊어진 상태를 말하며, 끊어진 부위도 여러 가지이고, 완전히 끊어진 경우부터 일부만 끊어진 경우까지 그 정도도 다양하다.

▸ 빈맥과 속맥은 다르다.

환자가 '맥박이 빠르다'고 호소할 때는 속맥(→p.53)이 아니라 빈맥인 경우가 많다. 마찬가지로 서맥과 지맥을 혼동하지 않도록 한다.

4 자극전도계

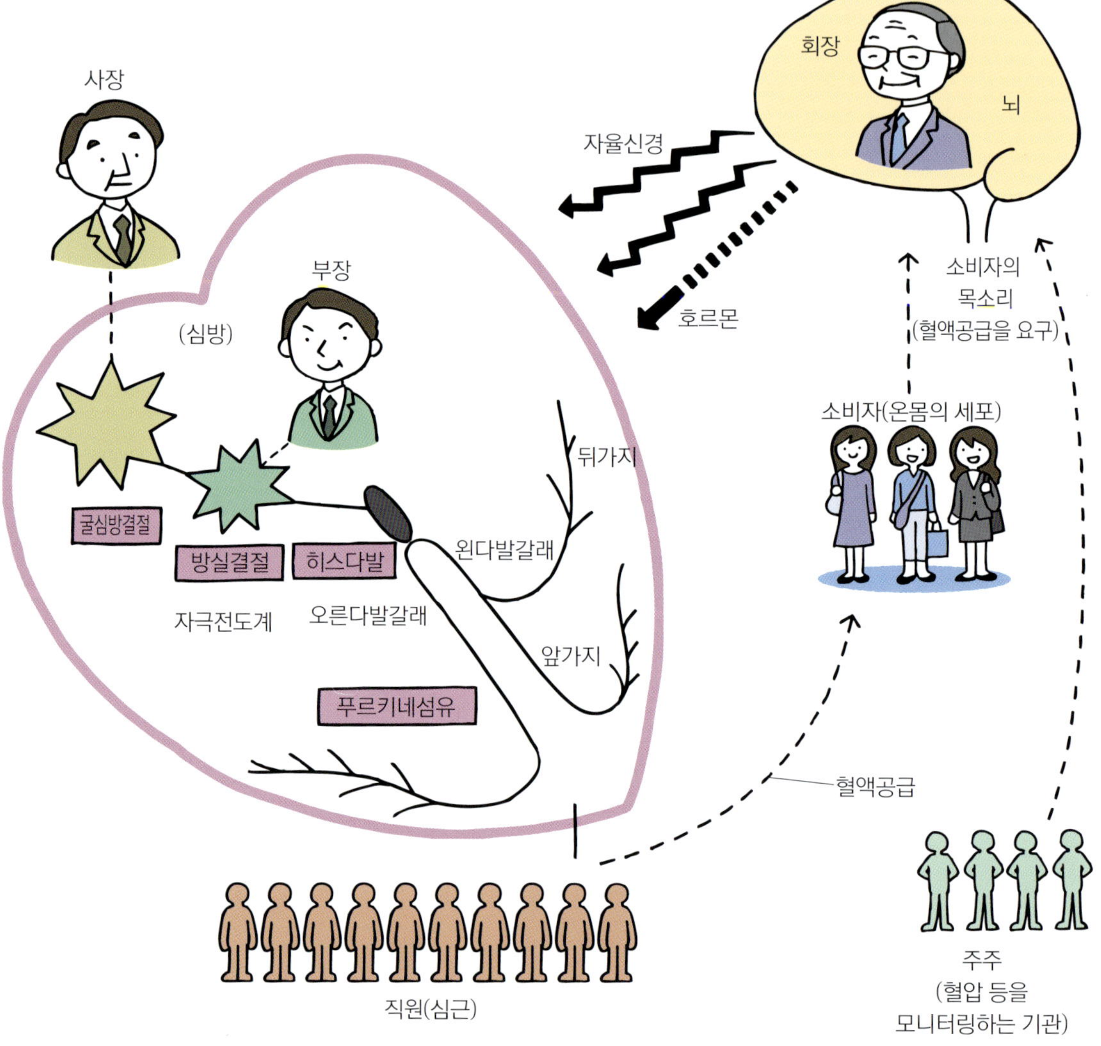

자극전도계

굴심방결절에서 심실의 심근세포로 리듬의 명령을 전달하는 전선을 자극전도계라고 한다. 이는 굴심방결절에서 시작하여 심방을 거쳐 방실결절에 이르고, 히스다발로 이어진다. 그리고 이 히스다발은 먼저 두 갈래로 나뉘는데, 이를 좌각과 우각이라고 한다. 좌각은 좌심실로, 우각은 우심실로 간다. 좌각은 다시 두 갈래로 나뉘어(앞가지와 뒤가지). 이 세 개의 굵은 가지는 점차 여러 개의 가는 가지로 나뉘며, 이 가는 가지들이 푸르키네섬유이다.

심장의 리듬은 사장이 명령을 내리고, 부장을 거쳐 직원들에게 전달된다.

▸ **사장도 한 명이고, 부장도 한 명이다.**

평소에는 사장이 리듬의 주도권을 잡고 있다. 사장은 **굴심방결절**이라고 불리며, 이 상태를 **동리듬**(sinus rhythm)이라고 한다. 이 리듬은 **분당 70회**이다. 이 리듬의 수는 곧 **심박수**를 의미한다.

▸ **사장이 병에 걸려 쓰러지면, 대신 부장이 명령을 내린다.**

부장은 **방실결절**이라고 불린다. 이 리듬은 사장보다 조금 떨어지며, 약 **분당 60회**이다.

▸ **부장도 병에 걸려 쓰러지면 대신 직원이 리듬을 조절한다.**

이 경우 최대 **분당 30회** 정도이다.

▸ **리듬을 조절하는 것을 심박조율기라고 한다.**

정상 상태에서 심박조율기는 굴심방결절이다.

부장과 직원 사이는 특수한 전선으로 연결되어 빠르게 명령이 전달된다.

▸ **이 전선을 자극전도계라고 한다.**

자극전도계는 자극을 빠르게 전달하는 특수한 목적을 위해 심근세포가 특별히 변화한 것이다. 즉 심장 내부에서 명령의 발생과 전달은 신경이 아닌, 이러한 특수한 심근이 수행한다. 일반 심근도 명령을 전달할 수 있지만, 그 전달 속도는 느리다. 자극전도계는 흥분전도계 또는 특수전도계라고도 한다.

이 특수한 전선은 뿌리가 굵은 하나의 굵은 줄기로 시작하여 점차 가지를 뻗어 가늘어지며 많은 직원에게 연락한다.

▸ **이 전선 중 줄기 부분을 히스다발, 가는 가지를 푸르키네섬유라고 한다.**

사장은 뇌라고 하는 회장의 영향을 크게 받는다.

회장이 없어도 사장 혼자서 충분히 일을 잘 해낼 수 있지만, 회장의 의견은 사장에게 큰 영향을 미친다. 예를 들어 긴장했을 때 맥박이 증가하는 것은 그 긴장감을 뇌가 심장에 전달하기 때문이다.

사장과 회장은 주주나 소비자의 의견을 들으면서 일을 한다.

예를 들어 운동했을 때 맥박이 증가하는 것은 **근육**이라는 소비자가 '더 많은 혈액을 더 달라!'라고 요구했기 때문이다. 또한, 체내에는 혈압 등을 모니터링하는 특수 기관(이는 주주에 해당함)도 있어서, **혈압** 등이 적정한지 항상 감시하고 있다(→p.205).

심장 외부에서의 명령은 신경과 호르몬을 이용하여 전달된다.

▸ **이 신경은 자율신경이며, 호르몬은 주로 아드레날린이다.**

▸ **교감신경은 심장의 활동을 촉진하는 방향으로 작용한다.**

교감신경(→p.180)이 흥분하거나 아드레날린(→p.121)이 분비되면, 심박수가 증가하고 심수축력이 강해지며, 혈압이 상승한다.

▸ **부교감신경은 심장의 활동을 억제하는 방향으로 작용한다.**

심장에 와 있는 부교감신경은 미주신경이다. 부교감신경이 흥분하면, 심박수가 감소하고 심장 수축력이 약해지며 혈압이 하강한다.

5 심전도-1(심전도의 파형과 1호선의 움직임)

● 같은 열차의 움직임도 바라보는 **위치**에 따라 다르게 보인다.
열차는 동일하게 달리고 있는데, a에서는 천천히 다가오는 것처럼, b는 빠른 속도로 눈앞을 지나가는 순간 반대 방향으로 멀어지는 것처럼 보인다. c에서는 천천히 멀어지는 것처럼 보인다.

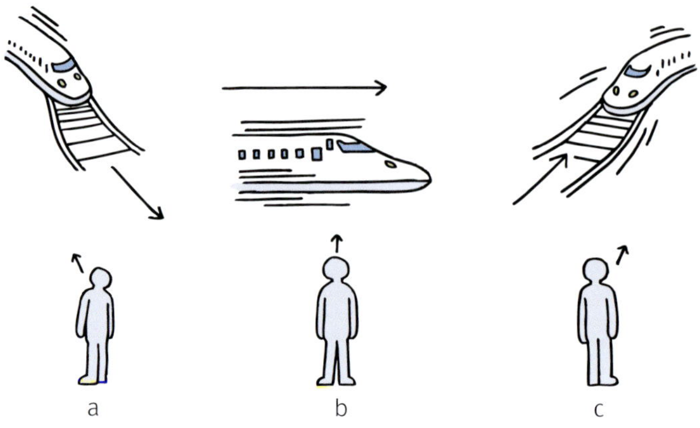

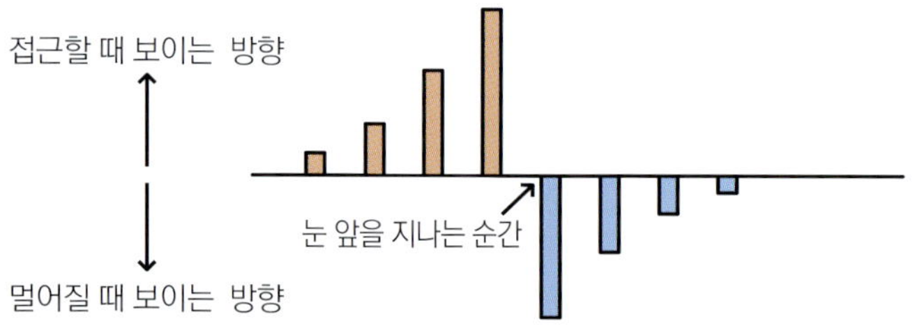

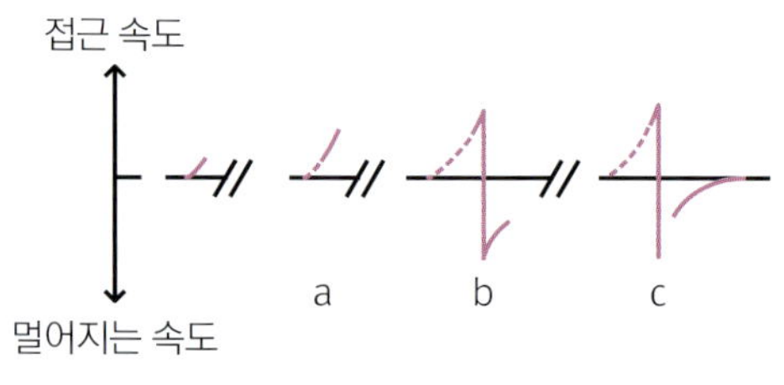

선로 옆에 서서 지나가는 열차를 바라본다고 가정해보자. 이 사람에게 열차의 움직임이 어떻게 보였는지 말하자면, 열차가 멀리 있을 때는 천천히 다가오는 것처럼 보이고, 점차 속도를 내며 접근하고, 그리고 눈앞을 엄청난 속도로 지나가더니 갑자기 반대 방향으로 멀어져 가는 것처럼 보일 것이다. 이로부터 다음 세 가지를 알 수 있다.

(1) 열차는 가까워지면 가까워질수록 **빠르게** 달리는 것처럼 보인다.

(2) 가까워진 열차는 빠른 속도로 눈앞을 지나간 순간 반대로 멀어진다. 즉, 보이는 방향이 지나간 순간 갑자기 **반대**가 된다.

(3) 선로 바로 옆에 서 있는 것이 멀리 떨어진 곳에 서 있는 것보다 열차가 더 **빠르게** 달리는 것처럼 보인다.

여기에서 이해해야 할 점은 '같은 열차의 움직임이라도 그것을 바라보는 위치에 따라 보이는 방식이 달라진다'는 점이다.

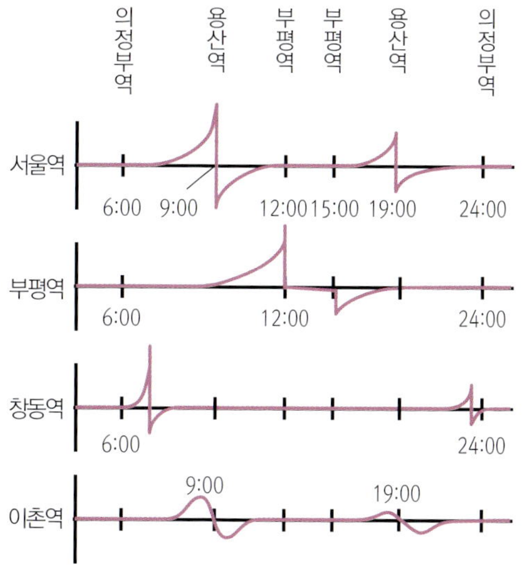

시험 삼아, 6:00에 의정부역을 출발하는 부평역행 1호선의 움직임이 용산역에서 보인다고 가정해 보자. 단 용산역이나 도중의 역에는 정차하지 않는다고 하자. 가로축에 시간을, 세로축에 이 사람에게 보이는 1호선의 움직임을 나타내자. 위쪽 방향이 다가오는 보이는 속도, 아래쪽 방향이 멀어져 가는 보이는 속도이다.

1. 6:00까지는 1호선은 의정부역에 정차하고 있으므로, 보이는 움직임은 0이다.
2. 6:00에 출발, 용산역에 가까워질수록 점점 빨라지는 것처럼 보인다. 즉 보이는 속도가 증가한다.
3. 9:00에 용산역을 엄청난 속도로 지나간 순간, 반대 방향으로 움직이는 것처럼 보인다.
4. 점차 보이는 멀어지는 속도가 떨어지고, 12:00에 부평역 도착.
5. 부평역에 도착한 1호선은 15:00가 되면 회송 열차(상행 열차)로 변해 천천히 의정부역으로 향한다. 19:00에 용산역을 지나 24:00에 의정부역에 도착.

이로써 1호선의 1회 업무가 종료된다.

그러면 이 1호선의 움직임을 부평역에서 바라보자. 6:00부터 10:00까지는 1호선(하행)은 다가오기만 하고, 15:00부터 24:00까지(상행)는 멀어지기만 한다.

또한, 의정부역에서 보면 하행 열차는 멀어지기만 하고, 상행 열차는 다가오기만 한다. 창동역에서 보면 하행 열차는 잠시 다가오지만 곧 멀어지게 된다.

다음으로, 이 1호선의 움직임을 1호선 선로에서 조금 떨어진 곳에서 바라보자. 예를 들어 이촌역에서 하행 열차를 보면, 용산역에서와 마찬가지로 9:00까지는 다가오다가 9:00부터는 멀어지게 보인다. 단 용산역과 다른 것은 속도가 매우 느리게 보인다는 점이다. 당연히 선로에서 멀어질수록 속도는 느리게 보인다.

▶ 심전도는 그 기록하는 위치에 따라 파형이 다르다.

이상은 심장을 서울 지하철의 선로로 보고, 1호선의 위치를 정지 상태와 흥분 상태의 경계로 본 것이다. 1호선의 동쪽 선로 부분이 흥분을 나타내고, 서쪽 부분이 정지 상태이다. 즉 6:00에 의정부역에서 흥분이 시작되어 12:00에 모두가 흥분 상태가 된다. 12:00부터 15:00까지, 즉 부평역에 1호선이 정차해 있는 동안은 심장이 흥분 상태에 있게 된다. 그리고 이 정지와 흥분의 경계인 1호선의 움직임을 옆에서 바라본 것이 심전도이다. 즉, 심전도는 기록하는 위치에 따라 파형이 달라진다.

6 심전도-2(심전도의 파형과 오델로 게임)

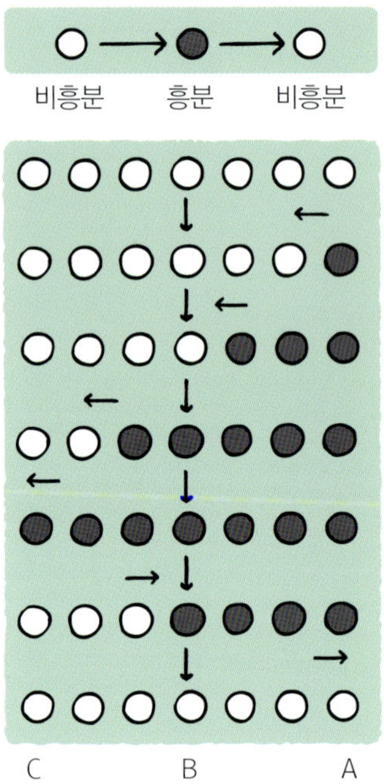

비흥분 상태

오른쪽 끝에서
흥분이 시작되었다.

흥분이 점점 왼쪽으로
진행하고 있다.

모두가 흥분하고 있다.

흥분이 왼쪽 끝에서부터
차례로 가라앉고 있다.

모든 흥분이 가라앉았다.

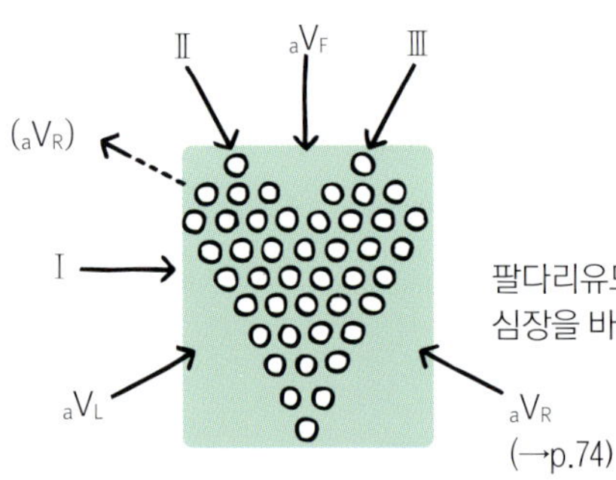

팔다리유도에서
심장을 바라보는 방향

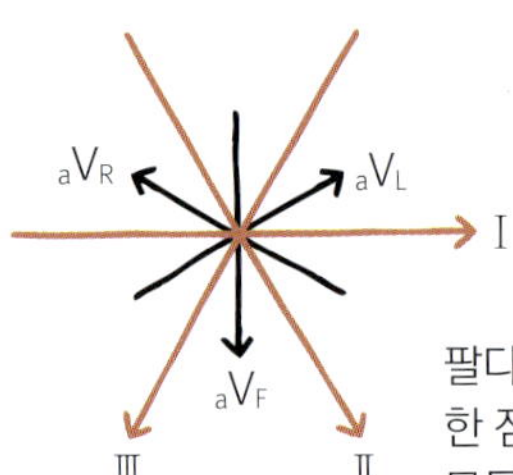

팔다리유도의 6개 화살표를
한 점에 모으면,
모두가 30도씩 어긋나 있다.

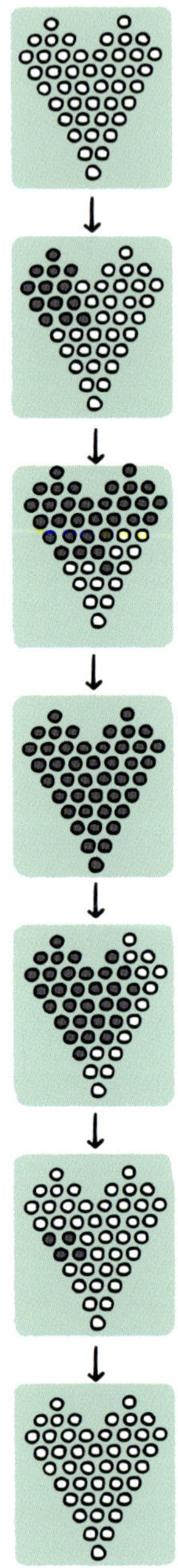

흥분하기 전

흥분이 왼쪽 위에서
시작된다.

흥분은 오른쪽
아래로 진행된다.

모든 심근이
흥분하고 있다.

흥분은 오른쪽에서부터
가라앉고 있다.

흥분이 거의
가라앉았다.

흥분이 가라앉았다.

오델로(Othello)게임: 바둑돌과 비슷한 흑백의 작은 원판을 가로세로 8줄로 이루어진 네모난 격자판 위에 늘어놓는 보드 게임.

▸ 심근세포를 오델로 게임의 말(장기에서의 패)에 비유해 보자.

정상 심장의 세포(심근세포)는 일반적인 상태(비흥분 상태) 또는 흥분한 상태 중 하나에 있다. 여기서 한 개의 심근세포를 하나의 오델로 게임의 말에 비유해 보자. ○를 비흥분 상태, ●를 흥분 상태로 하자. 심장은 심근세포의 집합이므로, 오델로 말을 한 줄로 나열한 것으로 생각해 보자.

먼저 오른쪽 끝에서 흥분이 시작되었다고 하자. 오른쪽에서 순서대로 검은색으로 변해간다. ○●의 경계는 오른쪽에서 왼쪽으로 이동해 보인다. 이 움직임은 앞 페이지 1호선의 움직임과 같다. 이 ○●의 경계를 A점, B점, C점에서 본 것이 바로 1호선의 움직임을 의정부, 용산, 부평역에서 본 것과 일치한다. 더욱이, 모든 것이 흥분 상태가 되고, 흥분이 가라앉는데, 이 가라앉는 방향은 보통 왼쪽에서 오른쪽으로 향한다. 그러고 모든 흥분이 가라앉는다.

다음으로 오델로 말을 하트 모양으로 나열해 보자. p.56에서 배운 것처럼, 심장의 흥분은 먼저 **굴심방결절**에서 시작되어, **심방→방실결절→히스다발→심근**으로 전해진다. 오델로 말로 나타내면 대략 왼쪽 그림과 같이 퍼져나간다. 이 ○와 ●와의 경계선의 움직임을 외부에서 바라본 것이 심전도이다.

어디서 바라보는가 하면, 큰 화살표의 방향에서 바라본 것이 I, II, III유도이며, 작은 화살표 방향에서 바라본 것이 $_aV_R$, $_aV_L$, $_aV_F$이다. 이들은 모두 30도씩 어긋나 있는 것이 중요한 점이다.

▸ 심장을 지구본 안에 넣고 바라보자.

그러면 심장을 지구본 안에 넣고 바라보자. 이때 심장을 지구의 어느 지점에서 바라보는가 하면, 관측점을 그림과 같이 동경 0도와 180도의 자오선상에 둔 것이 Ⅰ, Ⅱ, Ⅲ, $_aV_R$, $_aV_L$, $_aV_F$의 6개의 유도이며, 이것들을 **팔다리유도**라고 한다. 또한, 관측점을 적도상에 6곳에 설치한 것을 가슴 유도라고 하며, V_1, V_2, V_3, V_4, V_5, V_6유도라고 한다. V_1~V_6유도는 적도상에 골고루 배치된 것이 아니라, 좌측 전방에 집중되어 있다. 그 이유는 심장이 신체의 좌측 전방에 있기 때문이다. 이처럼 세로 방향으로 6곳, 수평 방향으로 6곳, 총 12곳의 관측점에서 동시에 심장을 바라보고, 흥분과 비흥분 경계면의 움직임을 입체적으로 느끼려는 목적으로 임상 심전도 검사에서는 12종류의 유도를 하는 것이다.

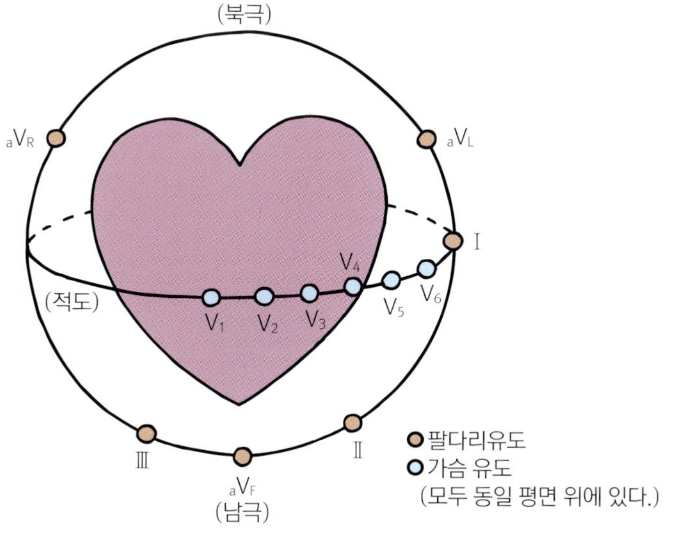

7 심전도-3

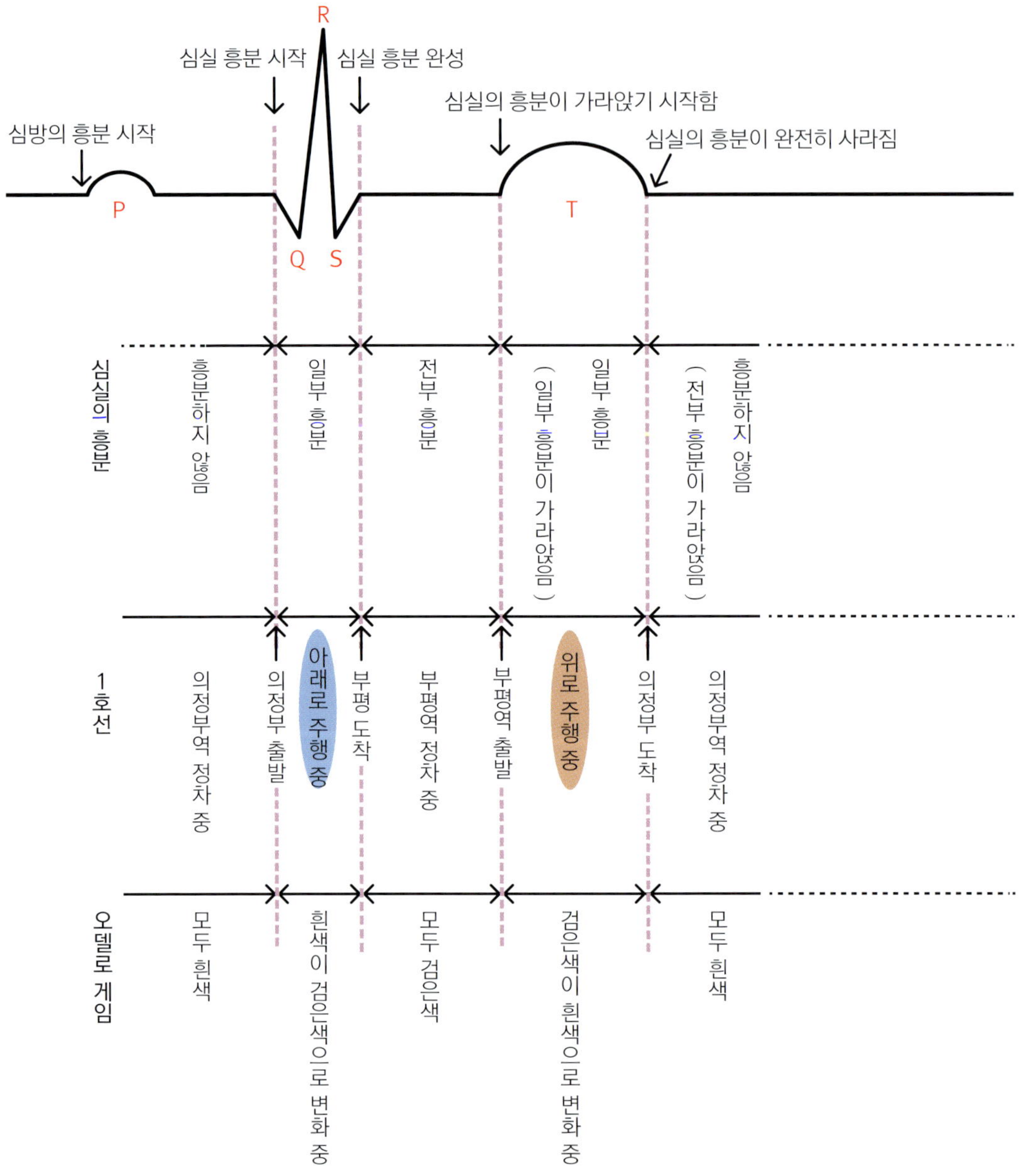

R파의 수를 세어보면 1분간의 심박수를 알 수 있다.

정상 상태에서는 R파에서 다음 R파까지의 간격이 항상 일정하다. 굳이 R파일 필요는 없지만, R파가 가장 세기 쉽기 때문이다.

ST 부분의 변화는 심근경색증이나 협심증과 같은 경우에 관찰된다.

심근경색증이나 협심증의 경우, 심근세포는 죽거나 죽어가고 있다. 오델로 게임에 비유하자면 흑백의 돌에 붉은 돌이 섞여 있는 것과 같은 것이며 심전도에서는 ST 부분의 변화로 나타난다. 즉 ST 부분이 올라가거나 내려간다. 또한, 이러한 질환에서는 Q파의 출현이나 T파의 역전도 관찰할 수 있다.

심장이 흥분하고 있는 모습을 신체의 외부에서 바라본 것이 심전도이다.

1호선이나 오델로 게임을 예로 들어 설명한 것과 같다.

▸ 심전도는 ECG로 줄여 쓴다.

심전도는 영어로 ECG (electrocardiogram), 독일어로는 EKG라고 표기한다.

심전도의 기본 파형은 왼쪽 그림과 같으며, 각 최고점(peak)에 이름이 붙어 있다.

▸ 최초의 작은 파형을 P파라고 한다. 다음 큰 파형은 순서대로 첫 번째 아래쪽으로 향하는 파형을 Q파, 위쪽으로 향하는 파형을 R파, 다음 아래쪽으로 향하는 파형을 S파라고 한다.

Q, R, S파가 작을 때는 보통 q, r, s파라고 표현할 때도 있다. Q파는 정상에서는 거의 보이지 않는다. 이 경우는 q파이거나 갑자기 위쪽으로 향하는 R파에서 시작한다.

▸ 마지막의 둥근 파형을 T파라고 한다.

T파 후에 추가적인 파형이 나타날 수 있다. 이를 U파라고 한다.

심실의 흥분 시작을 나타내는 것이 QRS파이고, 심실 흥분의 종료를 나타내는 것이 T파이다.

QRS파는 하행 1호선, T파는 상행 회송 열차에 해당한다. QRS파는 다양한 형태로 변하지만, 이는 실제 심장에서는 1호선의 선로에 해당하는 선이 단순한 하나의 직선이 아니라 3차원의 복잡한 형태를 하고 있기 때문이다.

▸ S파의 끝에서 T파가 시작까지의 구간을 ST 부분이라고 한다.

ST 부분의 길이를 ST 시간이라고 하며, ST 시간은 모든 심실의 근육세포가 흥분해 있는 시간을 나타낸다. 1호선으로 말하면 부평역에 정차해 있는 상태, 오델로 게임으로 말하면 모두 검은색이 된 상태이다.

▸ T파는 보통 위쪽을 향한다.

오델로 게임의 말이 검은색에서 흰색으로 돌아갈 때 왼쪽에서 돌아가는 경우, 오른쪽에서 돌아가는 경우, 또는 양쪽에서 돌아가거나 가운데서 돌아가는 경우가 있다. 그에 따라 T파가 위를 향하거나 아래를 향하거나, 또는 두 개의 봉우리가 있는 2상성 모양이 된다.

P파는 심방의 흥분을 나타낸다.

▸ P파는 작다.

심방은 심실에 비해 근육의 양이 매우 적기 때문에, P파는 작게 나타난다. 장난감 기차가 천천히 달리는 상태를 상상하면 된다. 또한, 심방에는 우심방과 좌심방이 있기 때문에 P파는 우심방과 좌심방의 파형 합계이다. 따라서 우심방과 좌심방의 흥분의 시간적 차이가 크면 2상성이 된다.

▸ 심실의 흥분이 QRS파라면, 심방의 흥분은 P파이다.

한편 심방에도 T파에 해당하는 파형이 발생하지만, 매우 작고 시간상으로 QRS파와 겹쳐서 보이지 않는다.

▸ P파의 시작부터 QRS파의 시작까지의 시간을 PQ시간이라고 한다.

심방이 먼저 수축하고, 그 후 심실이 수축한다. 즉 P파가 먼저 발생하고 그 후 QRS파가 발생한다.

▸ PQ시간은 심방의 흥분이 심실로 전달되는 시간이다.

사장의 명령이 빠르게 직원에게 전달되지 않으면 PQ시간이 길어진다. 즉 자극전도계에 이상이 있으면 PQ시간이 길어진다.

8 부정맥

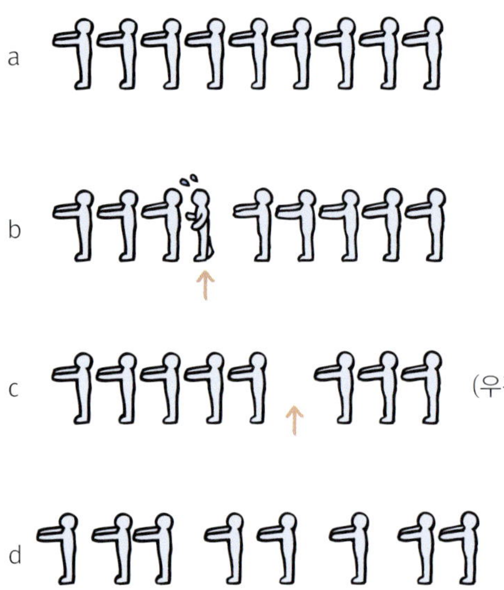

부정맥의 예

a는 정맥, b는 화살표로 표시된 조기 수축(기외수축), c는 화살표로 표시된 수축이 빠진 것, d는 수축이 완전하게 불규칙(심방세동).

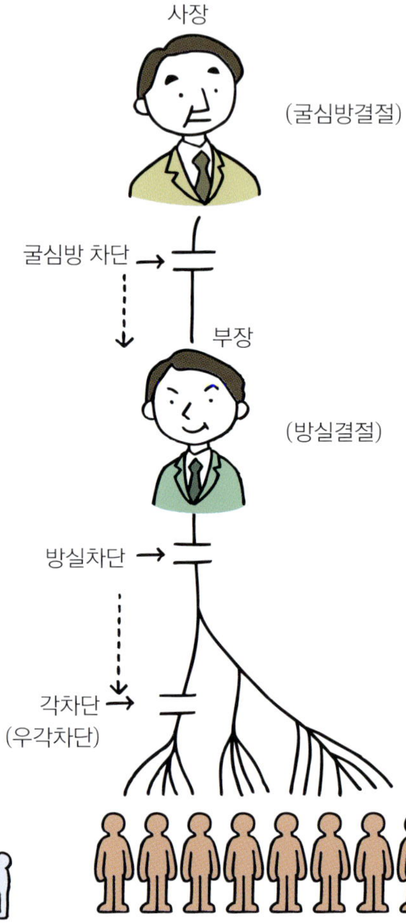

전도장애의 예

명령을 전달하는 전선이 끊어진 상태를 block이라고 한다.

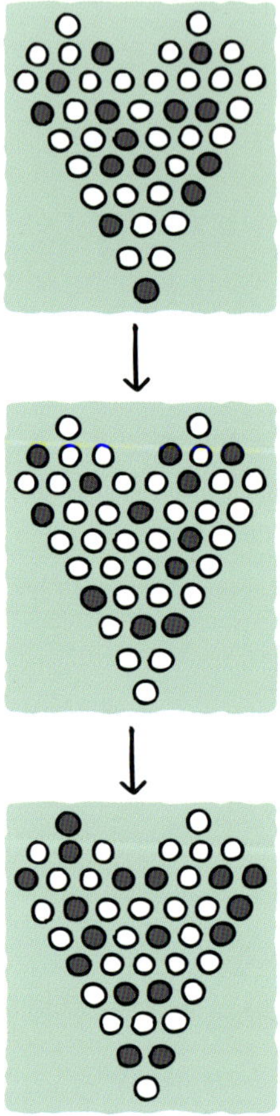

심실세동

하나하나의 심실 세포가 따로따로 흥분을 반복하고 있으며, 심장 전체로서는 큰 수축이 전혀 이루어지지 않는다.

심실세동과 세동제거

심실에서 심방세동과 같은 일이 일어나면, 심장의 기능을 수행할 수 없게 되어 즉시 사망할 수 있다. 이를 심실세동이라고 하며, 즉시 복장뼈압박이나 세동제거 혹은 제세동을 시행해야 한다. 이때의 심전도는 QRST파가 사라지고, 대신 큰 떨림만 보인다. 실제 심실도 규칙적인 수축을 하지 않고 미세하게 떨리기만 하며, 기능적으로는 심정지와 같은 상태가 발생한다. 임상에서 부정맥이 중요한 이유 중 하나는, 부정맥을 일으키는 심장은 이 심실세동도 발생하기 쉽기 때문이다.

수치와 리듬이 모두 정상인 맥박 이외는 모두 부정맥이다.

수치나 리듬이 정상 상태라도, 심박조율기가 사장(굴심방결절)이 아닌 경우는 역시 부정맥이다.

리듬의 이상에는 크게 2종류가 있다.

리듬의 이상에는 규칙적인 리듬 안에 불규칙한 것이 섞여 있는 것과, 모든 심박의 리듬이 제각각인 것이 있다. 전자의 대표가 기외수축이며, 후자의 대표가 심방세동이다.

기외수축은 흔히 볼 수 있는 부정맥이다.

직원이 나서서 사장을 제치고 리듬을 잡는 경우가 있다. 심실 근육이 나선 것을 심실성 기외(extrasystole) 수축, 심방 근육이 나선 것을 심실위(supraventricular) 기외수축이라고 한다.

심방세동의 심전도는 P파가 사라지고 대신 작은 떨림이 보인다.

오델로 게임에서 말은 매스 게임처럼 모든 말이 규칙적으로 흰색이 되거나 검은색이 되기도 한다. 그런데 이 통일성이 유지되지 않는 병태가 존재한다. 예를 들어 심방의 근육이 제각각 흰색이 되거나 검은색이 되거나 하면, 심방 전체로서 단지 미세하게 떨릴 뿐 혈액을 보내는 역할을 할 수 없게 된다. 이러한 상태를 심방세동이라고 하며, 심전도상 P파는 사라지고 대신 작은 톱니모양이 보인다. 이와 마찬가지로 심실 근육이 제각각 수축한 것을 심실세동이라고 한다.

심방세동에서 맥박이 완전히 불규칙해진다.

심방의 불규칙한 흥분이 방실결절에 전해지거나 전해지지 않거나 하기 때문에, 심실의 수축은 완전히 불규칙해진다. 또한 심방의 기능이 소실되면, 혈액을 제대로 심실에 보내지 못하게 되어 심장 전체의 기능이 약 20% 정도 감소하고, 그만큼 추가로 심실에 부담이 가해진다.

심실세동에서는 수초 내에 긴급한 치료가 필요하다.

돌연사 또는 급사라고 불리는 원인은 이 심실세동일 것이다. 세동(fibrillation)을 멈추려면, 전체의 흰색과 검은색의 리듬을 맞추면 된다. 즉 흑백이 섞여 있는 오델로 말을 강제로 모두 검은색으로 만들어 버리는 것이다. 다른 예로는 행진의 발걸음이 엉망일 때, 순간적으로 행진을 멈추고 "시작……!" 구호에 맞춰 모두 왼발을 내디디면 발걸음이 맞춰지게 된다. 이를 위해 실제 임상에서 자주 사용하는 방법은 외부에서 순간적으로 강한 전기를 흐르게 하는 것이다. 이를 전기적 제세동이라고 하며, AED(외부형자동심장충격기)가 거리 곳곳에 설치되어 있다.

혈중 칼륨 농도의 이상은 부정맥을 일으킨다.

심근세포는 자극전도계의 세포를 포함하여 칼륨 농도에 매우 민감하다. 심근세포의 흥분 정도와 칼륨 농도는 밀접한 관련이 있다.

고칼륨혈증은 심실세동을 일으킨다.

혈중 칼륨 수치가 너무 높아지면 심실 근육이 과도하게 흥분하여 심실세동을 일으킬 수 있다. 즉, 고칼륨혈증은 급사의 가능성을 동반한 매우 위험한 상태이며, 신속하게 칼륨 농도를 낮춰야 한다.

심전도에서는 전해질의 이상도 알 수 있다.

칼륨이나 칼슘의 농도에 이상이 있을 때, 심전도에도 변화가 나타난다. 즉 심전도를 통해 심장의 상태뿐만 아니라 혈액 중 전해질의 상태도 파악할 수 있다. 참고로 고칼륨혈증의 경우 T파가 높아진다.

9 혈압의 변동

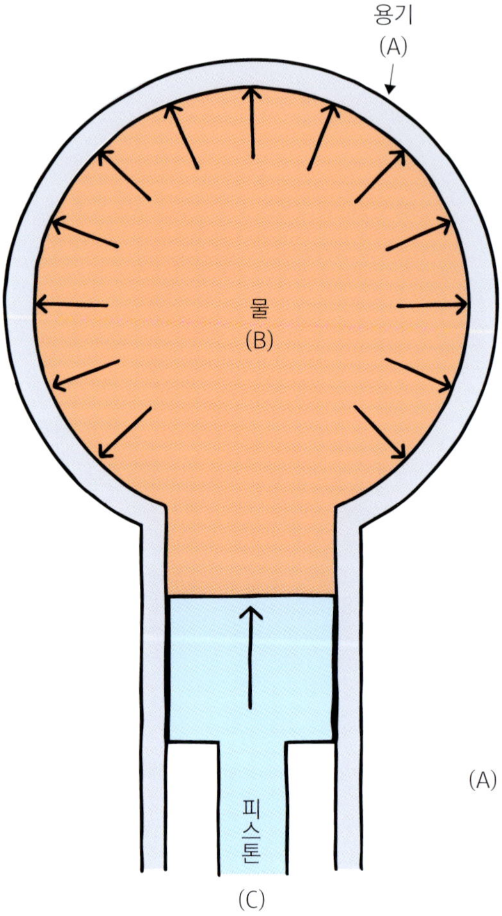

혈압을 결정하는 요인

그림과 같은 용기에 물에 넣고 피스톤으로 누르는 상태를 생각해 보자. 이때 용기 내의 압력은 다음 세 가지 요인에 의해 결정된다.

(A) 용기의 용적
(B) 물의 양
(C) 피스톤의 힘

(A)는 혈관 용량, (B)는 혈액량, (C)는 심장의 힘에 해당한다. (A)는 혈관 지름으로 생각해도 좋다.

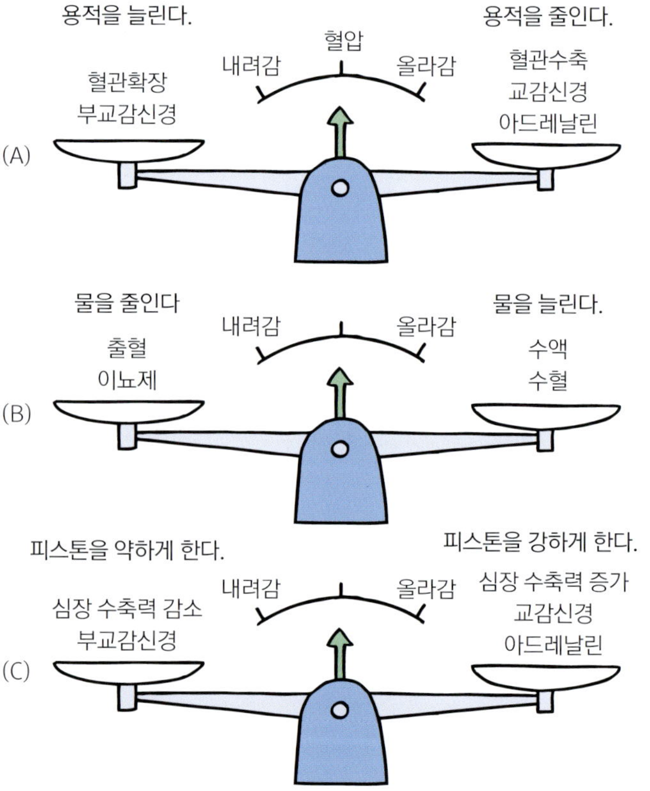

- **혈압은 이론에 맞게 변동한다.**

이론만 이해하면 혈압 생리학을 매우 쉽게 이해할 수 있다.

- **혈압이란 혈관벽을 밀고 있는 압력의 강도이다.**

압력의 단위로는 보통 수은주(mmHg) 높이를 사용한다. 다만, 정맥처럼 매우 압력이 낮을 때는 수주의 높이(cmH_2O)를 이용하며, 1 mmHg = 1.36 cmH_2O에 해당한다.

- **혈관의 위치에 따라 혈압은 다르다.**

가장 높은 곳은 좌심실 출구이다. 그리고 그곳에서 멀어질수록 점점 낮아진다. 일반적으로 혈압이라고 하면, 굵은 동맥에서의 압력을 가리키는 경우가 많다.

- **몸의 구석구석까지 충분한 양의 혈액을 공급하려면 어느 정도의 혈압이 필요하다.**

대동맥에서 최소한 약 60 mmHg가 필요하다(→p.163).

혈압은 혈관 용량, 혈액량, 심장의 힘 이 세 가지로 결정된다.

애초에 수압이라는 것은 왼쪽 그림에 표시된 것처럼,(A) 용기의 용적, (B) 용기 안의 물의 양, (C) 그것을 미는 피스톤의 힘, 이 세 가지로 결정된다. (A)에 해당하는 것이 혈관 용량, (B)에 해당하는 것이 혈액의 양, (C)에 해당하는 것이 좌심실의 수축력이다.

- **혈관이 확장되면, 혈압은 낮아진다.**

혈관이 확장되면 용기의 용적이 늘어나므로 혈압은 낮아진다. 반대로 혈관이 수축하면 용기의 용적이 줄어들므로 혈압이 높아진다.

- **혈액량이 줄어들면, 혈압은 낮아진다.**

출혈로 인해 혈액량이 줄어들면, 용기 안의 물의 양이 감소하므로 혈압은 낮아진다. 반대로 수혈이나 수액으로 순환혈액량을 늘리면 혈압은 높아진다.

- **심장의 힘이 약해지면, 혈압은 낮아진다.**

피스톤을 미는 힘이 약해지면 혈압은 낮아진다. 당연히 피스톤을 강하게 밀면 혈압은 높아진다.

- **혈압은 심박출량과 혈관저항에 의해 결정된다.**

혈압을 결정하는 세 가지 요인은 다음과 같이 표현할 수도 있다.
전기의 옴(Ω)의 법칙과 마찬가지로, 혈압(전압) = 심박출량(전류) × 혈관저항(전기저항)이다.

혈압측정은 심신이 모두 안정된 상태에서 한다.

혈압은 시시각각 변동한다. 일반적으로 혈압이라고 하면 안정 시의 혈압을 가리킨다.

- **정신적인 긴장으로 혈압은 상승한다.**

정신적으로 긴장하면 부신수질에서 아드레날린이 분비되고, 교감신경도 긴장한다. 이러한 상태에서는 혈압과 맥박수가 상승한다. 운동 시에도 거의 동일한 일이 발생한다.

10 수축기혈압과 이완기혈압

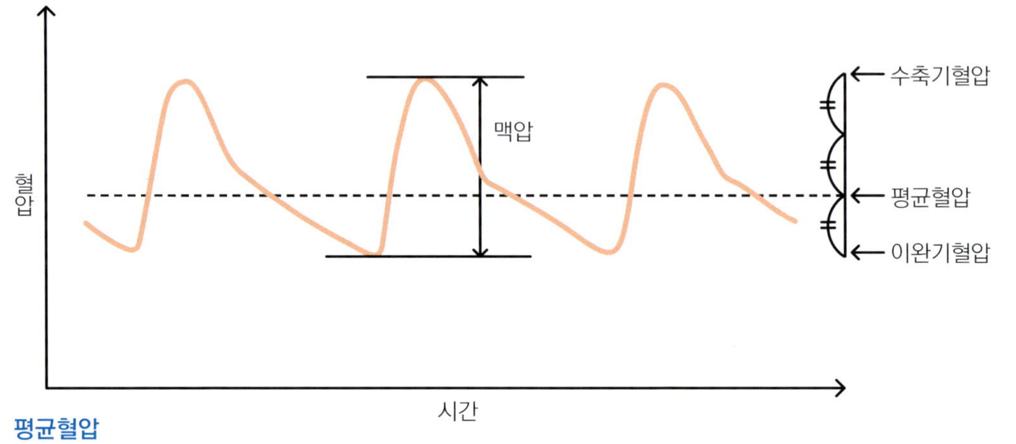

평균혈압

이완기혈압에 맥압의 1/3을 더하면 평균혈압이 된다.

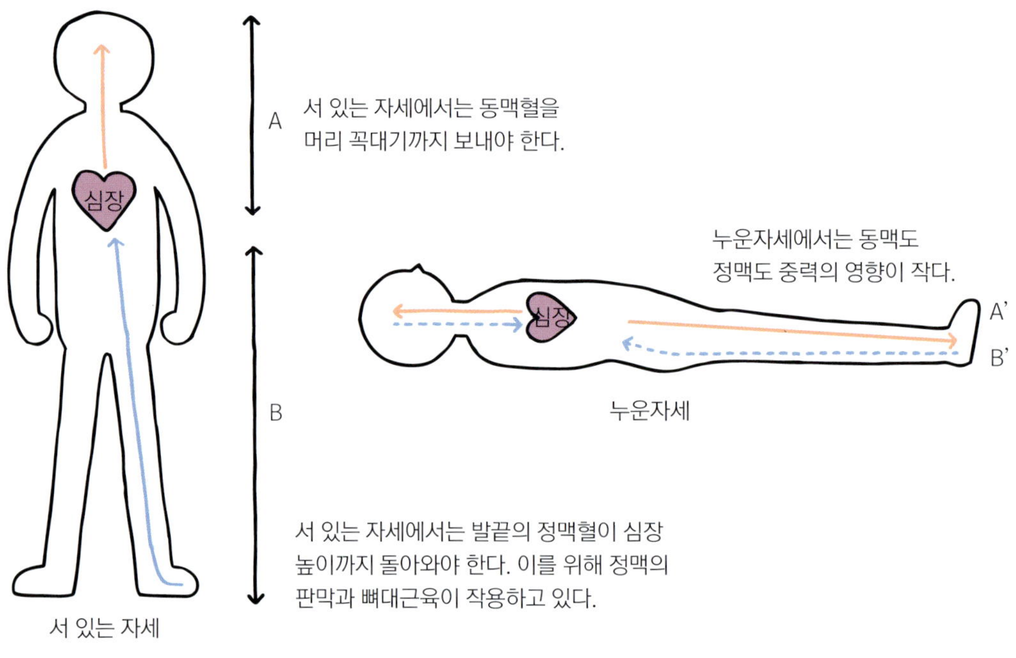

빈혈과 저혈압

일어섰을 때 느끼는 현기증이나 조회 등에서 정신이 아득해져 쓰러지는 것을 흔히 '빈혈을 일으켰다'고 하지만, 실제로는 빈혈이 아니라 대부분 일과성 저혈압인 경우가 대부분이다. 갑자기 부교감신경(미주신경)이 우세한 상태가 되어 혈압이 내려갔기 때문에 뇌에 충분한 혈액이 가지 않게 된 것이다.

동맥압에는 수축기혈압과 이완기혈압이 있다.

동맥압에는 파동이 있으며, 심실 수축 시에는 높고, 확장 시에는 낮아진다. 가장 높은 것을 수축기혈압, 가장 낮은 것을 이완기혈압이라고 한다. 참고로, 정맥압에는 파동이 없다고 봐도 된다.

▸ 수축기혈압과 이완기혈압의 차이를 맥압이라고 한다.

예를 들어 수축기혈압이 140 mmHg, 이완기혈압이 80 mmHg일 때의 맥압은 140－80＝60 mmHg이다.

▸ 평균혈압은 이완기혈압에 맥압의 1/3을 더한 것이다.

위의 경우 80＋60/3＝100 mmHg가 평균혈압이다. 참고로, 정확한 평균혈압은 혈압의 파동을 일정하게 고르게 한 것(즉 적분에 의해)에서 계산한다. 이 값은 위의 계산식에서 산출한 값과 거의 일치한다.

폐동맥압은 대동맥압보다 낮다.

폐동맥압은 수축기에도 30 mmHg 이하이며, 평균혈압은 약 15 mmHg이다. 그러나 혈류량은 온몸순환과 폐순환이 동일한데, 폐의 혈관저항이 작다는 것을 의미한다(→p.92).

정맥압은 동맥압보다 훨씬 낮다.

▸ 정맥에는 역류를 방지하는 판막이 있다.

정맥압이 낮기 때문에 쉽게 역류한다. 그래서 역류 방지용 판막이 붙어 있다. 림프관에는 더 많은 수의 판막이 붙어 있다.

▸ 동정맥압은 자세에 따라 변한다.

서 있는 자세에서는 키만큼 중력에 역행해야만 하지만, 누운자세에서는 몸의 두께만큼만 중력에 역행하면 된다. 이러한 미세한 조절은 자율신경이 담당하고 있다(→p.181).

▸ 운동을 하면 정맥의 흐름이 좋아진다.

운동을 하면 뼈대근육이 정맥을 압박하여, 정맥 내의 혈액을 밀어내게 된다. 이처럼 근육을 사용하면 혈액순환도 좋아진다.

중심정맥압은 대략 5-10 cmH_2O이다.

우심방에 유입되기 직전의 하대정맥 또는 상대정맥에 카테터를 설치하고 압력을 측정하는데, 이 압력을 중심정맥압(CVP)이라고 한다. 해부학적으로 중심정맥이라는 이름의 정맥은 없지만, 임상에서는 습관적으로 이 부근의 정맥을 중심정맥이라고 부른다.

▸ 심부전에서는 그 상류에 혈액이 정체한다.

심장의 기능이 저하된 상태를 심부전이라고 한다. 이때 펌프 기능이 충분하지 않아 내보내지 못한 혈액이 그 상류에 정체된다. 이는 마치 도로의 좁은 구간에서 그 상류에 교통체증이 발생하는 것과 같다. 즉, 좌심부전에서는 폐정맥압이 상승하고, 우심부전에서는 중심정맥압이 상승하여 경정맥이 굵어져 부풀어 오른다.

11 혈압측정

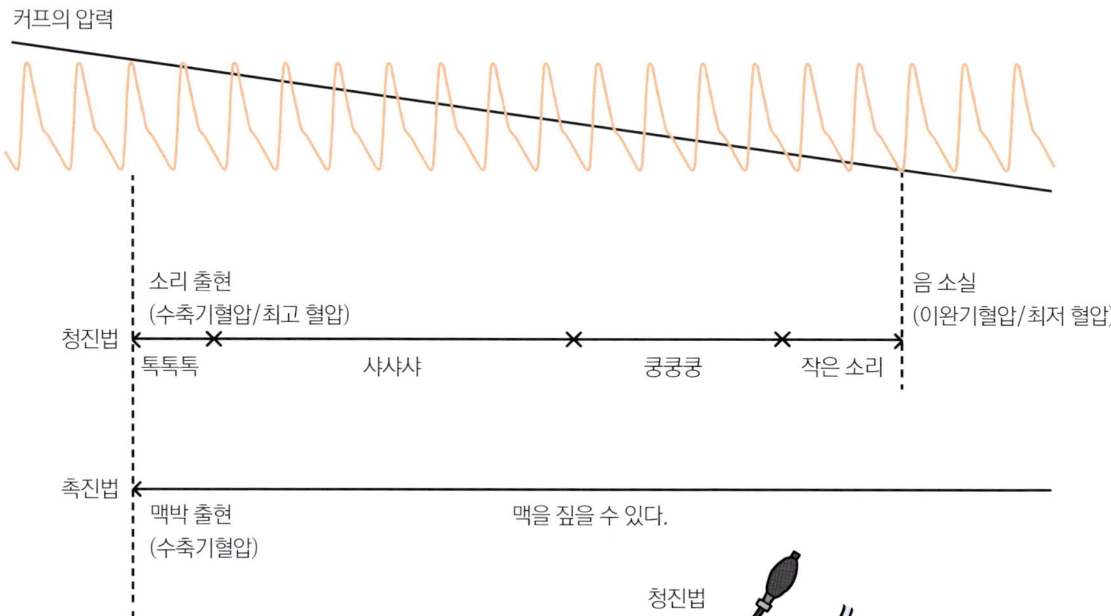

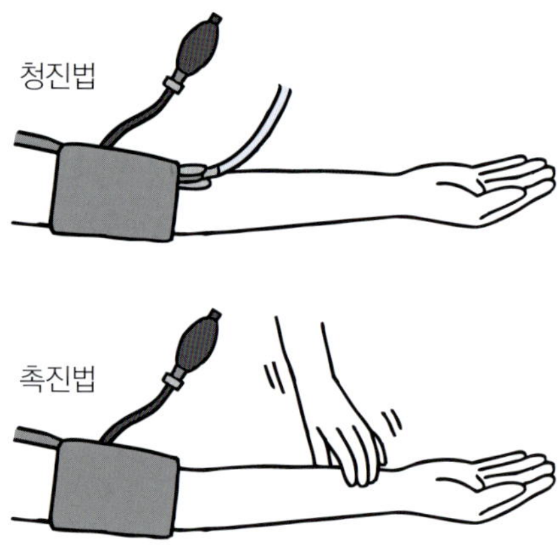

혈압측정법

커프의 압력이 수축기혈압과 이완기 혈압 사이에 있을 때만 소리가 들린다. 이 소리는 4단계로 변화한다. 또한, 커프의 압력이 수축기혈압보다 높으면 혈류가 완전히 멈추고, 말초에서는 맥박이 느껴지지 않는다. 한편, 커프 압력이 수축기혈압보다 낮으면 맥박이 느껴진다.

표 대한민국의 혈압 분류

혈압 분류		수축기혈압(mmHg)		이완기혈압(mmHg)
정상혈압		<120	그리고	<80
주의혈압		120-129	그리고	<80
고혈압전단계		130-139	또는	80-89
고혈압	1기	140-159	또는	90-99
	2기	≥160	또는	≥100
수축기단독고혈압		≥140	그리고	<90

(출처: 2022 대한고혈압학회 고혈압진료지침)

혈압은 일반적으로 청진법으로 측정한다.

▶ **동맥을 압박하면 소리가 발생한다.**

동맥이 좁아져서 혈액이 흐르기 어려워지면 소리가 발생한다. 혈액의 흐름이 원활할 때는 소리가 나지 않으며, 완전히 차단되어도 소리가 나지 않는다. 발생한 소리를 청진기로 들으면서 혈압을 측정한다. 이 소리를 Korotkoff 음이라고 하며, 동맥을 압박하는 데 사용하는 공기주머니를 커프라고 한다.

▶ **Korotkoff 음이 발생할 때의 압력이 수축기혈압(최고 혈압)이고, 소실될 때의 압력이 이완기혈압(최저 혈압)이다.**

먼저 커프로 강하게 압박하여 혈류를 완전히 멈춘다. 그런 다음 서서히 공기를 빼서 커프의 내압을 낮추면 갑자기 Korotkoff 음이 들리기 시작한다. 이때의 압력이 수축기혈압이다. 공기를 더 빼면 Korotkoff 음이 사라지는데, 이때의 압력이 이완기혈압이다.

▶ **꽉 죄는 정도에 따라 Korotkoff 음은 변한다.**

커프의 내압 정도에 따라 Korotkoff 음의 강도와 음질이 변한다. 소리의 종류는 약 4가지로 구분할 수 있다.

▶ **측정 부위에 맞는 커프를 사용한다.**

보통은 위팔에서 측정하지만, 종아리에서도 측정할 수 있다. 그런 경우 종아리용 폭이 넓고 큰 커프를 사용한다. 또한, 소아에게는 소아용 작은 커프를 사용한다.

혈압은 촉진으로도 측정할 수 있다.

Korotkoff 음을 듣는 대신 커프보다 말초 쪽의 동맥 맥박을 촉진한다.

▶ **촉진법에서는 맥박이 나타날 때가 수축기혈압이며, 이완기혈압은 측정할 수 없다.**

촉진법은 간단하게 할 수 있어 응급 상황 등에서 매우 유효한 측정법이다.

▶ **동맥 내에 직접 관을 삽입하여 측정하는 방법도 있다.**

이러한 방법을 **직접법**이라고 하며, 중증 환자나 동물실험 때 자주 사용된다. 중심정맥압도 이 방법으로 측정한다.

정상 혈압은 120/80 mmHg 미만이다.

▶ **고혈압 수치의 분류에는 규정이 있다.**

자세한 내용은 왼쪽 표 참조.

▶ **원인이 밝혀진 고혈압을 이차고혈압이라고 한다.**

이 원인은 신장이나 호르몬 이상 등이 많으며, 이러한 질병을 치료하면 고혈압도 치료된다. 한편, 원인이 밝혀지지 않은 고혈압을 **본태성** 고혈압이라고 하며, 이것이 전체 고혈압의 90% 이상을 차지한다.

혈압 140 mmHg는 어느 정도의 압력인가?

수은의 비중은 약 13.6이므로 140 mmHg를 수주 압력으로 환산하면 140 × 13.6 = 1,904 mmH_2O ≒ 190 cmH_2O이다. 즉, 심장은 혈액을 위로 190 cm 올릴 힘이 있으며, 수술 도중 동맥에서 출혈이 발생하면 수술 집도자의 얼굴이나 조명등까지 혈액이 튀는 것이다.

12 말초순환

일반 장기의 동맥

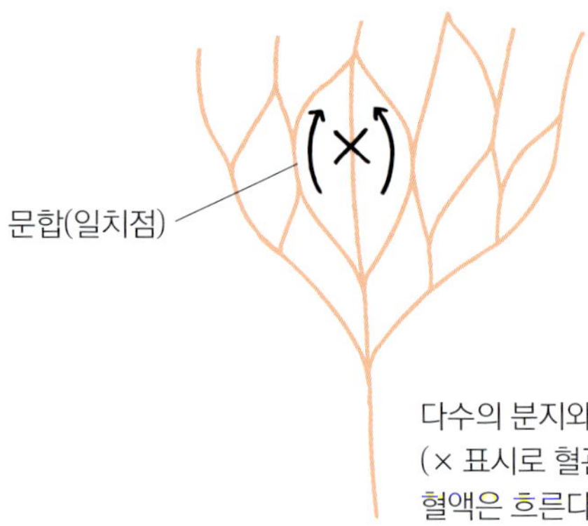

다수의 분지와 문합이 있다
(× 표시로 혈관이 막혀도
혈액은 흐른다).

관상동맥

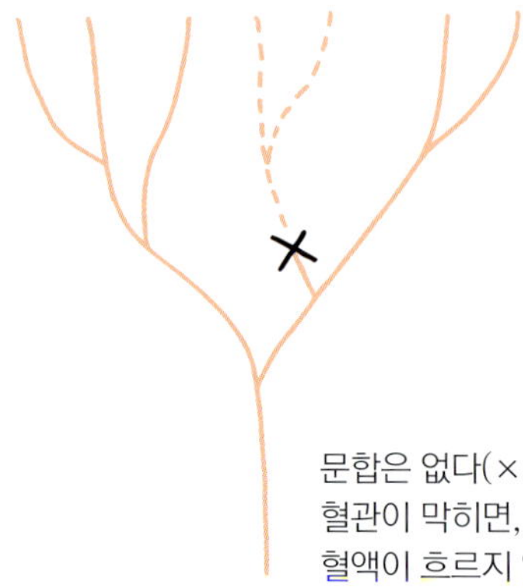

문합은 없다(× 표시로
혈관이 막히면, 말초로는
혈액이 흐르지 않는다).

문맥과 간동맥

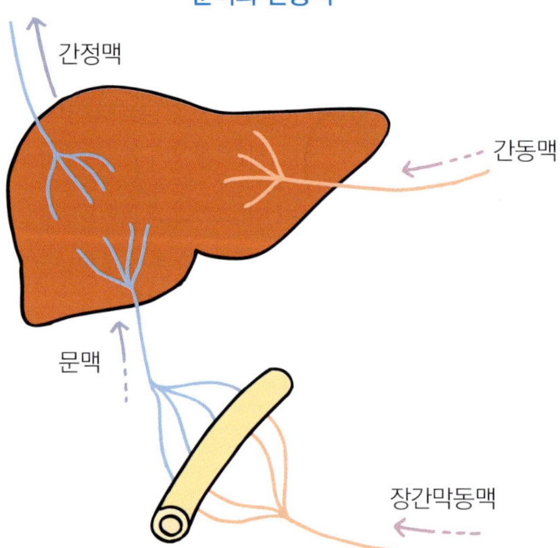

림프관계

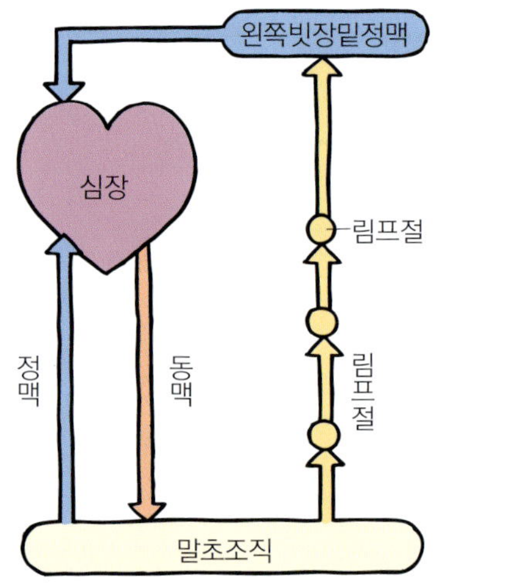

림프관은 말초조직에서 정맥(주로 왼쪽빗장밑정맥)
까지 일방통행이다.

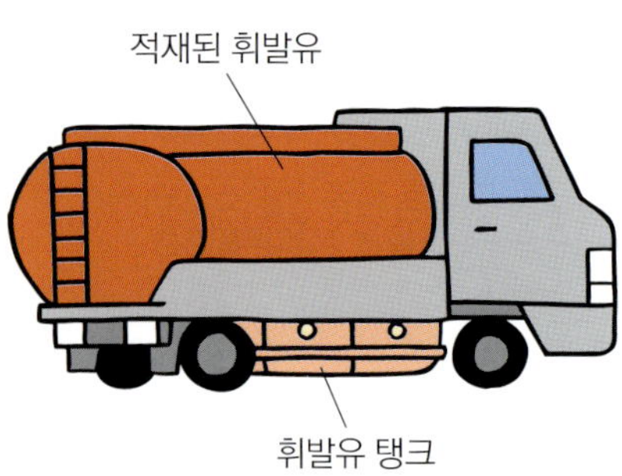

기능 혈관과 영양 혈관

휘발유를 운반하는 탱크로리는 자신의 엔진을 움직이기 위한 휘발유 탱크를 별도로 가지고 있으며, 운반하는 휘발유에는 손을 대지 않는다. 이와 같이 자신의 본래 업무에 사용하는 혈관(기능 혈관)과 자신의 세포를 기르는 혈관(영양 혈관)을 별도로 가지고 있는 것이 있다. 심장은 그 대표적인 예로, 심근세포 자체는 관상동맥으로부터 산소와 영양분을 받으며, 심실 내의 혈액으로부터는 영양을 받지 않는다. 즉 대동맥과 대정맥이 기능 혈관이고, 관상동맥과 관상정맥이 영양 혈관이다. 간도 문맥이 기능 혈관이고, 간동맥이 영양 혈관이다. 폐는 기관지 동맥으로부터 영양을 받는다.

특정 장소의 혈관이 확장되면 그 장소의 혈류량은 증가한다.

예를 들어 피부의 혈관이 확장되면, 피부 혈류량이 증가한다. 운동 시에는 근육의 혈관이 확장되고, 식사 후에는 소화기의 혈관이 확장된다. 그러나 너무 많은 곳의 혈관이 확장되면 혈압이 낮아져 혈류가 그다지 증가하지 않는다. 참고로, 혈관 민무늬근육의 이완과 혈관의 확장은 같은 의미이다.

어떤 경우에도 뇌의 혈류만큼은 확보해야 한다.

뇌의 혈류가 끊기면 몇 초 만에 의식을 잃고, 몇 분 안에 회복 불가능, 즉 뇌사가 된다. 그만큼 뇌 혈류는 중요하다. 뇌 다음으로 혈류를 확보해야 하는 장기는 신장과 심장이다.

▶ 장기의 혈류는 필요에 따라 변한다.

일의 양에 시간적인 파동이 있는 장기가 있으며, 이들은 필요할 때만 혈류가 증가한다. 예를 들어 운동 시에는 근육에 많은 양의 혈액이 흐르고, 식사 후에는 소화기의 혈류가 증가한다. 혈액의 양과 심장의 힘에는 한계가 있기 때문에 운동과 식사는 함께 하지 않는 것이 좋다.

▶ 장기의 혈류 조절은 자율신경이 담당하고 있다.

혈관에는 교감신경과 부교감신경이 있는데, 교감신경이 우위를 차지하면 혈관은 수축하고 그 장기의 혈류량은 감소한다. 반대로 부교감신경이 우위를 차지하면 정반대 현상이 발생한다.

심장은 관상동맥으로부터 영양분을 공급받는다.

심장은 좌심실 내의 혈액이 아니라 관상동맥에 의해 영양을 공급받는다.

▶ 관상동맥은 확장기에 흐른다.

확장기에는 대동맥판이 닫히고 심근 자체도 이완되어 있어 관상동맥 내의 혈액이 쉽게 흐른다.

▶ 관상동맥의 혈류 장애에 따른 질병이 심근경색증과 협심증이다.

왼쪽 그림처럼 관상동맥은 마치 나뭇가지처럼 분지만 하고 문합은 하지 않는다. 따라서 어디선가 막히면, 그 하류의 모든 세포가 혈류 부족으로 죽는다. 이것이 심근경색증이다. 완전히 막히지 않아도 어디선가 좁아져 충분한 양의 혈액이 흐르지 못하면 협심증이 된다. 관상동맥과 뇌의 동맥만이 이러한 분지 형태를 한다. 그래서 심근경색증과 뇌경색이라는 질병이 있는 것이다.

간으로 가는 혈관에는 문맥과 간동맥이 있다.

문맥의 혈류가 간동맥보다 많다. 간동맥을 차단해도 간은 생존할 수 있다.

림프관계는 일방통행이다.

▶ 림프관은 점점 굵어져서 마지막에는 정맥에 합류한다.

림프관은 말초 조직으로 림프모세관에서 시작하여 합류하면서 점점 굵어진다. 하반신의 림프관은 가슴관이 되어 왼빗장밑정맥에 합류한다. 림프관에는 역류 방지 판막이 많다.

▶ 림프관 중간에는 림프절이 있다.

림프절에서는 중요한 면역 작용이 이루어진다.

▶ 암 중에는 림프관을 통해 전이되는 것도 있다.

암 수술에서는 전이를 일으키는 림프절을 포함하여 제거해야 한다. 이를 림프절절제라고 한다.

Coffee Break

VSD와 ASD

좌심계와 우심계는 중격으로 완전히 나누어져 있지만, 드물게 선천적으로 이 중격이 완전하지 않아 구멍이 뚫려 있는 경우가 있다. 심실중격에 구멍이 있는 것을 심실중격결손(VSD), 심방중격에 구멍이 있는 것을 심방중격결손(ASD)이라고 한다. 소아 심잡음의 대표적인 예가 VSD이다. 참고로, 정상적인 심방중격에도 작은 구멍이 있는 경우가 많다.

$_aV_R$만 파형이 반대인 이유

p.60 그림에서 보듯이, $_aV_R$을 제외한 나머지 유도는 거의 같은 방향에서 심장을 바라보고 있지만, $_aV_R$만 반대 방향에서 바라보고 있다. 따라서 $_aV_R$만 파형이 마치 거울에 비춘 것처럼 위아래가 반대로 나타난다.

심전도와 심장 수축

전기적 흥분은 심장 수축의 방아쇠 역할을 한다. 즉, 심근의 수축은 흥분(QRS파) 직후부터 시작된다. 마치 권총의 방아쇠를 당기고 나서 총알이 나오는 것과 같다. 심전도는 심수축이 아니라 전기적 흥분의 변화를 기록한 것이므로, QRS파는 심장의 수축을 나타내는 것이 아니라 심근의 흥분을 나타낸다.

간동맥색전술

일반적인 간세포는 주로 문맥에서 영양을 받지만, 간암은 주로 간동맥에서 영양을 받는다. 이 차이를 이용하여 인공적으로 간동맥을 막으면 암세포의 활동만을 멈출 수 있다. 이것을 간동맥색전술이라고 하며 간암 치료법 중 하나이다.

정맥로 확보

임상에서 갑자기 혈압이 내려갔을 때(이를 쇼크라고 함) 먼저 해야 할 일은, 점적 주사 등을 할 수 있는 주사 바늘을 정맥 내에 확실히 꽂는 것이다. 그렇지 않으면 수액이나 약물 투여를 할 수 없기 때문이다. 이것을 '정맥로 확보'라고 하며, 매우 중요한 의료 행위이다. 이 책을 읽은 독자는 시험이 끝난 후 생리학에 관한 모든 것을 잊어버리더라도 이 '정맥로 확보'만은 평생 기억해 두길 바란다. 그만큼 실제 의료 현장에서 중요한 일이다.

문제

심장의 자극전도시스템에서 가장 빨리 흥분하는 것은 무엇인가?

1. 히스다발
2. 방실결절
3. 동결절
4. 푸르키네섬유

해설 심장박동 리듬을 위한 흥분은 굴심방절에서 시작되어 → 방실결절 → 히스다발 → 푸르키네섬유 → 심실의 심근세포로 전달된다(→p.56).

정답 [3]

PART

5

호흡

1. 호흡과 폐
2. 호흡운동
3. 폐기량
4. 제한성 폐장애와 폐쇄성 폐장애
5. 무용공간과 환기
6. 혈액가스
7. 호흡산증과 호흡알칼리증
8. 호흡중추

Coffee Break

1 호흡과 폐

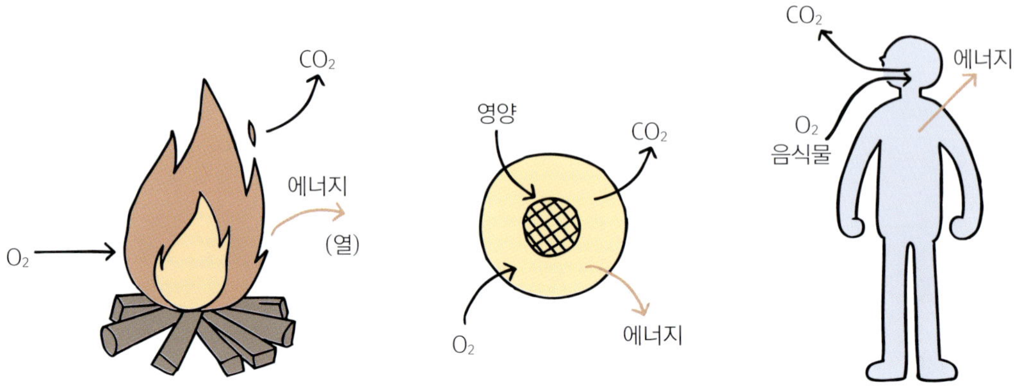

연료 세포 전신

호흡

에너지 생성을 위해 산소를 들이마시고 이산화탄소를 내보낸다. 세포 수준에서도 전신 수준에서도 모닥불과 같은 일이 일어나고 있다.

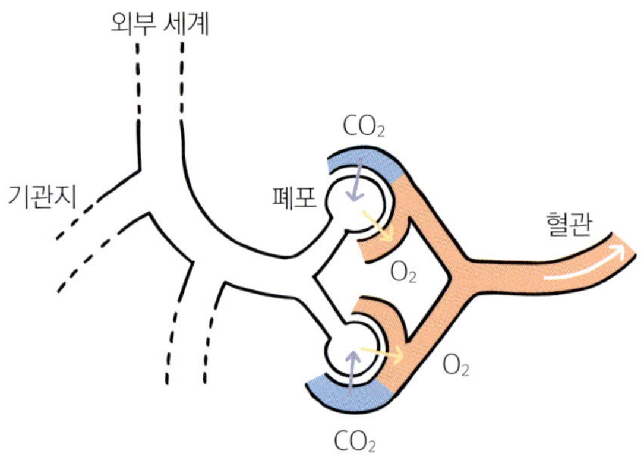

폐포의 구조와 기능

폐포는 혈관과 접촉해 있으며,
실제 가스교환은 폐포에서 이루어진다.

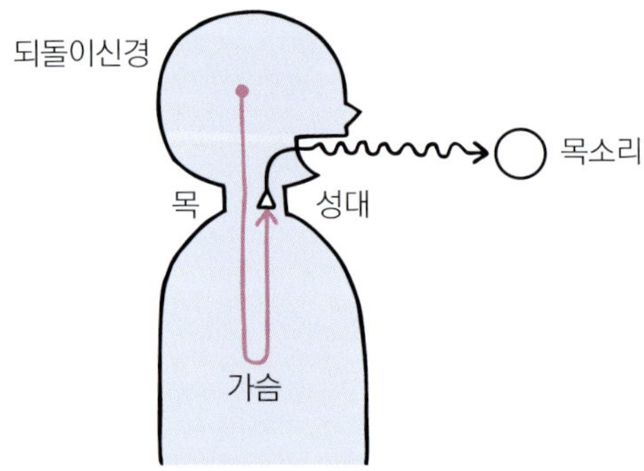

되돌이신경의 주행

되돌이신경은 일단 가슴까지 내려갔다가
다시 상승하여 인두부로 향한다.

혀뿌리침하

혼수의 정도가 심해지면 혀의 근육이 이완되고, 바로누운자세에서는 혀뿌리 부분이 중력에 의해 목구멍 깊숙이 내려가 기도를 막게 된다. 이를 혀뿌리침하라고 하며, 혼수 환자에서는 매우 주의해야 하는 사항이다. 혀뿌리침하를 방지하기 위해서는 airway를 사용하거나 옆누운자세를 취해야 한다. 또한, 혼수가 더욱 깊어지면 자발호흡도 멈추게 되어 인공호흡을 해야 한다. 이를 기도확보라고 하며, 정맥로 확보(→ p.74)와 함께 매우 중요한 의료 행위이다.

에너지 생성에는 산소가 필요하다.

에너지 생성에는 산소가 필요하다. 에너지를 생성하기 위해 산소를 들이마시고 이산화탄소를 배출한다(→p.102). 이것을 호흡이라고 한다.

▶ 세포는 호흡하고 있다.

각각의 세포는 **산소**를 들이마시고 **이산화탄소**를 배출한다.

▶ 몸 전체도 호흡하고 있다.

폐에서는 몸 전체에 필요한 산소를 모아서 들이마시고, 몸 전체에서 나온 이산화탄소를 모아서 배출한다.

실제로 가스교환은 폐포에서 이루어진다.

즉 실제 호흡기관은 폐포이다.

▶ 폐는 기도와 폐포로 구성되어 있다.

기도는 외부와의 경계, 즉 코와 입에서 폐포까지를 지칭한다.

▶ 기도는 폐포에 공기를 보내는 단순한 통로이다.

기도는 점점 더 작게 가지를 쳐 나간다. 폐의 입구를 기관, 첫 번째 분지 이후를 모두 기관지라고 부른다. 기관과 기관지는 그 기능을 나누어 생각할 필요가 없으며, 생리학적으로는 기관을 굵은 기관지로 간주해도 좋다.

▶ 기관지는 민무늬근육을 가지고 있다.

굵은 기관지는 무너지지 않도록 연골로 가지고 있다.

▶ 기관지 민무늬근육이 수축하면 기관지는 가늘어진다.

기관지 민무늬근육은 교감신경에 의해 이완하고, 부교감신경에 의해 수축한다(→p.180).

▶ 폐정맥에는 동맥혈이 흐르고 있다.

폐포에서 산소를 받기 때문이다. 당연히 폐동맥에는 **정맥혈**이 흐른다.

▶ 태아의 가스교환은 태반에서 이루어진다.

태아의 헤모글로빈은 특수하여 태반에서 모체의 동맥혈중의 산소를 효율적으로 받을 수 있다.

되돌이신경마비에 의해 쉰 목소리가 발생한다.

▶ 성대는 되돌이신경에 의해 움직인다.

성대는 기도의 중간에 위치하며, 숨을 내쉴 때 기도의 공기 흐름을 이용하여 성대를 떨리게 하여 소리를 낸다. 성대의 모양을 바꾸는 것이 되돌이신경이다.

▶ 목소리가 쉬거나 나오지 않게 되는 것을 쉰 목소리라고 한다.

쉰 목소리는 성대의 용종이나 암, 또는 되돌이신경의 이상이 원인인 경우가 많다. 되돌이신경은 목에서 일단 가슴까지 내려갔다가 다시 올라와 성대로 향하기 때문에, 폐의 상부(여기를 폐첨부라고 한다)의 암, 즉 폐암에서도 쉰 목소리가 발생할 수 있다.

▶ 되돌이신경 마비로 인해 삼킴장애도 발생한다.

삼킴 기능(→p.143)에도 되돌이신경이 관여하고 있다.

2 호흡운동

가슴안과 폐

가슴안 용적의 변화에 따라 폐는 수동적으로 팽창하거나 수축한다.

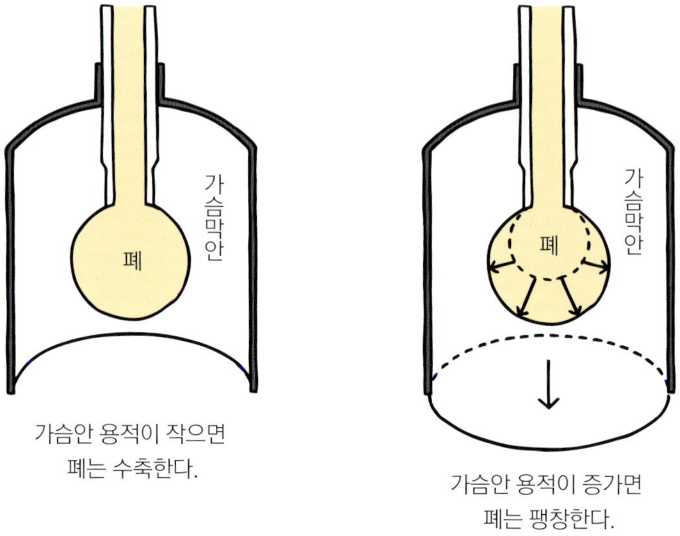

횡격막이 수축하면 아래로 내려가 가슴안이 위아래로 확장된다.

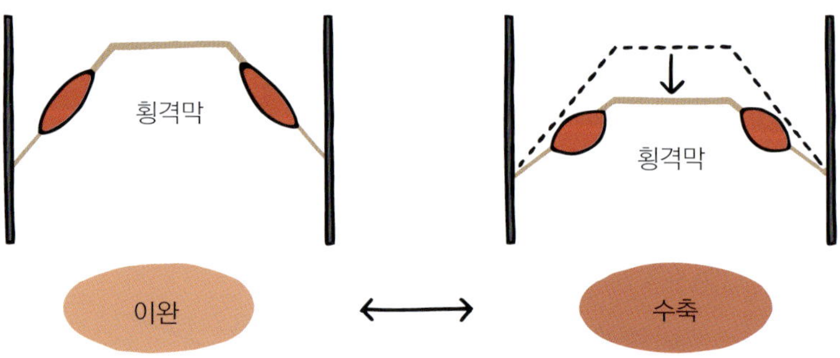

날숨 시 가슴의 움직임

횡격막과 갈비사이근 중 어느 근육이든 수축하면 가슴안 용적이 증가한다.

바깥갈비사이근이 수축하면 복장뼈가 앞쪽으로 올라가면서 가슴안은 앞뒤로 확장된다.

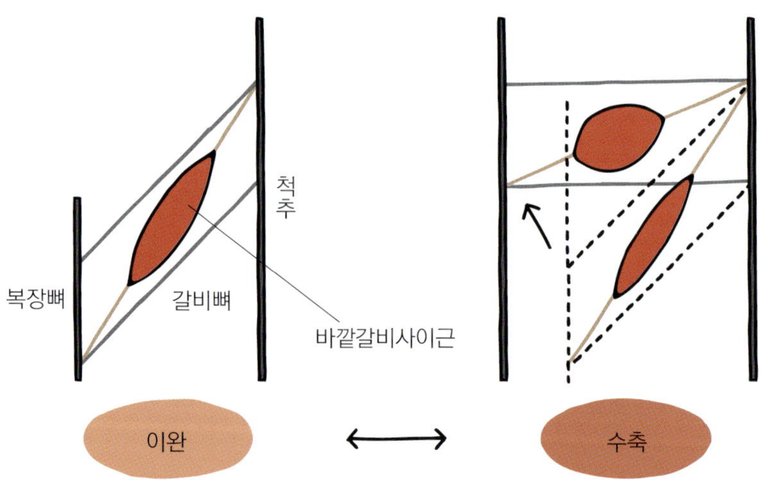

폐는 가슴안에 갇혀 있다.

가슴안은 밀폐된 공간이다.

▶ **가슴안은 횡격막과 가슴벽으로 이루어져 있다.**

횡격막은 가슴안과 복막강을 나누고 있다.

▶ **횡격막은 뼈대근육으로 이루어져 있으며, 막 형태를 하고 있다.**

횡격막은 막 형태의 근육이다.

폐는 스스로 팽창할 수 없다.

폐는 가슴안 내 압력의 변화에 의해 수동적으로 팽창하거나 수축하고 있다.

▶ **가슴안 내는 약한 음압(negative pressure) 상태이다.**

안정 호흡 시 가슴안 내압은 -7~-2 cmH_2O 정도이다.

▶ **가슴안의 음압이 폐를 팽창시키고 있다.**

이 음압이 폐를 팽창시키는 원동력이다.

가슴안 용적을 증가시키면 폐가 팽창한다.

▶ **가슴안 용적이 증가하면 음압이 증강하여(즉 가슴안 내압 감소하여), 그 결과로 폐가 팽창한다.**

반대로 가슴안 용적이 감소하면 가슴안 내압이 상승해 폐가 수축된다.

호흡근은 횡격막과 갈비사이근이다.

가슴안 용적을 변화시키는 것이 호흡근이다.

▶ **횡격막이 수축하면 횡격막은 아래로 내려간다.**

그 결과 가슴안 용적이 증가하고, 폐가 팽창한다.

▶ **바깥갈비사이근이 수축하면 가슴벽이 확장된다.**

그 결과 가슴안 용적이 증가하고, 폐가 팽창한다. 안갈비사이근은 반대의 작용을 한다.

유아와 성인은 복식호흡, 소아는 흉식호흡이 주로 나타난다.

▶ **주로 횡격막에 의해 이루어지는 호흡을 복식호흡이라고 한다.**

이에 비해 외갈비사이근의 역할이 큰 호흡 방식을 흉식호흡이라고 한다. 일반적으로 복식호흡의 환기량이 더 크다. 복부를 조이는 옷을 입으면 복식호흡은 어려워진다.

▶ **임산부는 흉식호흡이 되며 호흡수가 증가한다.**

폐와 횡격막이 임신 자궁 때문에 상방으로 올라가 있기 때문이다. 신생아는 복식호흡을 한다.

환자에 따라 독특한 호흡이 보일 수 있다.

과호흡은 호흡의 깊이가 비정상적으로 증가하여 그 결과 호흡량이 증가한 것이다.

▶ **체인-스토크스호흡은 중증 환자나 임종 시에 보인다.**

무호흡→얕은 호흡→깊은 호흡→얕은 호흡→무호흡을 주기적으로 반복하는 것을 말한다.

▶ **심장병 등에서는 누운자세보다 앉은자세가 호흡이 더 편할 수 있다.**

이것을 좌위호흡(orthopnea)이라고 한다. 좌위(앉은자세)란 상반신을 일으킨 자세를 말한다. 쿠스마울(Kussmaul)호흡이란 호흡이 깊고 크게 된 것을 말한다.

3 폐기량

폐기량
아래 그림과 같은 검사 방법을 폐활량측정(spirometry), 오른쪽 그림을 폐용량곡선(spirogram)이라고 한다.

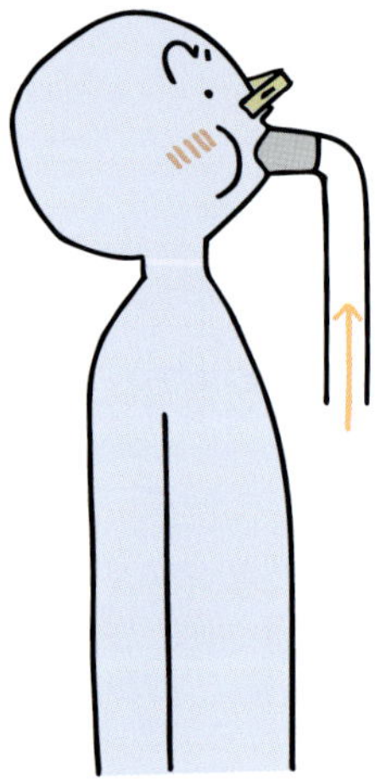
크게 숨을 들이마시고…

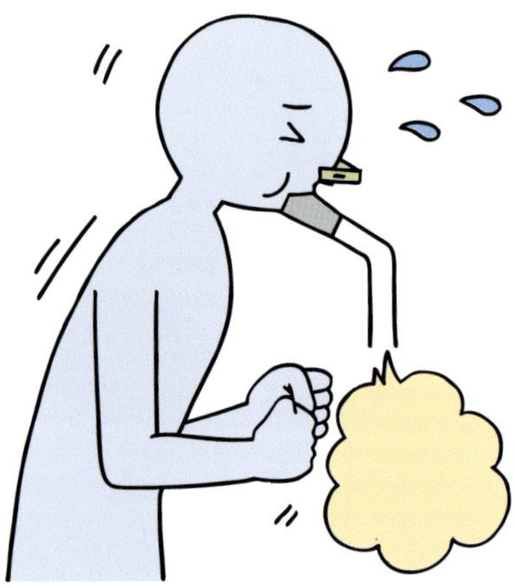
서둘러 모두 내쉰다.

폐활량측정(spirometry)

폐용량곡선(spirogram)

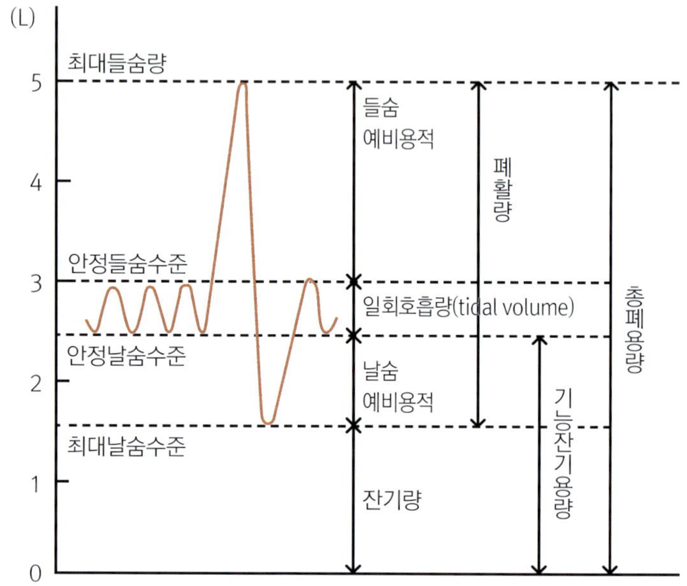

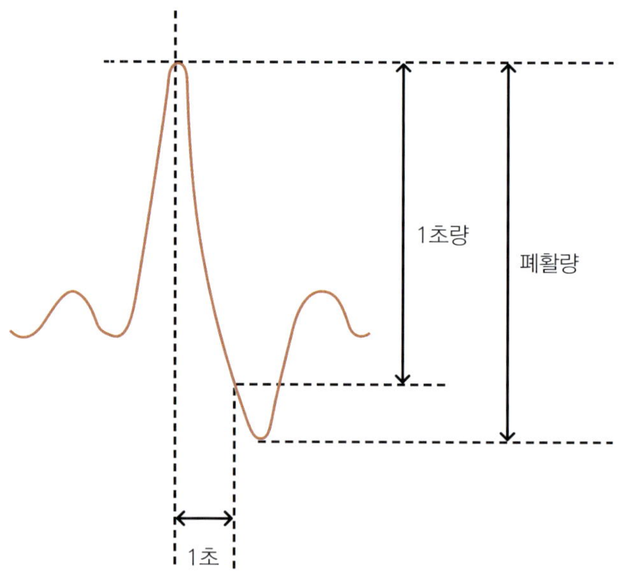

$$1초율 = \frac{1초량}{폐활량} \times 100\ (\%)$$

1초율
1초 동안 폐 속 공기를 얼마나 내쉴 수 있는가

기본적인 공기량은 일회호흡량, 들숨예비용적, 날숨예비용적, 잔기량이다.

폐에 포함된 공기의 양은 몇 가지 종류로 나뉘며, 이것을 폐의 기량이라고 한다. 기량은 개인차가 크며, 여기서는 기억하기 쉬운 표준적인 값을 기재하였다.

▸ **폐기량은 이 4가지 기본적인 기량의 조합이다.**

안정 시 1회 호흡에 의한 공기의 출입량을 일회호흡량(tidal volume)이라고 한다.

여기서 말하는 일회호흡량은 안정된 호흡을 하고 있을 때의 1회의 흡입량 또는 호출량으로, 즉 코를 통해 출입한 공기의 양을 말한다.. 일회호흡량은 약 0.5 L이다.

▸ **안정들숨수준(resting inspiratory level)에서 최대한 들이마실 수 있는 양이 들숨예비용적(inspiratory reserve volume)이다.**

들숨예비용적은 약 2.0 L이다.

▸ **안정날숨수준(resting expiratory level)에서 최대한 내쉴 수 있는 양이 날숨예비용적(expiratory reserve volume)이다.**

날숨예비용적은 약 1.0 L이다.

▸ **최대한 내쉴 때도 폐 내에 남아 있는 양이 잔기량(residual volume)이다.**

최대한 내쉬어도 폐 내의 공기를 모두 내보낼 수 있는 것은 아니며, 여전히 폐 내에는 반드시 공기가 남아 있다. 잔기량은 약 1.5 L이다.

폐활량은 의식적으로 들이마시고 내쉴 수 있는 공기의 최대량이다.

폐활량은 성인 남성의 경우 약 3.5 L이다.

▸ **총폐용량은 어쨌든 폐에 들어갈 수 있는 공기의 최대량이다.**

총폐용량은 약 5.0 L이다.

▸ **기능잔기용량은 안정들숨자세에서 폐 내에 남아 있는 공기의 양이다.**

기능잔기용량은 약 2.5 L이다.

기본적인 공기량을 조합하면 실제로 유용한 공기량을 표현할 수 있다.

총폐용량(total lung capacity) = 일회호흡량 + 들숨예비용적 + 날숨예비용적 + 잔기량

폐활량(vital capacity) = 일회호흡량 + 들숨예비용적 + 날숨예비용적

= 총폐용량 − 잔기량

기능잔기용량(functional residual capacity) = 잔기량 + 날숨예비용적

1초간 폐활량 중 얼마나 내쉴 수 있는가를 1초율이라고 한다.

▸ **1초간 내쉴 수 있는 날숨량을 1초량이라고 한다.**

1초율이란 1초량의 폐활량에 대한 비율이다.

▸ **1초율은 폐활량과 함께 중요한 폐기능검사이다.**

폐활량이나 1초율 등의 검사를 폐활량측정(spirometry)이라고 한다.

▸ **폐활량에는 시간적인 요소가 있다.**

같은 폐활량이라도 그것을 빠르게 내쉴 수 있는지에 따라 폐기능은 달라진다.

4 제한성 폐장애와 폐쇄성 폐장애

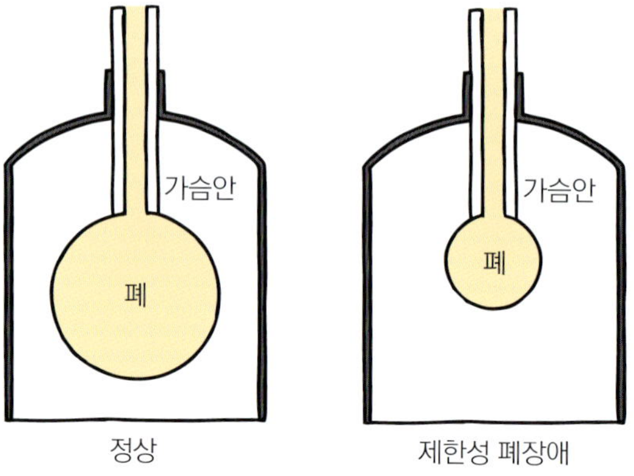

제한성(restrictive) 폐장애
단순히 폐포 용적이 작아진 것

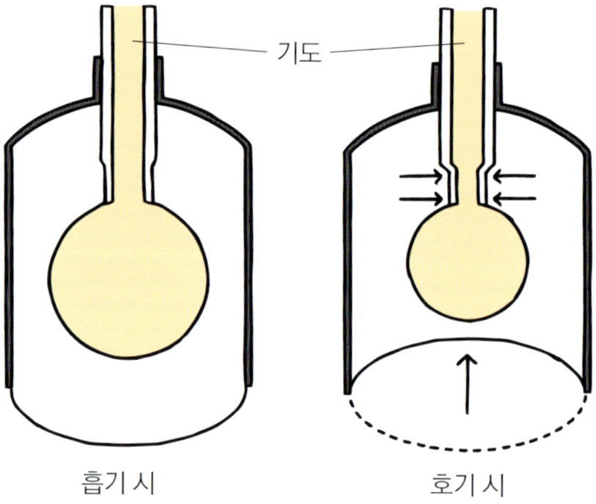

폐쇄성 폐장애
날숨 시 기도가 막혀서 숨을 내쉴 수 없게 된다.

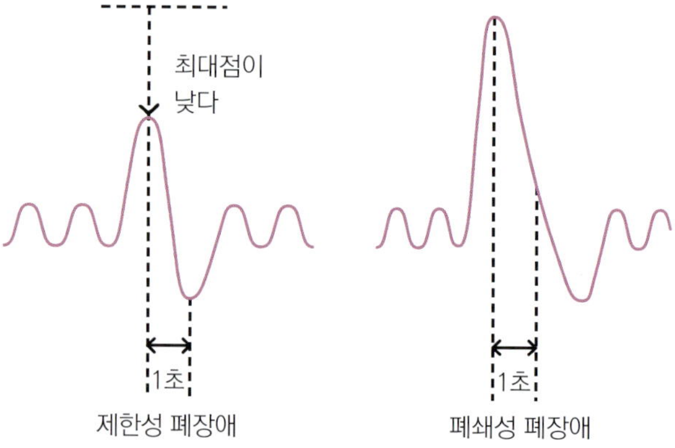

제한성 폐장애와 폐쇄성 폐장애의 폐용량곡선
제한성 폐장애에서는 폐활량이 감소하지만, 1초율은 정상이다. 폐쇄성 폐장애에서는 폐활량은 정상이지만, 1초율이 감소한다.

폐활량이 작아지는 것을 제한성 폐장애라고 한다.

- **폐활량은 성별, 나이, 신장에 따라 예측값이 정해져 있다.**

  예측값을 기준값으로 한다.

- **예측값을 100%로 했을 때 실제 폐활량을 %폐활량이라고 한다.**

  %폐활량은 100%가 표준이며, 80% 이하가 되면 이상이다.

- **%폐활량이 감소한 것을 제한성(restrictive) 폐장애라고 한다.**

  제한성 폐장애에서는 폐포가 눌려 있으며, %폐활량은 80% 이하가 된다. 제한성 폐장애의 대표적인 예로 폐섬유증이 있다. 수술로 폐의 몇 %를 절제한 경우를 상상하면 이해하기 쉽다.

- **제한성 폐장애에서는 1초율은 감소하지 않는다.**

기도가 눌리면 숨을 내쉬기 어렵다.

- **날숨 시에 기도가 눌리기 쉽다.**

  날숨 시에는 가슴안 내압이 높아져 기도에도 압력이 가해진다.

- **기도가 눌려도 숨을 들이마시는 것은 비교적 쉽다.**

  날숨 시에는 가슴안 내압이 낮아져 기도가 넓어진다.

기관지 민무늬근육이 수축하면 기관지는 좁아진다.

- **기관지 민무늬근육은 교감신경에 의해 이완되고, 부교감신경에 의해 수축된다**(→p.181).

1초율이 감소하는 것을 폐쇄성 폐장애라고 한다.

- **건강한 사람의 1초율은 70% 이상이다.**

  즉 건강한 사람은 폐활량의 70% 이상을 1초 이내에 내쉴 수 있다.

- **폐쇄성 폐장애에서는 천천히 내쉬면 많은 양의 숨을 내쉴 수 있다.**

  폐쇄성 폐장애에서는 1초율은 감소하지만, **폐활량**은 감소하지 않는다.

폐쇄성 폐장애의 대표적인 예로 폐기종과 기관지천식 등이 있다.

폐쇄성 폐장애에서는 기도가 눌려 있다.

- **기관지천식은 기관지 민무늬근육이 알레르기에 의해 경련성으로 수축하는 질환이다.**

  경련성으로 수축하고 있는 때를 발작이라고 한다.

- **천식발작 시에는 숨을 들이마실 수 있지만 내쉬기 어렵다.**

  천식 환자는 숨을 내쉴 때 힘들다고 호소하며, 들숨 시간이 연장된다.

- **폐쇄성 폐장애와 제한성 폐장애가 함께 발생할 수도 있다.**

  이를 **혼합성 폐장애**라고 한다. 폐질환이 진행되면 최종적으로는 **1초율**과 **%폐활량** 모두 감소한다.

5 무용공간과 환기

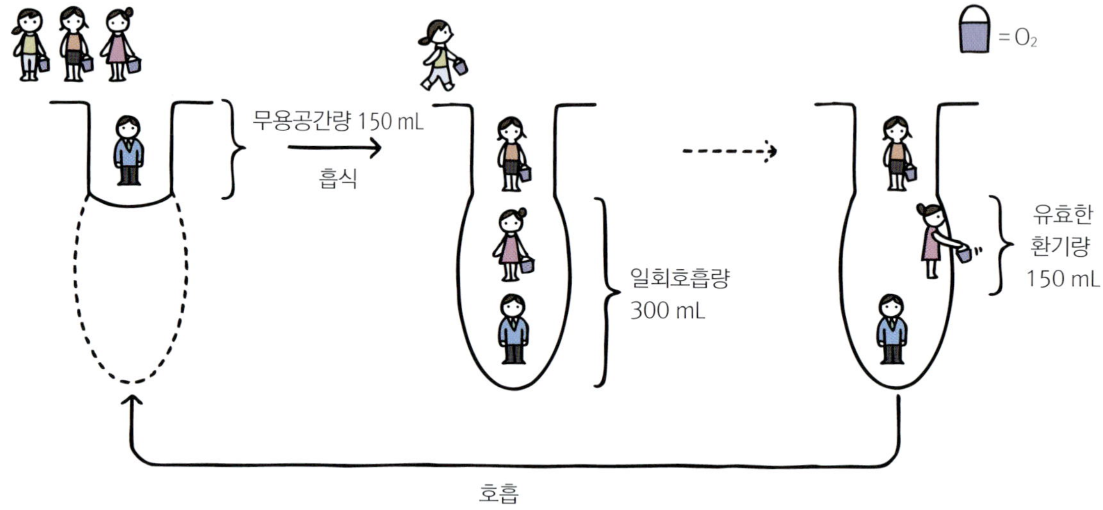

일회호흡량 300 mL, 호흡수 30회/분의 경우

환　　기　　량 = 300 mL × 30회/분 = 9,000 mL/분
유효한 환기량 = 150 mL × 30회/분 = 4,500 mL/분

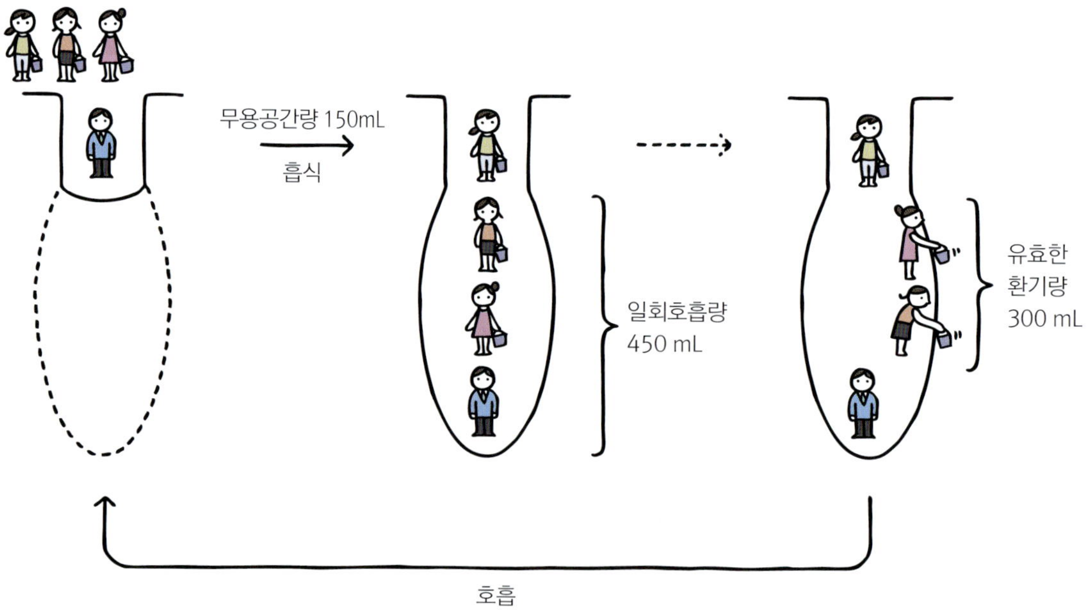

일회호흡량 450 mL, 호흡수 20회/분의 경우

환　　기　　량 = 450 mL × 20회/분 = 9,000 mL/분
유효한 환기량 = 300 mL × 20회/분 = 6,000 mL/분

무용공간과 환기량

무용공간(150 mL)과 환기량(9,000 mL/분)이 일정할 때는 일회호흡량이 큰 쪽이 환기의 효율이 좋아진다.

폐동맥압은 대동맥압보다 훨씬 낮다.

▸ **폐동맥압은 대동맥압의 1/6 정도이다.**

수축기의 폐동맥압은 25 mmHg 정도이다.

▸ **우폐가 좌폐보다 약간 크다.**

우폐는 3엽, 좌폐는 2엽이다. 그러나 좌우의 용량 차이는 고작 10% 정도이다.

무용공간(dead space)은 가스교환에 도움이 되지 않는 공간을 말한다.

▸ **들이마신 공기가 모두 가스교환에 참여하는 것은 아니다.**

애써 들이마신 공기 중 실제 가스 교환에 이용되지 않는 공기가 존재한다. 이 공기가 존재하는 공간을 무용공간이라고 한다. 구체적으로는 기도가 무용공간이다.

▸ **기도에는 코안, 입안, 인두, 후두, 기관, 기관지가 있다.**

▸ **폐포가 모두 기능하는 것은 아니다.**

더욱 정확한 무용공간은 기도용적에 이와 같은 기능하지 않는 폐포의 용적을 더한 것이다.

일회호흡량에서 무용공간량을 뺀 값이 가스교환에 도움이 되는 공기의 양이다.

이를 **폐포환기량**이라고 한다.

▸ **(일회호흡량 − 무용공간량) × 호흡수 = 실제 가스교환에 도움이 되는 공기의 양**

얕고 빠른 호흡보다 깊고 느린 호흡이 가스교환의 효율이 좋다.

호흡수를 늘린다고 해서 반드시 가스교환이 잘 되는 것은 아니다.

▸ **무용공간이 적을수록 환기 효율이 좋다.**

무용공간과 환기량에 대해서는 왼쪽 페이지의 두 개의 그림을 참조.

▸ **기관절개를 하면 무용공간이 감소한다.**

기관절개를 하면 기관 상부가 직접 외부와 연결되므로, 무용공간의 감소만큼 환기 효율이 좋아진다. 기관내삽관 시에도 마찬가지로 무용공간이 감소한다.

호흡수는 분당 약 15회 정도이다.

호흡수는 심박수의 약 1/4 정도이이다. 개인차가 크며, 1분에 약 12-20회 정도이다. 호흡수가 8회/분 이상이 되어야 충분한 호흡이 가능하다.

▸ **신생아의 호흡수는 40-60회/분으로 매우 많다.**

6 혈액가스

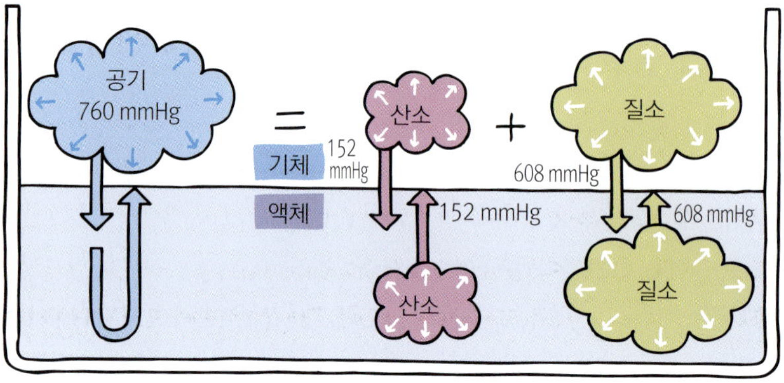

분압

공기의 압력은 산소분압과 질소분압의 합으로 나눌 수 있다. 기체는 물속에 들어가도 같은 압력으로 기체로 돌아가려고 하며, 수면에서 균형을 이루기 때문에 기체 중의 분압과 액체 중의 분압은 같아진다.

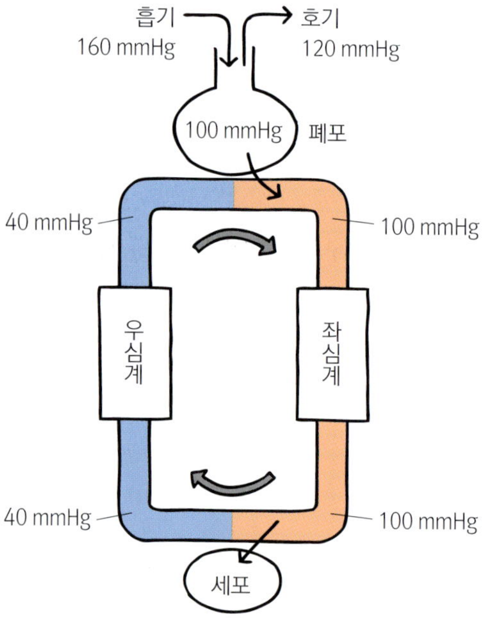

산소분압(mmHg)

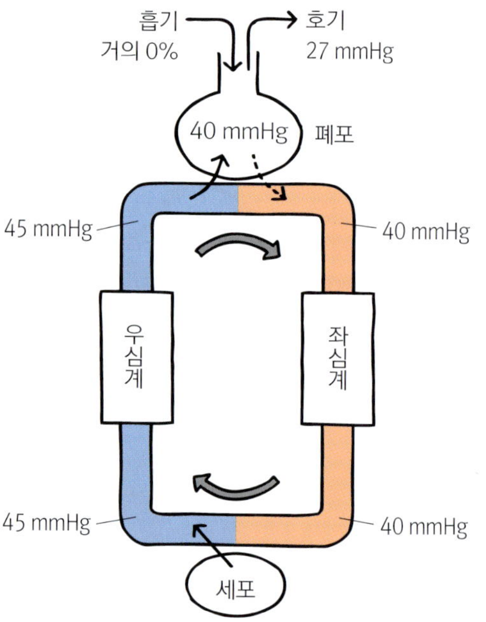

이산화탄소분압(mmHg)

체내의 산소분압과 이산화탄소분압

산소는 공기 중에 21% 포함되어 있으며, 들숨의 산소분압은 760×0.21 = 160 mmHg이지만, 폐포 내에서는 날숨이나 수증기와 섞여 100 mmHg로 내려간다. 폐포 중의 산소는 그대로 혈액 속으로 이동하므로, 폐정맥혈과 동맥혈의 산소분압은 100 mmHg로 유지된다. 그리고 말초조직에 산소를 공급하여 정맥혈에서는 40 mmHg로 떨어진다.

한편, 이산화탄소는 공기 중에 거의 포함되어 있지 않아서 들숨의 이산화탄소분압은 거의 0 mmHg이지만, 폐포 내에서는 날숨이 섞여 40 mmHg가 된다. 폐포 중의 이산화탄소는 그대로 혈액으로 이동하므로, 폐정맥혈과 동맥혈의 이산화탄소분압은 40 mmHg이다. 그리고 말초조직에서 이산화탄소를 받아 정맥혈 중의 이산화탄소분압은 약 45 mmHg로 상승한다.

참고로, 날숨은 폐포 내의 기체와 무용공간 내의 기체(이것은 날숨과 동일)와의 혼합물이므로, 날숨 분압은 양자의 혼합 비율에 비례한다.

혼합 기체는 그 성분량에 비례한 압력을 가지고 있다.

▸ **이를 분압이라고 하며, P_{O_2}나 P_{CO_2} 등과 같이 P를 붙여 표현한다.**

산소분압은 P_{O_2}, 이산화탄소분압은 P_{CO_2}로 표현한다.

▸ **공기는 760 mmHg의 산소 20%와 질소 80%의 혼합 기체이다.**

더욱 정확하게는 수증기를 제외한 성분은 산소 21%, 이산화탄소 0.03%, 질소 등의 가스가 79%이다. 예를 들어 1기압의 건조한 공기(산소 20%와 질소 80%의 혼합 기체의 압력이 760 mmHg)일 경우, 산소의 차지하는 압력은 760 × 0.2 = 152 mmHg, 질소의 차지하는 압력은 760 × 0.8 = 608 mmHg이다. 이를 각각 산소분압, 질소분압이라고 한다. 산소의 움직임만을 고려할 경우, 공기를 152 mmHg의 순산소로 간주할 수 있다.

기체는 그 분압에 비례하여 물에 녹는다.

▸ **기체는 공기 중이나 물속을 불문하고 퍼져 나간다.**

기체는 농도가 낮은 쪽으로 퍼져 나간다. 즉 기체는 물에 녹으려고 하고, 녹은 기체는 다시 기체로 변하여 빠져나가려고 한다. 그리고 최종적으로 양쪽이 균형을 이룰 때까지 이동이 계속된다.

▸ **농도가 높은지 낮은지를 측정하는 눈금이 분압이다.**

분압의 단위로는 mmHg를 사용하지만, torr라는 단위를 사용할 수도 있다. 1torr는 1 mmHg이다.

▸ **혈액 중 기체의 분압을 혈액가스라고 한다.**

보통 혈액가스는 혈중의 산소분압과 이산화탄소분압을 의미한다.

순수한 산소를 흡입해도 폐포 내는 산소 100%가 되지 않는다.

폐포에서 수증기나 이산화탄소가 나오므로, 그만큼 산소농도가 낮아진다.

▸ **폐포 내나 날숨가스는 거의 100% 포화된 수증기를 포함하고 있다.**

37℃에서 100%의 수증기 분압은 약 47 mmHg이다.

▸ **결국 폐포 내의 산소분압은 약 100 mmHg이다.**

이 100 mmHg라는 값은 그대로 동맥혈중의 산소분압이 된다.

▸ **호흡에 의해 수분이 배설된다.**

체내 수분 균형을 고려할 때 호흡에 의한 수분 배출량도 중요하다.

▸ **가스통(bombe) 내의 가스는 수분을 거의 포함하지 않는다.**

인공호흡기 등에서는 기도를 보호하기 위해 들숨을 가습할 필요가 있다. 건조한 병실 등에서도 마찬가지로 공기를 가습하는 것이 좋다. 이러한 경우에도 폐포 내나 날숨가스는 거의 100% 포화된 수증기를 포함하고 있다.

폐포 중, 동맥 중, 정맥 중의 산소분압을 각각 P_{AO_2}, P_{aO_2}, P_{VO_2}로 쓴다.

P는 압력, $_A$는 폐포, a는 동맥, V는 정맥을 가리킨다.

P_{AO_2} = 100 mmHg이다.

P_{aO_2} = 100 mmHg이다.

P_{aCO_2} = 40 mmHg이다.

P_{VC_2} = 40 mmHg이다.

이상의 4가지 기준값은 기억해야 한다. 왜 이러한 값이 되는지는 왼쪽 그림을 참조.

단순히 P_{O_2}, P_{CO_2}라고 쓸 때는 동맥혈중의 분압, 즉 P_{aO_2}, P_{aCO_2}를 의미하는 경우가 많다.

7 호흡산증과 호흡알칼리증

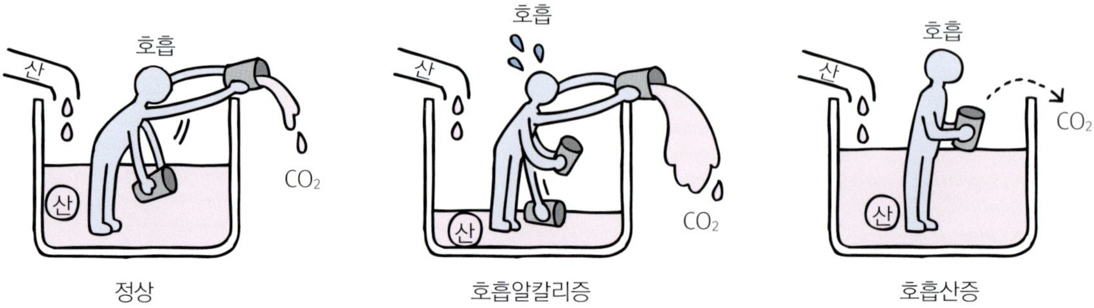

pH의 호흡 변동
이산화탄소 배출량에 반비례하여 체내에 산이 축적된다.

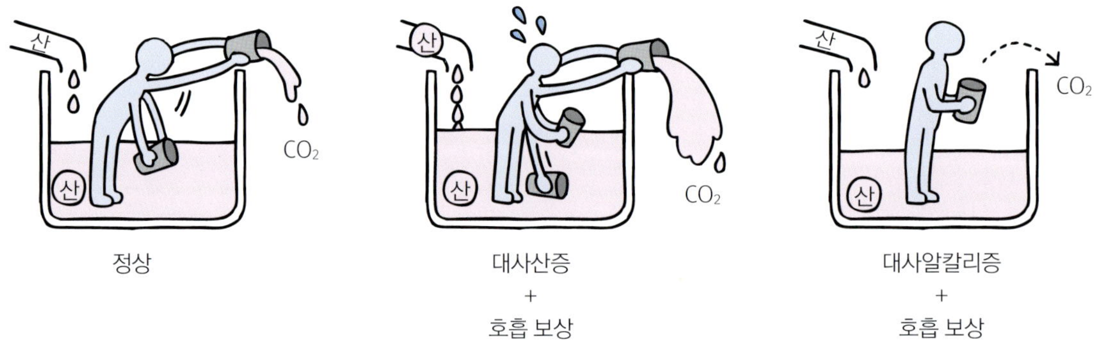

pH의 호흡 보상
설령 산의 양이 변하더라도, 이에 맞춰 이산화탄소 배설량도 변하여 결국 pH의 변화는 작아진다.

과호흡증후군

무언가의 계기로 호흡이 과도해져 몸이 알칼리성으로 기울면, 호흡이 어려운 것처럼 느껴질 수 있다. 그러면 더욱 과호흡을 계속하게 되어 호흡알칼리증이 강화된다. 이를 과호흡증후군이라고 하며, 약간 신경질적인 젊은 여성에게 많이 보인다. 이산화탄소분압의 저하가 원인이므로 호흡을 억제하여 이산화탄소를 체내에 축적하면 낫는다.

산증과 알칼리증에는 대사성 원인과 호흡성 원인이 있다.

체내가 산성으로 기운 것을 산증, 알칼리성으로 기운 것을 알칼리증이라고 한다(→p.10). 대사성 원인에 대해서는 p.10에서 설명되어 있으므로, 여기서는 산염기평형과 호흡과의 관계에 관해 설명한다.

이산화탄소는 체내에서 산이 된다.

▶ **이산화탄소는 물에 녹으면 탄산이라는 산이 된다.**

$CO_2 + H_2O \rightarrow H^+ + HCO_3^-$가 되어 H^+를 내놓기 때문에 이산화탄소는 산이다.

▶ **폐는 산 배설 기관이다.**

폐는 이산화탄소 배설 기관이기 때문이다.

▶ **호흡에 의해 pH는 변동한다.**

호흡량에 의해 이산화탄소의 양, 즉 산의 양이 변하기 때문이다. 이러한 이산화탄소양에 의한 pH 변동을 호흡산증 또는 호흡알칼리증이라고 한다.

환기량과 이산화탄소분압은 반비례한다.

이산화탄소분압이 상승하는 것과 이산화탄소의 체내에 축적되는 것은 같은 의미이다.

▶ **환기량이 증가하면 알칼리증이 된다.**

환기량이 증가하면 체내의 이산화탄소는 체외로 점점 배출되어 동맥혈 중의 이산화탄소분압이 감소하고, 그 결과 알칼리증이 된다. 동맥혈 중의 이산화탄소분압과 pH는 반비례하기 때문이다.

▶ **호흡 횟수가 증가하면 P_aco_2는 내려간다.**

▶ **호흡 횟수가 증가하면 동맥혈의 pH는 올라간다.**

심호흡을 여러 번 계속하면 호흡알칼리증이 된다.

▶ **빈번한 심호흡은 환기량 증가를 초래한다.**

환기가 불충분하면 산소분압은 감소하고 이산화탄소분압은 상승하여 그 결과 pH는 감소한다.

환기장애는 호흡산증을 일으킨다.

▶ **체내에서 대사산증(→p.10)이 발생하면, 호흡은 증가한다.**

보상하려고 호흡을 증가시켜 이산화탄소분압을 낮추고, 호흡알칼리증을 일으켜 대사산증을 중화하려고 한다.

반대로, 체내에서 대사알칼리증이 발생하면 호흡은 억제되어 호흡산증으로 보상된다.

8 호흡중추

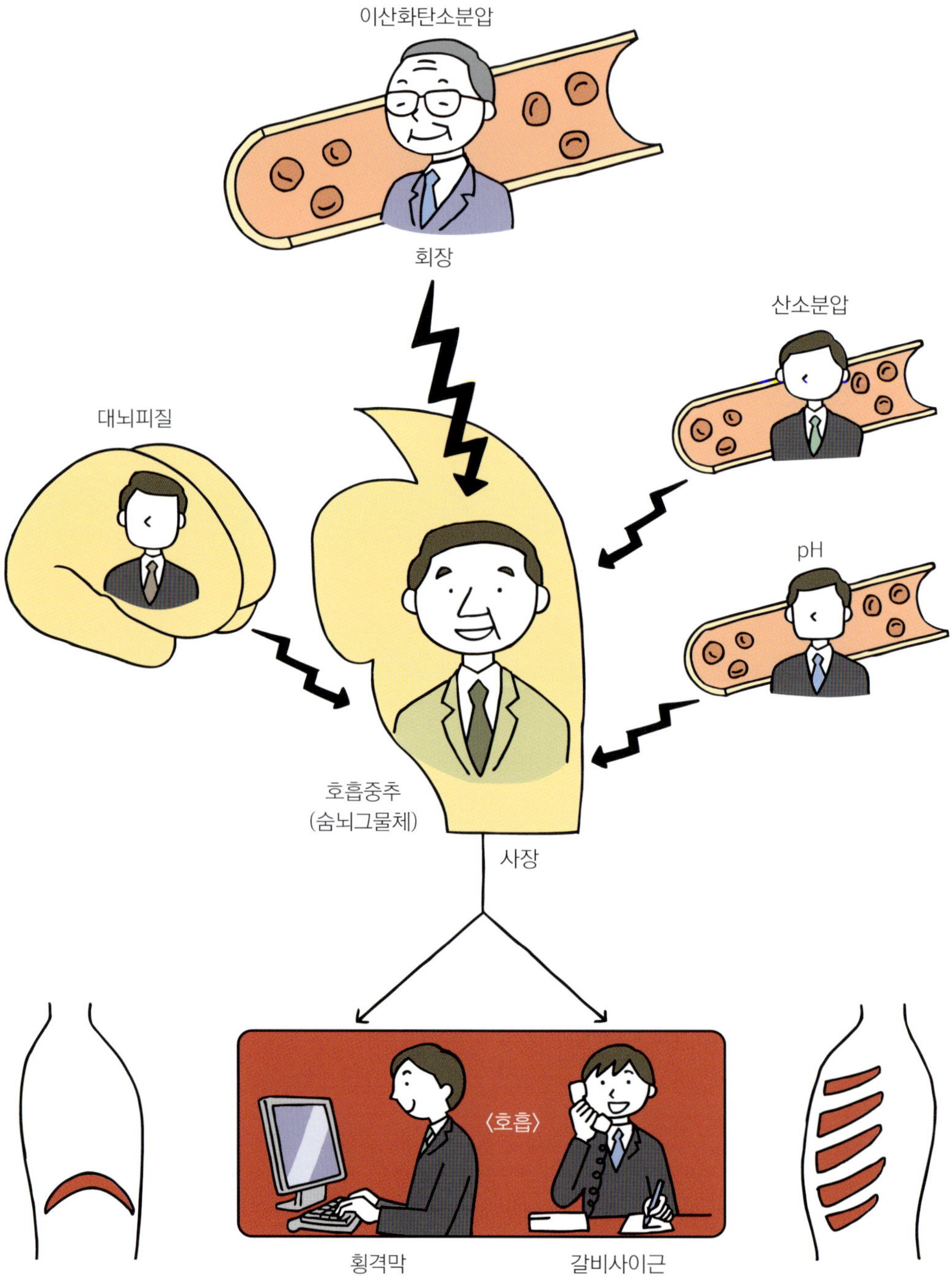

호흡중추

호흡중추는 혈중 이산화탄소분압, 산소분압, pH 등의 정보와 대뇌피질로부터의 명령에서 오는 명령을 들으면서, 호흡근의 작업량을 결정하고 있다. 이 중에서 이산화탄소분압의 영향이 가장 크다.

호흡중추는 뇌줄기에 있다.

▸ **호흡 횟수나 호흡의 깊이는 호흡중추가 결정한다.**

호흡근은 맘대로근육(voluntary muscle)이기 때문에 호흡운동을 일시적으로, 의식적으로 변화시킬 수 있다. 그러나 의식적으로 호흡운동을 변화시켜도 그것이 신체에 적합하지 않으면 숨이 막히는 등 불편함을 느끼고, 결국 호흡중추의 명령에 따른 호흡운동으로 돌아간다.

▸ **호흡중추는 뇌줄기의 숨뇌그물체(medullary reticular system)에 있다.**

뇌줄기 부위는 생명 유지에 가장 중요한 부위이다(→p.185).

호흡중추는 주로 동맥혈의 이산화탄소분압에 의해 조절된다.

호흡중추는 pH나 산소분압 등도 감지하고 있다. 그러나 주요 역할은 이산화탄소가 담당한다.

▸ **이산화탄소분압이 저하되면 호흡운동은 감소한다.**

호흡운동이 억제되면 이산화탄소가 체내에 증가한다.

▸ **이산화탄소분압이 상승하면 호흡운동은 촉진되어 이산화탄소를 체외로 배출하려고 한다.**

▸ **건강한 사람이 안정 시 순수 산소를 흡입해도 숨이 편해졌다고 거의 느끼지 않는다.**

호흡중추는 산소가 아닌 이산화탄소의 분압으로 호흡운동을 결정하기 때문이다.

▸ **이산화탄소분압, 산소분압, pH 등은 뇌줄기 부위뿐만 아니라 경동맥이나 대동맥 같은 말초에서도 감지하고 있다.**

경동맥과 대동맥에는 이러한 것을 감지할 수 있는 특수한 감각수용기가 있으며, 그 정보는 뇌줄기 부위의 호흡중추에 전달된다.

마취제는 호흡을 억제한다.

마취제, 수면제, 정신안정제, 진통제 등 중추신경에 작용하는 약물은 호흡중추의 작용도 억제하기 때문에 호흡이 멈출 수 있다. 따라서 이와 같은 약물을 투여받은 환자에서는 호흡 상태의 관찰이 중요하다.

▸ **뇌 장애로 인해 호흡이 멈출 수 있다.**

뇌혈관 장애나 뇌 외상 등으로 호흡중추가 손상되면 호흡이 멈추게 된다.

▸ **수면 중이나 식물 상태에서는 호흡중추의 기능이 유지되기 때문에 스스로 호흡할 수 있다.**

뇌사에서는 호흡중추의 기능이 없어져 스스로 호흡할 수 없다(→p.191).

중증 만성 호흡부전 환자에게는 산소를 투여해서는 안 되는 경우가 있다.

건강한 사람은 호흡중추가 주로 이산화탄소분압에 의해 조절된다. 그러나 중증 만성 호흡부전 환자는 이산화탄소분압이 항상 높기 때문에 호흡중추가 산소분압의 저하도에 따라 작동하는 경우가 있다. 이러한 경우 산소를 투여하면 갑자기 산소분압이 상승하여 호흡이 멈추게 된다. 즉, 환자에 따라서는 산소가 금기일 때도 있다.

Coffee Break

폐는 외분비 기관

폐는 가래라는 분비액을 분비하는 외분비 기관이다. 폐는 일반적인 외분비샘과 매우 유사한 구조로 되어 있고, 폐포는 분비세포에, 기관지는 분비액이 지나가는 관에 해당한다. 가래와 기침은 기도 내의 이물질을 제거하는 데 도움이 된다. 덧붙여, 폐는 발생 초기 식도 상부 근처의 세포가 분열·증식하여 형성된 것으로, 폐와 소화기는 친척 관계이다.

대동맥압과 폐동맥압

일반적으로 '혈압'이라고 하면 대동맥 부근의 동맥 내압을 말한다. 심장의 수축기에는 대동맥압이 120 mmHg 정도까지 상승하지만, 폐동맥압은 기껏해야 25 mmHg 정도이다. 이는 폐의 혈관저항이 낮음을, 즉 폐는 혈액이 잘 흐른다는 것을 나타낸다. 심실의 부하도 이 압력에 비례하기 때문에, 좌심실 벽은 매우 두껍고 강한 힘을 낼 수 있지만 우심실 벽은 얇다. p.50도 참조.

문제

성인의 호흡운동으로 올바른 것은?

1. 가슴막안 내압은 날숨 시 양압이 된다.
2. 호흡근은 주로 흡입에 사용된다.
3. 복식 호흡은 흉식호흡보다 호흡 부피가 크다.
4. 동맥혈 이산화탄소분압의 감소는 호흡운동을 촉진한다.

해설 1. 가슴막안 내압은 항상 음압이다. 날숨 시 음압 정도가 작아진다(p.79). 2. 맞다(p.79). 3. 맞다(p.79). 4. 억제된다(p.91).

정답 [2] [3]

PART

6

대사

1. 영양소
2. 당질
3. 지질
4. 단백질
5. ATP(삼인산아데노신)
6. 물질대사
7. 비만

Coffee Break

1 영양소

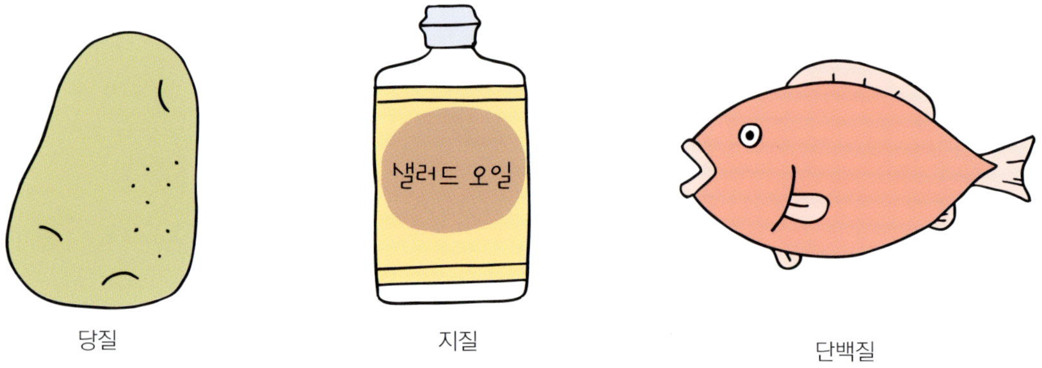

3대 영양소

당질, 지질, 단백질이 에너지원이다.

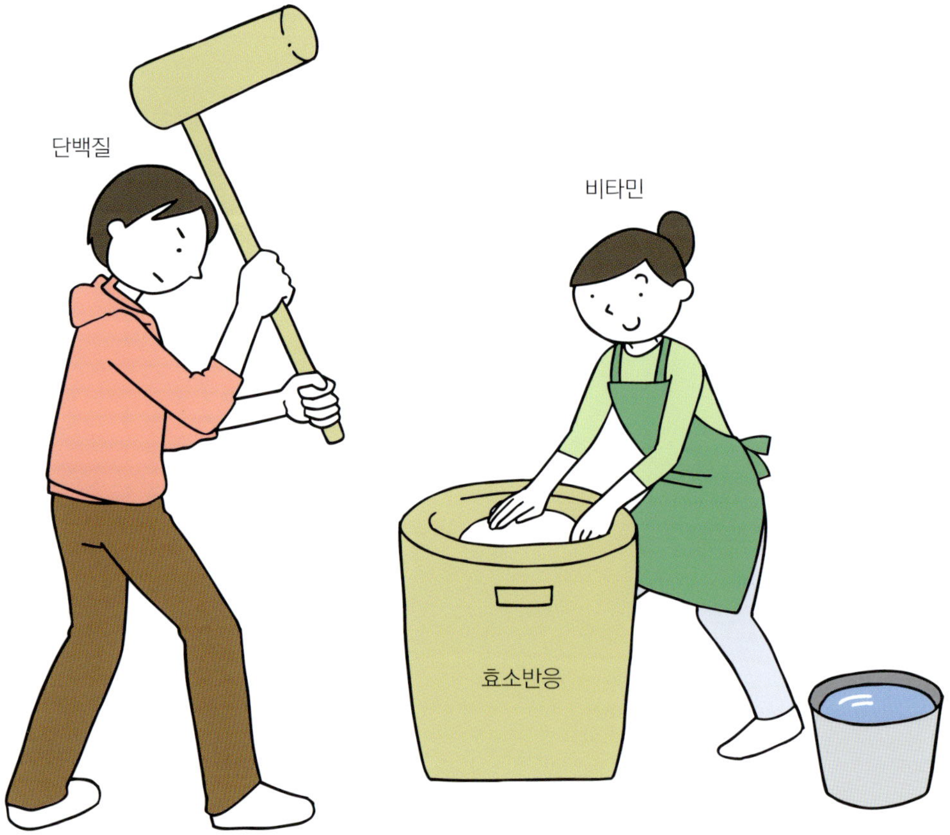

효소반응

효소의 주성분은 단백질이며, 비타민과 협력하여 효소반응을 수행한다.

영양소에는 에너지원이 되는 것과 대사를 원활하게 하는 것이 있다.

▸ **당질, 지질, 단백질이 에너지원이 된다.**

이 세 가지를 3대 영양소라고 한다.

▸ **에너지양은 킬로칼로리로 표시한다.**

영양의 에너지양의 단위는 킬로칼로리(kcal)이다.

▸ **대사를 원활하게 하는 것에는 비타민과 미네랄이 있다.**

3대 영양소에 이 두 가지를 더하여 5대 영양소라고도 한다.

대사는 효소에 의해 수행된다.

대사는 체내의 화학반응인데, 이 화학반응의 촉매가 효소이다.

▸ **효소는 단백질로 이루어져 있다.**

효소의 주성분은 단백질이다.

▸ **효소가 작용하기 위해서는 도움이 필요할 때가 있다.**

효소가 촉매로 작용하려면 본래의 단백질 성분 외에 단백질이 아닌 다른 성분이 필요할 때가 있다.

▸ **효소의 작용을 돕는 것이 비타민이다.**

효소의 작용을 돕는 것이 보조효소(coenzyme)라고 한다.

비타민에는 수용성 비타민인 것과 지용성 비타민인 것이 있다.

비타민류는 물에 녹는지 지방에 녹는지에 따라 두 가지로 분류할 수 있다.

▸ **일반적인 비타민은 체내에서 합성할 수 없다.**

비타민은 식사를 통해 섭취해야 한다. 그러나 비타민 중에는 장내세균이 합성해 주는 것도 있다. 비타민D는 체내에서 합성 가능하다.

▸ **비타민이 부족하면 병에 걸린다.**

비타민은 특정 효소의 반응을 돕기 있으므로, 비타민이 부족하면 그 효소반응이 원활히 이루어지지 않는다. 그 결과, 대사가 잘 이루어지지 않아 이에 따른 증상이 나타난다

▸ **비타민의 명칭에는 통일성이 없다.**

발견자가 각각 마음대로 이름을 붙였기 때문에, 현재도 비타민 명칭에는 통일성이 별로 없다. 예를 들어 비타민A, B, C 사이에는 직접적인 관련이 없다.

열에 약한 비타민도 있다.

▸ **일부 비타민은 열, 산소, 빛 등으로 분해된다.**

보존법이나 조리법에 따라 비타민이 분해되어 감소하거나 소실될 수도 있으므로, 식사할 때는 식품의 비타민 함유량뿐만 아니라 조리법에도 주의가 필요하다.

칼로리

물리학적인 에너지양은 줄(joule, J)이라는 용어를 사용하기도 하지만, 영양학 분야에서는 칼로리를 사용한다. 식품의 에너지양을 칼로리양이라고 하는 것은 정확한 표현이 아니다.

2 당질

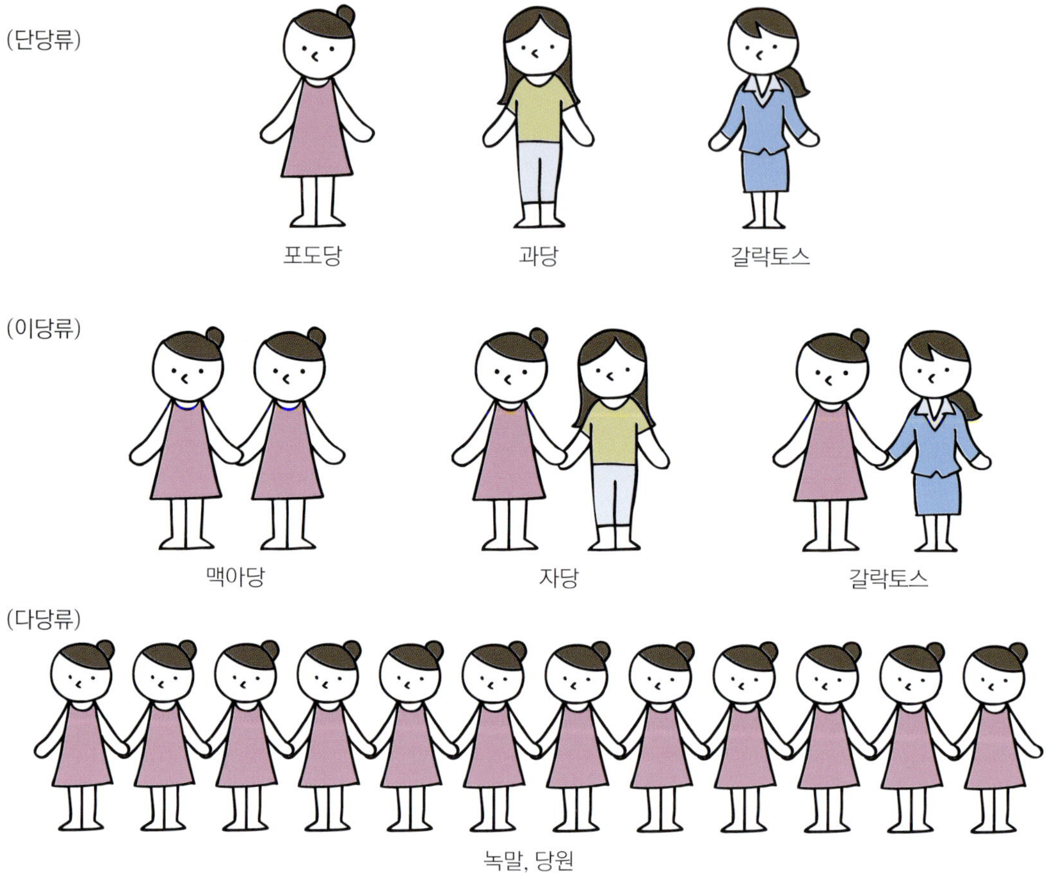

당질의 종류
당질은 모두 단당류로 이루어져 있다.

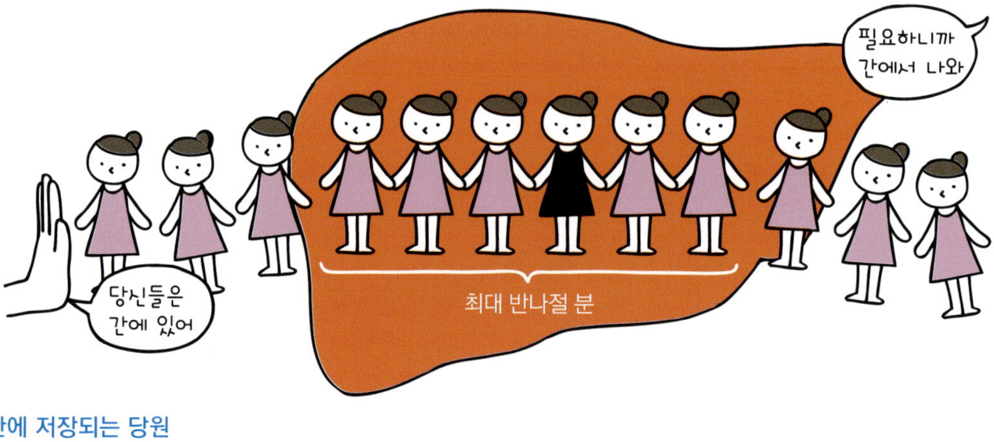

간에 저장되는 당원
필요에 따라 분해되어 포도당을 혈액으로 방출한다.

당질의 기본은 **포도당**이다.

▸ **포도당은 글루코오스(glucose)라고 한다.**

포도당의 친척으로는 과당(fructose)과 갈락토스(galactose)가 있다.

▸ **포도당, 과당, 갈락토스를 단당류라고 한다.**

포도당, 과당, 갈락토스의 조성은 모두 모두 $C_6H_{12}O_6$이며, 이들은 당질의 기본 단위이므로 단당류라고 한다. H와 O의 비율이 2:1로 물과 같기 때문에, 당질을 탄수화물이라고 하거나, 포함된 물의 탄소라고도 한다.

▸ **단당류가 두 개 연결된 당을 이당류라고 한다.**

포도당이 두 개 연결된 것이 맥아당(maltose)이다. 포도당, 과당이 연결된 것을 자당, 포도당과 갈락토스가 연결된 것을 유당이라고 한다. 일반적으로 요리에 사용하는 백설탕은 자당이다.

▸ **단당류가 많이 연결된 것을 다당류라고 한다.**

다당류에는 당원, 전분, 셀룰로스 등이 있다.

▸ **어떤 당질도 세밀하게 나누면 모두 단당류가 된다.**

당질은 단당류가 모여서 이루어진 것이다.

전분은 **포도당**이 많이 연결된 것이다.

▸ **식물에서의 저장 당질이 전분, 동물에서의 저장 당질이 당원(glycogen)이다.**

전분도 당원도 모두 포도당이 많이 연결된 것이다.

▸ **쌀의 전분도, 설탕도, 영양소로서는 같은 것이다.**

모두 성분은 단당류이기 때문이다.

몸 안에서는 당질은 결국 **포도당** 형태로 이용된다.

단당류에는 여러 종류가 있지만, 가장 중요한 것은 포도당이다.

▸ **혈액 중의 포도당 농도를 혈당치라고 한다.**

당뇨병에서는 이 혈당치가 높아진다.

▸ **여분의 당질은 당원으로서 간에 저장된다.**

간의 당원 저장량은 그다지 많지 않아, 고작 반나절 분 정도밖에 없다. 즉, 하루 아무것도 먹지 않으면 간의 당원은 고갈(사용하여 없어지는 것)된다. 따라서 간의 당원 양은 기아에 대한 대비로서는 매우 불충분하다.

▸ **간은 필요에 따라 당원을 포도당으로 분해하여 혈액 중으로 포도당을 내놓는다.**

당원은 근육 속에도 존재하지만, 근육 속의 당원은 근육의 수축 에너지원으로 사용되며, 혈액 중에는 방출되지 않는다.

3 지질

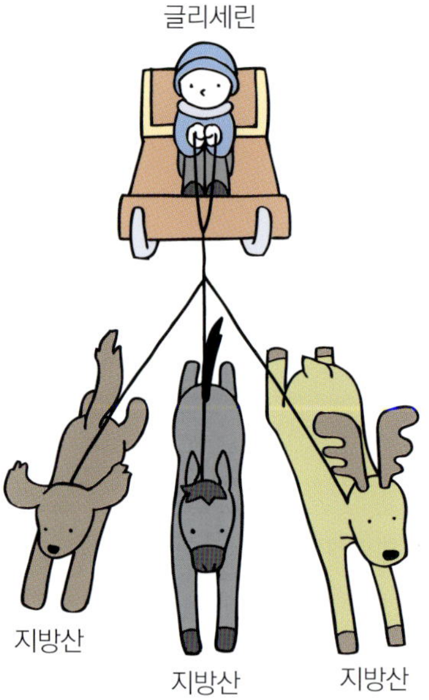

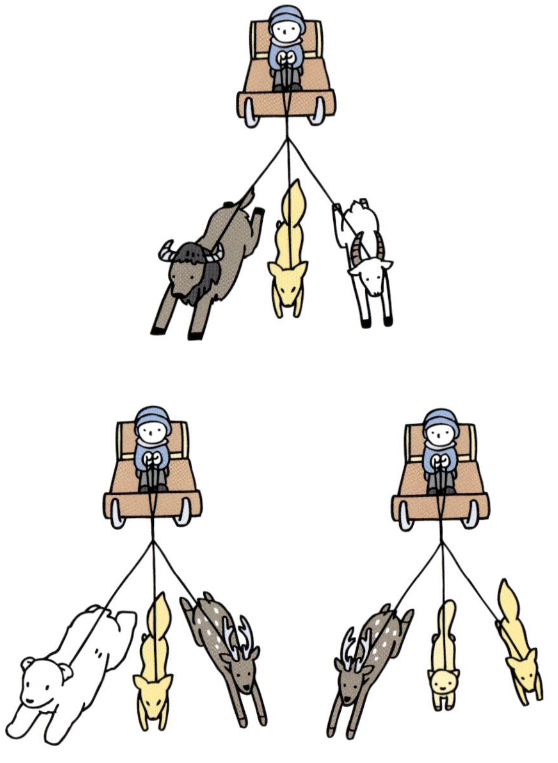

중성지방

중성지방은 3개의 지방산과 1개의 글리세린이 결합한 것이다. 지방산에는 많은 종류가 있다.

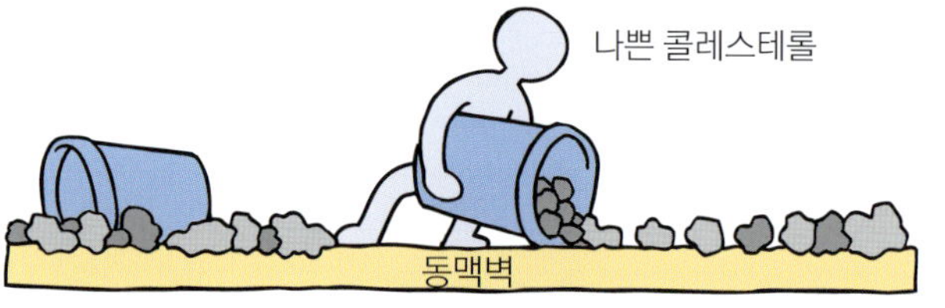

혈중 콜레스테롤

고농도의 콜레스테롤은 동맥경화를 촉진한다. 혈중 콜레스테롤 대부분은 동맥경화를 촉진하는, 이른바 나쁜 것으로 여겨지지만, 동맥경화를 방지하는 HDL콜레스테롤 같은 좋은 것도 있다.

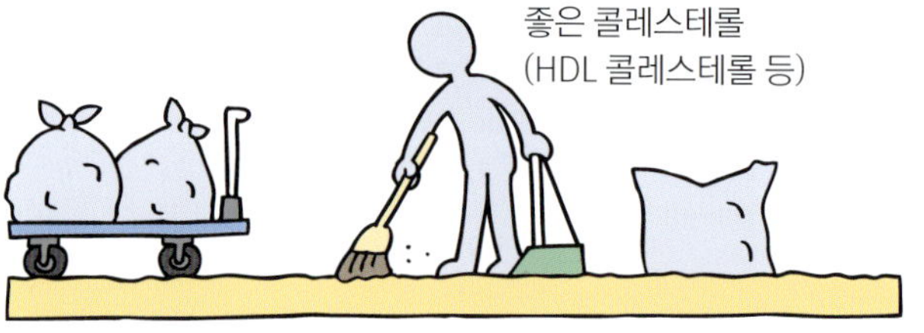

대표적인 지질은 중성지방이다.

중성지방 이외의 지질에는 콜레스테롤 등이 있다.

▶ 중성지방은 글리세린과 지방산이 결합한 것이다.

글리세린과 지방산은 모두 탄소(C), 수소(H), 산소(O)로 이루어져 있다. H와 O의 비율은 당질과 달리 2 : 1이 아니다. 글리세롤은 글리세린이라고도 한다.

▶ 지방산은 많은 종류가 있다.

지방산의 탄소의 수나 이중 결합의 유무 등에 따라 많은 종류가 있다.

지방산 중에는 필수적인 것이 있다.

대부분의 지방산은 스스로 합성할 수 있지만, 합성할 수 없는 지방산도 있다. 이 합성할 수 없는 지방산은 반드시 음식물에서 반드시 섭취해야 하므로 필수지방산이라고 불린다.

▶ 필수지방산에는 리놀산, α-리놀레인산, 아라키돈산이 있다.

사람의 필수지방산은 위의 세 가지이다.

▶ 필수지방산은 모두 불포화지방산이다.

일반적으로 탄소와 탄소 사이는 1개의 팔(단일결합)로 결합되어 있다. 하지만, 두 개의 팔(이중결합)로 결합되어 있는 것도 있으며, 이러한 지방산을 불포화지방산이라고 한다. 이에 반해 이중결합이 없이 모두 하나의 팔로 결합되어 있는 것을 포화지방산이라고 한다.

지질과 동맥경화는 깊은 관계가 있다.

▶ 동맥경화를 불포화지방산은 예방하고, 포화지방산은 촉진한다고 생각된다.

하지만, 그렇게 단순하게 말할 수 있는 것은 아니다. 불포화지방산이나 필수지방산은 식물이나 어류의 지질에 많이 포함되어 있으며, 포화지방산은 동물, 특히 특히 육류의 지질에 많이 포함되어 있다.

▶ 동맥경화의 원인 중 하나는 콜레스테롤의 증가라고 생각된다.

동맥벽에 콜레스테롤이 침착되어 단단해진다. 이것이 동맥경화이다.

콜레스테롤도 지질의 일종이다.

▶ 콜레스테롤은 간에서 합성된다.

체내의 콜레스테롤 존재 양상에는 여러 종류 있다. 혈액 중의 모든 콜레스테롤의 총농도를 총콜레스테롤 값이라고 한다.

▶ 콜레스테롤을 다량으로 섭취하면 혈액 중의 콜레스테롤도 증가한다.

콜레스테롤은 간에서 합성되지만, 식사 시 다량의 콜레스테롤을 섭취하면 혈액 중 콜레스테롤은 증가한다.

▶ 콜레스테롤 중에는 동맥경화를 방지하는 역할을 하는 것도 있다.

이러한 콜레스테롤을 HDL콜레스테롤이라고 한다. 따라서, 동맥경화를 방지하려면 총콜레스테롤은 낮게, HDL콜레스테롤은 높게 유지하는 것이 바람직하다.

지방산의 합성, 분해는 간에서 이루어진다.

▶ 여분의 지질은 중성지방으로서 지방세포 안에 저장된다.

지방세포의 집단이 지방조직이다. 피하지방 등의 이른바 '지방'은 지방조직을 말한다. 이러한 저장 목적의 지방을 저장지방이라고 한다.

▶ 필요에 따라 지방세포 속의 중성지방은 에너지원으로 이용된다.

4 단백질

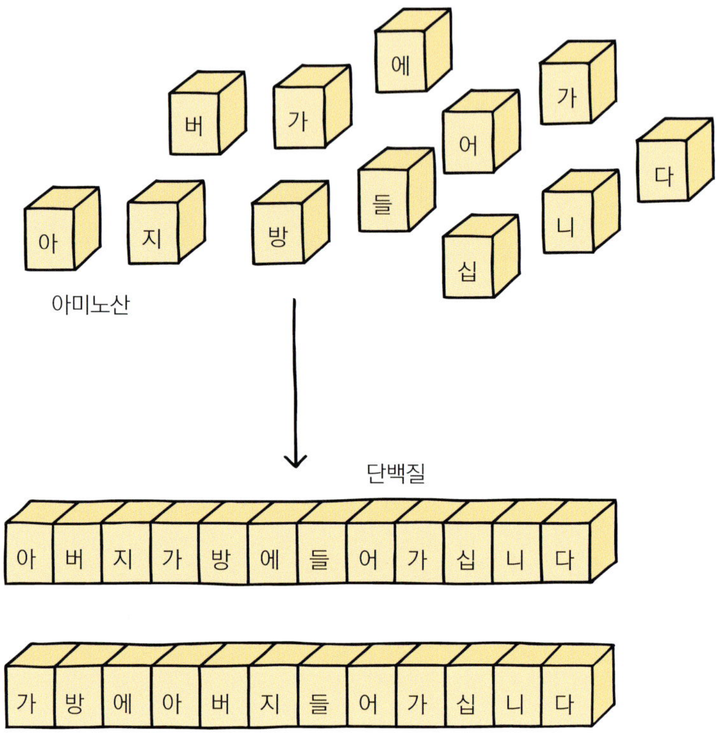

아미노산과 단백질

아미노산을 문자, 단백질을 문장에 비유해 보자. 같은 글자라도 순서를 바꾸기만 해도 다른 의미의 문장을 만들 수 있다.

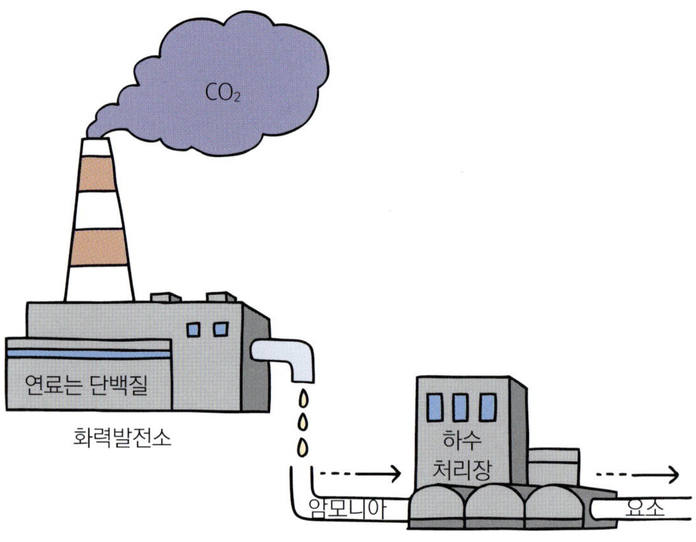

단백질을 태울 경우

에너지를 얻기 위해 단백질을 태울 수도 있다. 그 경우에는 최종적으로 요소가 만들어진다.

단백질은 아미노산으로 이루어진 긴 사슬이다.

아미노산이 많이 연결된 것이 단백질이다.

▸ **아미노산의 사슬을 펩타이드라고 한다.**

단백질과 펩타이드 사이에는 엄밀한 구별은 없지만, 아미노산의 수로 대략 100개 이상을 단백질, 그 이하를 펩타이드라고 부르는 것 같다. 즉, 양자는 같은 것이다.

▸ **단백질은 C, H, O 외에 N(질소)을 포함하고 있다.**

또한 소량의 S(유황)도 포함되어 있다. 단백질의 성분에서 당질이나 지질과 크게 다른 점은 질소를 반드시 포함하고 있다는 것이다.

▸ **아미노산은 약 20종류 정도 있다.**

이 20여 종류의 아미노산이 몇 개에서 수만 개 연결된 것이 **단백질**이다.

효소는 단백질이다.

효소는 신체 내에서의 화학반응을 촉매하는 것이다. 즉, 대사가 잘 이루어지도록 작용하는 것이다.

신체의 주요 구성 성분도 단백질이다.

세포의 내부는 수천 가지 종류의 단백질 혼합 용액이라고 생각해도 좋다.

▸ **세포는 필요한 단백질을 아미노산에서 합성한다.**

아미노산을 정해진 순서대로 연결하면 단백질이 완성된다.

▸ **혈장 중의 단백질 대부분은 간에서 합성된 것이다.**

스스로 합성할 수 없는 아미노산을 필수아미노산이라고 한다.

▸ **아미노산에는 스스로 합성할 수 있는 것과 없는 것이 있다.**

필수아미노산은 식사를 통해 섭취해야 한다. 양질의 단백질이라고 불리는 것은 이 필수아미노산의 포함량이 많다.

단백질은 에너지원으로도 사용할 수 있다.

마치 석유가 플라스틱 등의 재료로도 사용되고, 그대로 태워 연료로도 사용될 수 있는 것과 같다.

▸ **단백질을 연료로 사용한 경우 배기가스로서 요소가 생성된다.**

아미노산의 질소는 태울 수 없다. 그래서 연소 찌꺼기로 암모니아가 생성된다. 다만, 암모니아는 신체에 독이 되기 때문에 간에서 요소로 변환되어 요소의 형태로 신장에서 소변으로 배출된다.

아미노산 배열

한글은 자음 14개, 모음 10개로 조합한 것이지만, 무엇이든지 표현이 가능하다. 다만 단어의 선택이나 순서에는 엄밀한 규정이 있다. 이와 마찬가지로 단백질도 20여 종의 아미노산의 나열이지만, 그 역할에는 무한한 종류와 가능성이 있다. 아미노산의 순서를 아미노산 배열이라고 한다. 각각의 단백질의 아미노산 배열에는 엄격한 규정이 있으며, 이는 유전자에 의해 결정된다. 즉, 유전자란 아미노산 배열을 적은 문서라고도 할 수 있다.

5 ATP(삼인산아데노신)

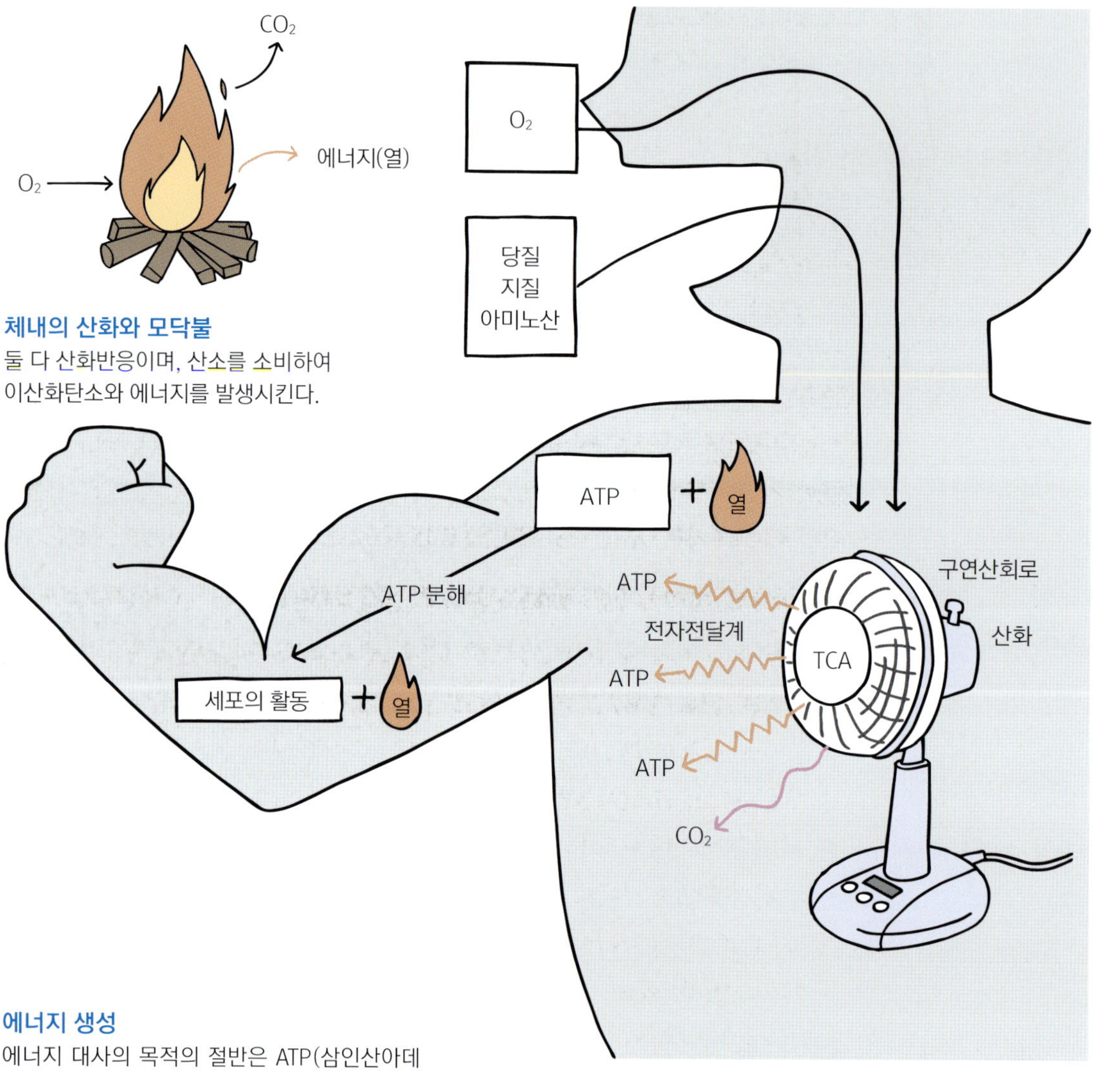

체내의 산화와 모닥불

둘 다 산화반응이며, 산소를 소비하여 이산화탄소와 에너지를 발생시킨다.

에너지 생성

에너지 대사의 목적의 절반은 ATP(삼인산아데노신)를 합성하는 것이며, 나머지 절반은 ATP를 분해하여 에너지를 얻는 것이다.

구연산회로와 전자유전계

구연산회로는 선풍기와 같아서, 돌면 돌수록 더 많은 ATP를 생성한다.

크레아틴과 크레아티닌(creatine & creatinine)

세포 내에서 에너지를 공급하는 대표적인 물질은 ATP이지만, 근육세포에서는 크레아틴과 인산의 화합물인 크레아틴인산의 저장 에너지를 간접적으로 이용하여 근육수축을 수행한다. 이 크레아틴은 크레아티닌으로 변환되어 소변으로 배출된다. 요중 크레아티닌은 신장 기능을 살피는 평가하는 지표가 된다(→ p.172).

사람은 몸 안에서 음식물을 산화시켜 에너지를 얻고 있다.

추출한 에너지로 몸을 움직이거나 체온을 유지한다.

▸ **체내의 산화와 모닥불은 기본적으로 동일한 반응이다.**

둘 다 산화반응으로, 산소를 소비하여 이산화탄소와 에너지를 발생시킨다.

▸ **당질을 산화시키면 열이라는 에너지를 얻을 수 있다.**

나무를 태우면 열이 발생한다. 나무는 셀룰로스라는 당질로 만들어져 있으며, 나무를 태우는 것은 당질을 산소와 결합해 산화시키는 것이다.

▸ **산화에 필요한 산소를 섭취하는 것이 호흡이다.**

인간이 왜 호흡해야 하는가 하면, 그것은 산화(즉 에너지 생성)에 산소가 필요하기 때문이다.

▸ **당질을 태우면 이산화탄소와 물이 생성된다.**

당질은 탄소와 수소와 산소로 이루어져 있으며, 태우면 열 외에 이산화탄소와 물도 발생한다.

당질, 지질, 아미노산은 에너지원이 된다.

▸ **이 세 가지 에너지원은 대사에 의해 최종적으로 ATP와 열을 생성한다.**

이것이 3대 영양소(→p.95)라고 불리는 이유이다. ATP는 삼인산아데노신의 약자이다.

▸ **생체 내에서 최종으로 직접 이용 가능한 에너지 형태가 ATP이다.**

세포가 수축하거나 물질을 흡수할 수 있는 것은, ATP를 분해하여 생긴 에너지를 이용하기 때문이다.

▸ **에너지 생성에는 산소를 사용한다.**

산소를 사용하기 때문에 에너지 생산을 산화라고도 한다. 즉 당질, 지질, 아미노산은 산소에 의해 ATP와 열로 변환되는 것이다.

▸ **당질은 산소가 없어도 에너지를 생성할 수 있다.**

일반적으로 ATP 생성에는 산소가 필요하지만, 당질은 예외로 전혀 산소가 없어도 소량(1/20 정도)의 ATP를 생성할 수 있다. 이 경로를 무산소해당계(anaerobic glycolysis) 또는 해당계라고 한다.

▸ **주요 에너지 생성은 구연산회로와 이에 연결된 전자전달계에서 이루어진다.**

세포내 미토콘드리아의 구연산회로(TCA 회로 또는 크렙스 회로라고도 함)에는 전자전달계라고 불리는 경로가 부속되어 있으며, 양자가 세트로 ATP를 생성한다.

▸ **당질, 지질, 아미노산은 모두 최종적으로 구연산회로와 전자전달계를 거쳐 에너지를 생성한다.**

각각의 전반기 대사경로는 다르다. 당질의 전반부 경로는 해당계이며, 지방산의 전반부 산화 경로(지방산 사슬은 길이가 길기 때문에 짧게 쪼개는 β산화가 필요함)는 β산화라고 한다. 후반부 경로는 모두 구연산회로와 전자전달계이다.

당질, 지질, 아미노산의 산화로 물과 이산화탄소가 생성된다.

▸ **이 산화로 인해 생성된 물을 대사수(metabolic water)라고 한다.**

그 양은 하루 약 300 mL이다. 수분의 출납을 고려할 때는 이 대사수도 고려해야 한다.

▸ **산화로 인해 발생한 이산화탄소는 호흡을 통해 배출된다.**

호흡은 산소를 섭취할 뿐만 아니라 이산화탄소를 배출하는 역할도 한다.

▸ **세포도 호흡하고 있다.**

산소와 이산화탄소의 출입은 폐에서만이 아니라 개개의 세포 수준에서도 이루어지고 있다. 즉 세포 표면에서는 산소를 흡수하고 이산화탄소를 배출한다. 「호흡과 폐」(→p.77) 참조.

6 물질대사

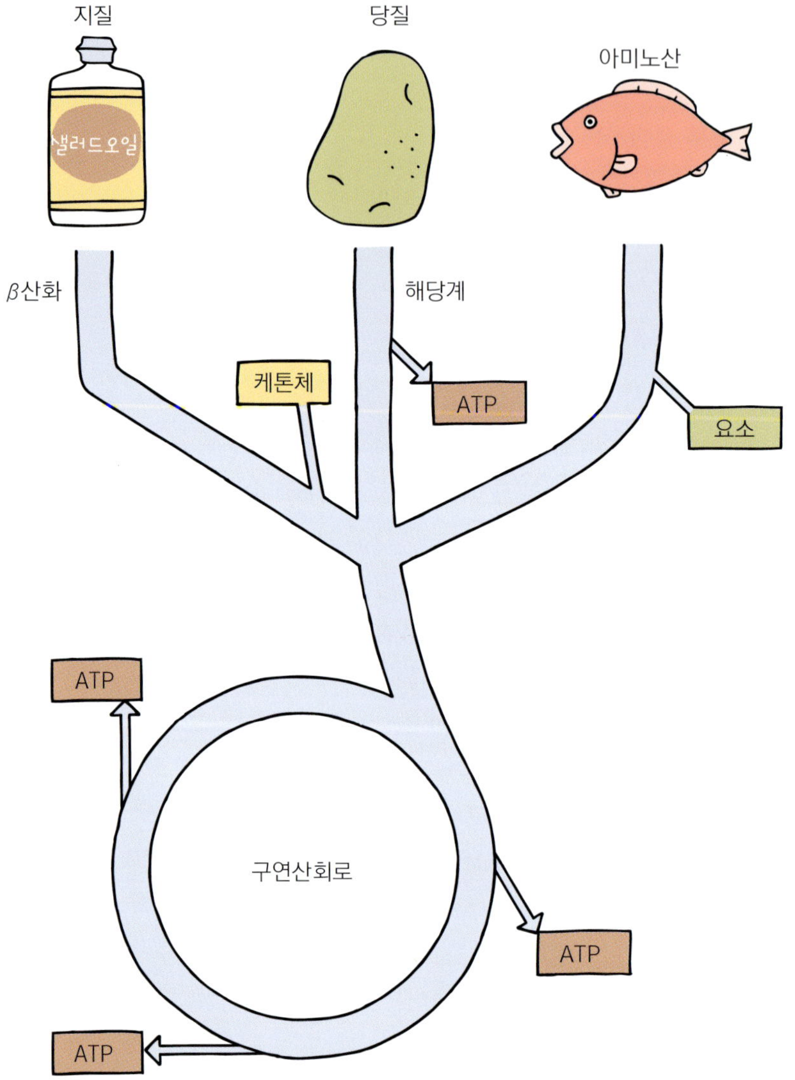

3대 영양소의 대사경로(metabolic pathway)
보통은 산화 방향, 즉 ATP를 만드는 방향으로 움직인다.
하지만 어느 방향으로도 움직일 수 있다.

주석: 구연산회로를 거친 지질은 전자전달계를 거치면서 ATP를 만들어 낸다.

당질은 연소 찌꺼기를 남기지 않는다.

▶ **당질은 산화되면 완전히 이산화탄소와 물로 된다.**

▶ **지질에서는 케톤체도 생성된다.**

정상적으로 케톤체는 산화되어 소모되지만, 당뇨병에서는 이 산화가 제대로 이루어지지 않아 케톤체가 혈액과 소변에 증가한다.

▶ **아미노산의 연소 찌꺼기는 요소이다.**

직접적인 연소 찌꺼기는 암모니아이지만, 독성이 있는 암모니아는 간에서 요소로 변환되어 최종적으로 신장을 통해 요소의 형태로 소변으로 배출된다.

당질, 지질, 아미노산은 서로 다른 형태로 변환될 수 있다.

예를 들어 과식한 쌀의 전분은 지방으로 변환되어 간, 내장지방 및 피하에 축적된다.

▶ **필수지방산과 필수아미노산 이외는 체내에서 합성될 수 있다.**

당질, 지질, 아미노산의 대사 과정의 후반은 모두 구연산회로이다. 이처럼 대사의 후반에는 공통의 경로를 가지고 있기 때문에, 전반 경로를 거꾸로 진행하면 예를 들어 당질에서 지질을 만들 수 있다. 예외적으로 일부 아미노산이나 지방산은 포도당으로 변환될 수 없다.

당질, 지질, 아미노산 중에서 지질이 가장 에너지가 많다.

1 g당 생성 에너지는 지질 9 kcal, 당질 4 kcal, 단백질 4 kcal이다.

▶ **저장 목적으로는 지질이 가장 효율적이다.**

같은 중량이면 지질이 가장 많은 에너지를 포함하고 있으므로, 일반적으로 여분의 에너지는 지질로서 지방 세포에 저장된다. 예를 들어 전분을 많이 먹어도 결국은 지방으로 저장되는 것이다.

생명 유지에 필요한 최소한의 에너지 소비량을 기초대사량이라고 한다.

▶ **기초대사는 잠자는 상태에서는 이루어지지 않는다.**

기초대사량이란 안정된 깨어있는 상태, 구체적으로는 외기 온도 23℃ 전후에서 아침식사 전의 공복 시, 반듯이 누운자세에서 심신 모두 안정된 깨어있는 상태의 에너지 소비량을 말한다. 성인 남성의 경우 대략 1,400 kcal/일, 성인 여성은 1,100 kcal/일 정도이다.

▶ **몸이 큰 사람일수록 기초대사량이 크다.**

기초대사량에 영향을 미치는 요소로는 성별, 체격, 연령, 체온, 계절, 호르몬(특히 갑상샘호르몬), 월경 등이 있다. 여성보다 남성, 지방질보다 근육질인 사람, 기초대사량에 영향을 미치는 요소로는 기초대사량이 크다. 또한, 월경주기에 따라 기초대사량은 변동한다.

요산과 통풍

핵산은 세포 핵의 성분으로, 유전자의 본체이다. 이 핵산이 체외로 배출될 때는 대사에 의해 요산이라는 형태로 변환되어 소변으로 배출된다. 이 요산의 화합물(요산칼슘 등)이 관절에 축적되어 강렬한 통증을 일으킨 것이 통풍이다. 통증이 발생하는 관절은 하체의 첫 번째 발가락인 경우가 많다.

7 비만

- ▶ BMI = 체중(kg) ÷ 신장(m)^2
- ▶ 표준체중(kg) = 신장(m)^2 × 22

표 1 한국인에서 비만도에 따른 동반 질환의 위험도(2021년 대한비만학회)

분류	체질량지수 (kg/m^2)	허리둘레	
		<90 cm(남자) <85 cm(여자)	≥90 cm(남자) ≥85 cm(여자)
저체중	<18.5	낮음	보통
정상	18.5-22.9	보통	약간 높음
비만 전단계	23-24.9	약간 높음	높음
1단계 비만	25-29.9	높음	매우 높음
2단계 비만	30-34.9	매우 높음	가장 높음
3단계 비만	≥35	가장 높음	가장 높음

※비만 전단계는 과체중 또는 위험 체중으로, 3단계 비만은 고도 비만으로 볼 수 있다

표 2 비만의 유형

	피하지방형	내장지방형
외관	서양배 모양	사과 모양
주요 지방 축적 부위	피부밑	복강 내
허리/엉덩이 비율	0.8 이하	0.8 이상
자주 보이는 사람	젊은 여성	중년 남성 갱년기 이후 여성
생활습관병과의 관련성	작음	큼
치료 반응	작음	큼

※이 표는 두 가지를 비교한 것이며, 절대적인 것은 아니다.

서양배 모양

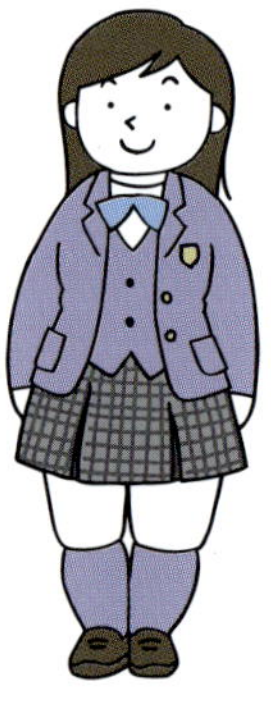

(여성형 비만)

사과 모양

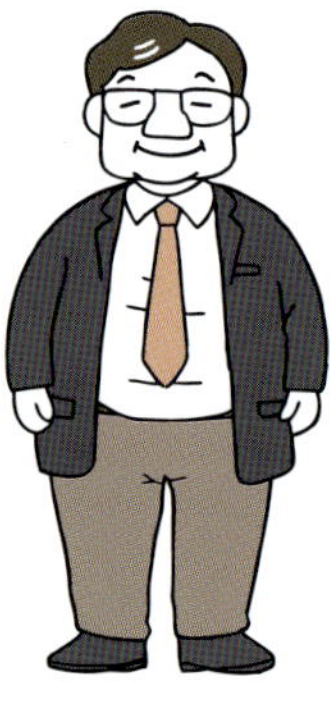

(남성형 비만)

비만은 신체에 지방이 과다하게 축적된 상태를 말한다.

신체의 지방조직을 **체지방**이라고 한다.

▶ 지방조직은 지방세포의 집단이다.

지방세포는 **중성지방**의 저장소로, 세포 속에 **중성지방**을 대량으로 저장하고 있다.

▶ 소아의 비만은 지방세포의 수가 증가한다.

지방세포의 **분열 능력**은 성장기 이후로 감소하기 때문에, 성인의 경우 **지방세포의 수**는 증가하지 않고 하나하나의 크기가 커진다. 어린이의 비만은 치료에 반응하기 어렵다.

▶ 지방세포는 호르몬을 분비하는 내분비세포이기도 하다.

식욕을 억제하는 호르몬(**렙틴**), 동맥경화를 방지하는 생리활성물질(**아디포넥틴**), 인슐린의 효과를 약화시키는 호르몬 등을 분비한다.

▶ 비만의 판정 방법에는 BMI, 복부둘레, 피하지방 두께, 체지방률 등이 있다.

각각의 방법에는 장단점이 있다. 피하지방 두께는 위팔과 등의 피부를 직접 집어서 측정하거나, 전기저항(임피던스)으로 측정하는 것이 일반적이다.

▶ 체지방률의 기준은 남성 15-18%, 여성 20-25%이다.

체중에서 체지방이 차지하는 비율을 **체지방률**이라고 한다. 체지방률을 정확히 측정하기는 어렵다. 위의 수치는 성인의 일반적인 기준으로, 남성 25% 이상, 여성 30% 이상을 비만으로 판정하는 것이 일반적이다.

BMI의 기준값은 22이다.

간편한 비만도 판정 방법으로, 신장과 체중으로 왼쪽 페이지의 식을 사용해 계산하는 **체질량지수**(body mass index, BMI)가 많이 사용된다.

▶ BMI에 따른 비만과 저체중의 판정 기준이 정해져 있다.

비만의 정도에 따라 여러 단계로 나뉘어 있다. 자세한 내용은 왼쪽 페이지의 표 1 참조.

▶ 표준체중은 BMI 22이다.

통계적으로 BMI 22인 사람들이 가장 병에 걸리기 어렵기 때문에 이 22가 이상적이라고 생각하여, BMI 22가 되는 체중을 표준체중으로 한다.

▶ 식사요법에서는 표준체중을 기본으로 계산한다.

예를 들어 당뇨병 치료 식사의 에너지양은 표준체중에 대해 체중당 에너지양을 곱하여 계산한다. 현재 체중에서 계산하는 것이 아니다.

비만은 피하지방형과 내장지방형으로 나뉜다.

복부의 체지방 분포가 중요하다. 자세한 내용은 왼쪽 페이지의 표 2 참조.

▶ 피하지방형 비만은 피하, 특히 볼기와 허벅지 부위에 지방조직이 축적된 것이다.

▶ 내장지방형 비만은 복강 내에 지방조직이 축적된 것이다.

장간막 등을 중심으로 축적되어 있다. 생활습관병과의 관련이 크고 심각하다.

> **대사증후군**
>
> 내장지방형 비만에 더해, 고혈당, 지질대사이상, 고혈압 등을 동반한 병태를 대사증후군이라고 한다. 이는 동맥경화나 당뇨병, 나아가 허혈심장병이나 뇌혈관 장애 등을 일으키기 쉽다. 내장지방의 축적은 간단히 복부둘레로 판정한다. 일정한 진단 기준이 정해져 있다.

Coffee Break

표

명칭	성질	주요 식품	주요 결핍증	비 고
비타민A	지용성	간, 당근	야맹증, 각막염	망막의 성분
비타민B_1	수용성	효모, 배아	각기, 신경염	백미에는 적다.
비타민B_2	수용성	효모, 녹색 채소	설염	색은 노란색
비타민B_6	수용성	보리, 간	피부염	
비타민B_{12}	수용성	간	빈혈	빈혈은 악성빈혈
니코틴산(B_3)	수용성	곡류, 간	피부염, 설염, 설사	이 증상을 펠라그라(pellagra)라고 함 니코틴산과 니코틴은 다른 것
엽산(B_9)	수용성	효모, 간	빈혈	빈혈은 거대적혈구모세포빈혈
비타민C	수용성	녹색 채소, 과일	출혈(괴혈병)	환원작용을 한다. 콜라겐 합성에 필요
비타민D	지용성	간, 계란노른자	구루병	칼슘대사를 조절
비타민E	지용성	배아, 계란노른자	rat는 불임증	환원작용을 함
비타민K	지용성	녹색 채소	출혈	혈액응고와 관련, 장내세균도 합성한다.

※ 간이 여러 비타민을 풍부하게 포함하고 있는 것은, 그 비타민은 간에 저장되어 있기 때문이다.

다이어트

다이어트(diet)는 일상의 음식물을 의미한다. 이것이 변형되어 치료나 체중조절 등을 위한 규정식이나 특별식의 의미가 되었고, 더 나아가 식사요법이나 식사제한을 의미하게 되었다. 이상이 다이어트라는 말의 올바른 사용법이다. 그러나 현재 일본에서는 '워킹 다이어트'와 같이 체중 감량법이나 체형 관리법을 모두 다이어트라고 부르고 있으며, 이는 전혀 잘못된 용어 사용법이다.

문제 1

부족하면 빈혈이 되는 것은 어느 것인가?

1. 비타민A
2. 비타민B_{12}
3. 비타민D
4. 비타민E

해설 위의 표 참조. 비타민B_{12} 부족 시 악성빈혈이 된다. p.25 참조

정답 [2]

문제 2

대사증후군(내장지방 증후군)의 판정 항목에 포함되는 것은 어느 것인가?

1. 몸무게
2. 가슴둘레
3. 허리둘레
4. 피하 지방두께

해설 대사증후군에서는 허리둘레로 판정한다(p.107).

정답 [3]

PART

7

내분비

1. 내분비와 호르몬
2. 호르몬으로 기억하는 것
3. 뇌하수체후엽
4. 뇌하수체전엽
5. 갑상샘, 부갑상샘
6. 부신
7. 췌장
8. 성호르몬
9. 생식

Coffee Break

1 내분비와 호르몬

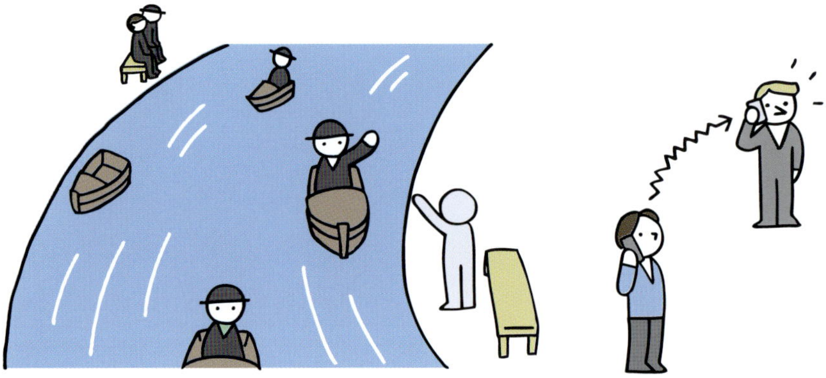

호르몬의 명령은 혈액(강)을 통해 전신에 천천히 전달되며, 그 효과는 잠시 지속된다.
신경의 명령은 신경섬유(전화)를 통해 빠르게 전달되지만, 그 효과는 즉시 사라진다.

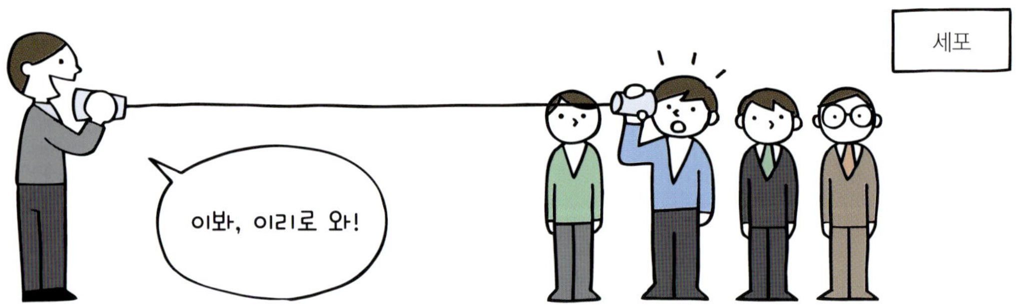
세포
이봐, 이리로 와!

신경의 특성
신경의 명령은 특정한 사람(세포)에게만 들린다.

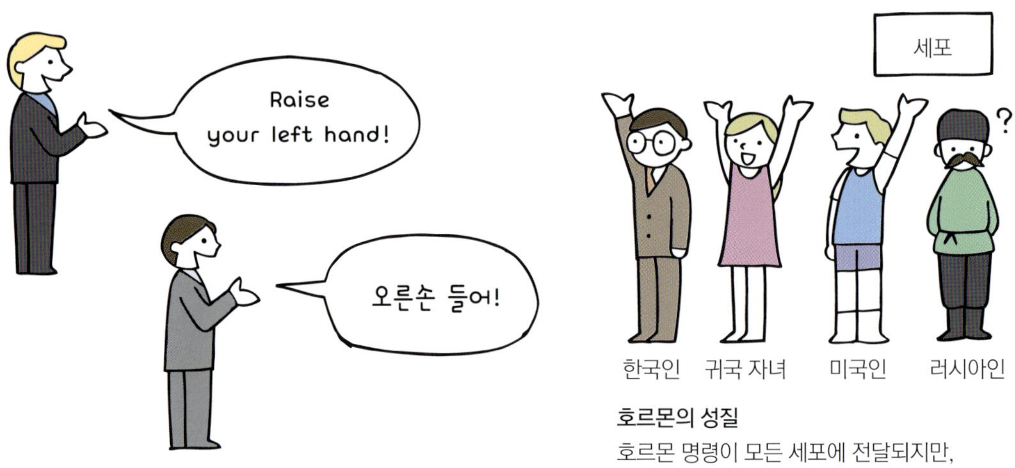
세포
Raise your left hand!
오른손 들어!
한국인
귀국 자녀
미국인
러시아인

호르몬의 성질
호르몬 명령이 모든 세포에 전달되지만, 그 명령의 의미를 이해할 수 있는 세포는 한정되어 있다.

체내 명령 전달 수단

체내 명령 전달 수단에는 호르몬과 신경이 있다.

사람의 몸은 두 가지 명령 체계를 가지고 있다. 두 체계는 각각 장단점이 있으므로 호르몬과 신경을 잘 구분하여 명령을 전달하고 있다.

▸ 호르몬은 혈액을 통해 전달된다.

호르몬은 전신에 퍼지며, 전신적으로 천천히 효과를 발휘하고 그 효과는 잠시 지속된다. 이에 반해 신경은 신경섬유를 통해 목적지에만 빠르게 명령을 전달하며, 효과는 즉시 사라진다.

호르몬은 다양한 명령을 전달하는 혈액 중의 물질이다.

호르몬은 화학물질이다.

▸ 호르몬은 내분비 기관에서 혈액 중으로 분비된다.

내분비에 관해서는 아래 칼럼 참조.

▸ 호르몬은 혈액에 의해 전신으로 퍼진다.

전신의 모든 세포가 호르몬과 접촉 가능하다.

▸ 호르몬의 농도는 인체 어디서나 모두 같다.

일부 예외는 있지만, 호르몬은 혈액 중에 퍼지므로 혈액 중의 호르몬 농도는 원칙적으로 전신 어디나 동일하다고 생각할 수 있다.

▸ 특정 세포만 특정 호르몬에 반응한다.

호르몬 농도가 동일할 텐데도, 특정 세포만 특정 호르몬에 반응한다. 이는 그 세포만이 그 호르몬 명령의 의미를 이해할 수 있기 때문이다. 당연히, 호르몬의 종류에 따라 의미를 이해할 수 있는 세포가 달라진다. 이러한 반응 가능한 세포를 표적세포라고 한다.

반대 작용을 하는 호르몬이나 유사한 작용을 하는 호르몬도 있다.

혈당에 관해서는, 혈당치를 낮추는 것이 **인슐린**이다. 반대로 혈당치를 올리는 호르몬에는 **글루카곤**, **아드레날린**, **당질부신피질호르몬**, **갑상샘호르몬** 등이 있다. 이 네 가지 호르몬의 혈당치에 관한 작용은 매우 유사하지만, 혈당치를 올리는 과정은 모두 다르다. 호르몬 수용체가 세포에 있기 때문에 표적세포가 특정 호르몬에 반응한다.

호르몬 분비량은 다른 호르몬에 의해 조절되기도 한다.

다르게 말하면, 어떤 호르몬은 다른 호르몬의 분비량을 조절하기도 한다.

▸ 호르몬 분비량은 신경에 의해서도 조절된다.

내분비샘에 있는 자율신경에 의해서도 호르몬 분비량이 조절된다.

▸ 호르몬 분비량은 다른 인자에 의해서도 조절된다.

예를 들어 인슐린은 **혈당치**에 의해 그 분비량이 변한다. 이와 같이 호르몬 분비량을 결정하는 것은 신경이나 다른 호르몬만이 아니다. 이와 같이 호르몬 분비량을 결정하는 것은 신경이나 다른 호르몬만이 아니다.

> **외분비와 내분비**
>
> 침이나 췌장액처럼 분비액의 분비 장소가 정해져 있는 것을 외분비라고 한다. 이에 반해, 혈액 중으로 분비하는 것을 내분비라고 하며, 분비되는 물질을 호르몬이라고 한다. 호르몬은 혈액 중에 존재하므로 전신의 모든 세포에 효과를 가질 수 있다.

2 호르몬으로 기억하는 것

표 호르몬의 분비 부위와 작용

분비 부위	호르몬 명칭	작용
뇌하수체후엽	항이뇨호르몬(ADH) 옥시토신	신장에서 물의 재흡수 자궁수축
뇌하수체전엽	성장호르몬(GH) 갑상샘자극호르몬(TSH) 부신피질자극호르몬(ACTH) 난포자극호르몬(FSH) 황체형성호르몬(LH) 프로락틴(PRL)	신장, 뼈의 성장 갑상샘호르몬 분비 부신피질호르몬 분비 난포 발육 황체 형성 유즙 분비
갑상샘	티록신(T_4) 트리요오드타이로닌(T_3)	대사항진
상피소체	부갑상샘호르몬(PTH)	혈중 칼슘 상승
부신피질	코티솔 알도스테론	염증 억제, 혈당치의 상승 신장에서의 나트륨 재흡수
부신수질	아드레날린	혈압상승, 심장 자극
췌장	인슐린 글루카곤	혈당치를 낮춘다. 혈당치를 높인다.
난소	에스트로겐 프로게스테론	임신 준비 임신 유지
고환(정소)	안드로겐	남성화

※최소한 이 표는 외우자.

먹어서 효과가 있는 호르몬과 효과가 없는 호르몬

그 호르몬의 구조에 따라 먹어서 효과가 있는 것과 없는 것이 있다. 스테로이드호르몬과 갑상샘호르몬만큼은 먹어도 효과가 있다. 부신피질호르몬과 성호르몬을 스테로이드호르몬이라고 한다. 스테로이드호르몬과 갑상샘호르몬 이외의 호르몬을 먹으면 분해(소화)되어 효과는 없어지므로, 인슐린은 주사로 투여해야 한다.

호르몬의 이름

▶ **호르몬의 이름에는 분비 장기를 붙인 이름과 그 호르몬 고유의 이름이 있다.**

전자는 비슷한 성질을 가진 몇몇 호르몬의 총칭이다.

〈예〉 **갑상샘호르몬**과 **티록신**(thyroxin)

갑상샘호르몬에는 두 종류가 있으며, 티록신과 트리요오드타이로닌이 있다. 이 두 호르몬의 성질은 매우 유사하다.

▶ **호르몬 이름에는 약어가 있다.**

호르몬은 이름은 약어로 부르는 경우가 많다.

호르몬이 분비되는 장소

호르몬 분비원으로서 장기뿐만 아니라, 조직이나 세포까지 기억해야 할 때도 있다.

〈예〉 갑상샘호르몬: **갑상샘**(장기)

코르티졸: **부신피질**(장기 + 조직)

인슐린: 췌장 랑게르한스섬의 **B세포**(장기 + 조직 + 세포)

호르몬 분비를 조절하는 것

▶ **무엇이 호르몬 분비량을 조절하는가**

호르몬 분비 조절은 다른 호르몬에 의한 경우도 있고, 다른 물질에 의한 경우도 있다.

〈예〉 갑상샘호르몬은 뇌하수체전엽에서 나오는 **갑상샘자극호르몬**에 의해 분비가 촉진된다.

▶ **이 경우, 갑상샘자극호르몬을 상위 호르몬이라고 한다.**

상위 호르몬은 직원에 대한 사장의 명령과 같은 것이다(→p.116).

▶ **하위 호르몬은 되먹임에 의해 상위 호르몬량을 조절하고 있다.**

많은 하위 호르몬은 상위 호르몬 분비를 억제하는 방식으로 작용한다. 이를 되먹임(정확히 말하면, 음성 되먹임)이라고 한다(→p.116).

호르몬의 작용

▶ **작용하는 부위와 작용의 내용**

신체의 어디에 어떤 작용이 있는지에 대해서는 왼쪽 페이지 참조.

〈예〉 갑상샘호르몬은 전신에 영향을 미치지만, **갑상샘자극호르몬**은 갑상샘에만 영향을 미친다. 이와 같이 **상위** 호르몬은 **하위** 호르몬의 분비세포에만 유효하다.

▶ **호르몬 분비가 과잉일 때나 부족할 때는, 이론대로의 병이 발생한다.**

이는 호르몬의 작용만 이해하고 있으면 간단하다.

호르몬의 작용은 그 기전이 밝혀진 것도 많다.

이 기전을 이해하는 것이 작용을 무작정 외우는 것보다 도움이 된다.

〈예〉 글루카곤은 **당원**을 분해한다. 그 결과, **포도당**이 생성되어 **혈당**이 상승한다.

이 기전을 이해해 두는 것이 필요하다.

3 뇌하수체후엽

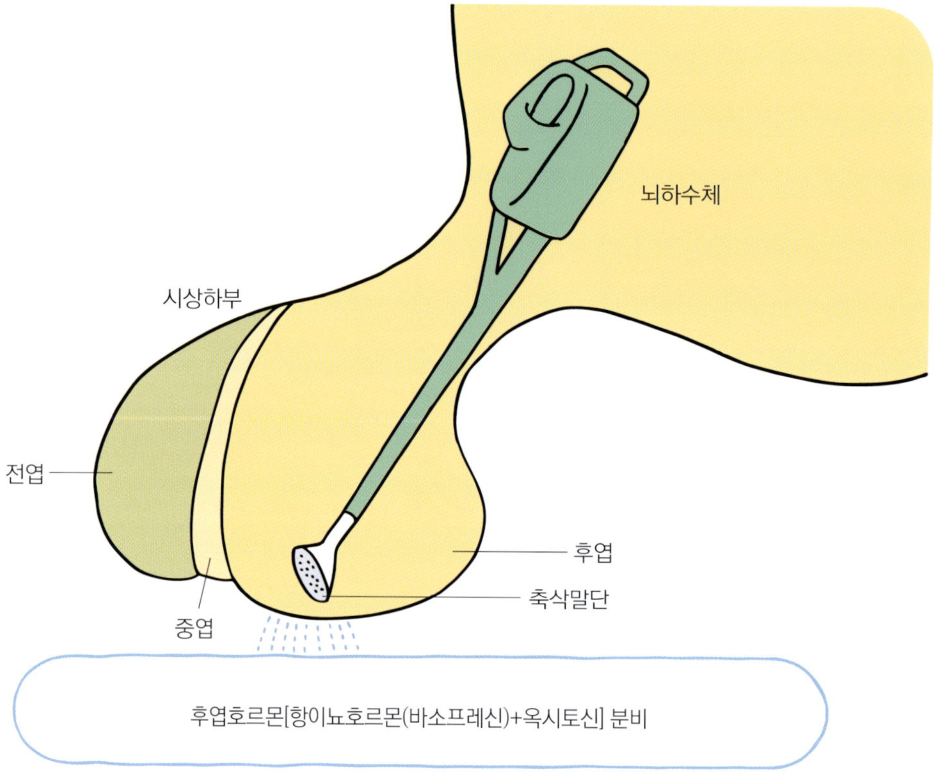

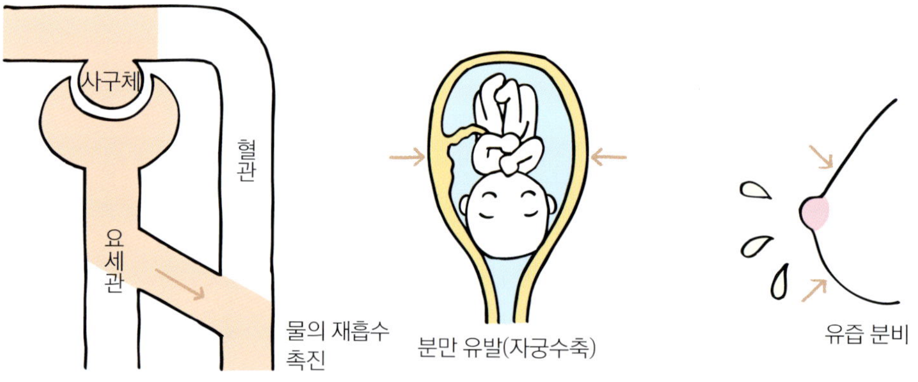

뇌하수체후엽 호르몬

신경세포는 물뿌리개처럼 축삭(axon) 말단에서 호르몬을 분비한다(→p.175). 뇌하수체후엽으로는 시상하부의 신경세포의 축삭이 뻗어 있으며, 후엽호르몬(항이뇨호르몬, 옥시토신)은 이 축삭 말단에서 방출된다.

뇌하수체는 전엽과 후엽으로 나뉜다.

전엽과 후엽 사이에 중엽이란 부위도 존재하는데, 사람의 경우 이 중엽은 그다지 발달해 있지 않다. 뇌하수체호르몬은 펩타이드(→p.101)인데, 펩타이드의 호르몬을 펩타이드호르몬이라고 한다. 전엽호르몬과 후엽호르몬 모두 펩타이드호르몬이다.

후엽은 단순한 호르몬의 출구이다.

후엽에는 시상하부로부터 신경세포의 축삭이 연결되어 있다. 시상하부의 세포에서 만들어진 뇌하수체후엽 호르몬이 이 축삭 속을 타고 운반되어 후엽에서 분비된다.

후엽 호르몬에는 항이뇨호르몬과 옥시토신이 있다.

항이뇨호르몬의 약어는 ADH(anti-diuretic hormone)로, ADH와 옥시토신의 구조는 매우 유사하다.

항이뇨호르몬은 신장의 요세관에 작용하여 물의 재흡수를 촉진한다.

'항이뇨'란 요량을 줄이는 것이다. 즉, ADH는 요량을 줄여 체내에 수분을 저장하는 방향으로 작용한다(→p.165).

▸ 항이뇨호르몬이 부족하면 요량이 증가한다.

항이뇨호르몬은 요량을 줄임으로써 체내 수분량을 조절한다.

▸ 혈액의 삼투압이 상승하면 항이뇨호르몬의 분비가 증가한다.

반대로 혈액의 삼투압이 내려가면 분비가 감소한다.

▸ 항이뇨호르몬을 바소프레신(vasopressin)이라고도 한다.

항이뇨호르몬, ADH, 바소프레신은 같은 호르몬이다. ADH는 대량이 있으면 혈관수축 작용도 하므로 바소프레신이라는 이름이 생겨났다. 그러나 혈관에 대한 작용은 약하며, 항이뇨호르몬의 본래 작용은 신장에서의 수분 재흡수 촉진이다.

옥시토신은 자궁을 수축시킨다.

임신 말기 자궁 민무늬근육의 수축을 촉진한다.

▸ 옥시토신은 분만유도에 사용된다.

옥시토신 제제는 진통을 강화해 분만을 촉진한다.

▸ 옥시토신은 유즙을 분비시킨다.

옥시토신은 젖샘의 민무늬근육을 수축시켜, 그 결과 저장된 유즙이 분비(射出)된다. 유즙의 생성량을 증가시키는 것은 옥시토신이 아닌 프로락틴이다.

요붕증(diabetes inspidus)

항이뇨호르몬이 부족하면 물의 재흡수량이 감소해, 그 결과 요량이 증가한다. 이를 요붕증이라고 하며 심하면 1일 요량이 10 L 이상에 달하기도 한다. 뇌종양이나 뇌수술 후 발병할 때가 많지만, 원인불명인 경우도 있다. 환자는 차 등이 아닌 찬물을 선호해서, 물이 가득 담긴 주전자를 침대 옆에 놓아두는 경우가 많다.

4 뇌하수체전엽

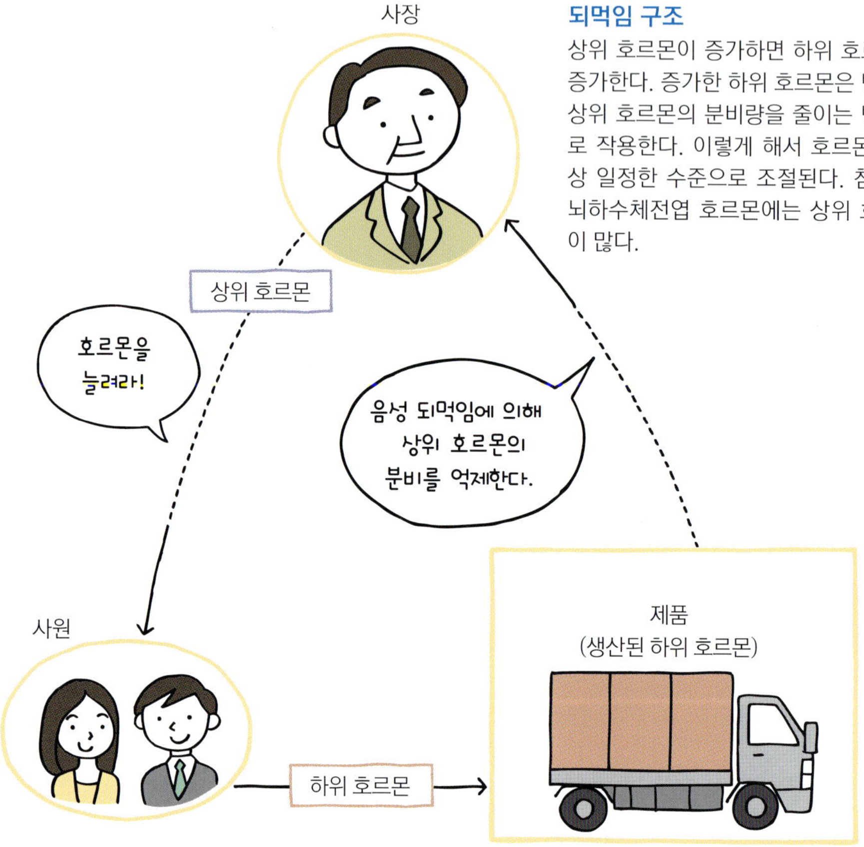

되먹임 구조

상위 호르몬이 증가하면 하위 호르몬도 증가한다. 증가한 하위 호르몬은 반대로 상위 호르몬의 분비량을 줄이는 방향으로 작용한다. 이렇게 해서 호르몬은 항상 일정한 수준으로 조절된다. 참고로, 뇌하수체전엽 호르몬에는 상위 호르몬이 많다.

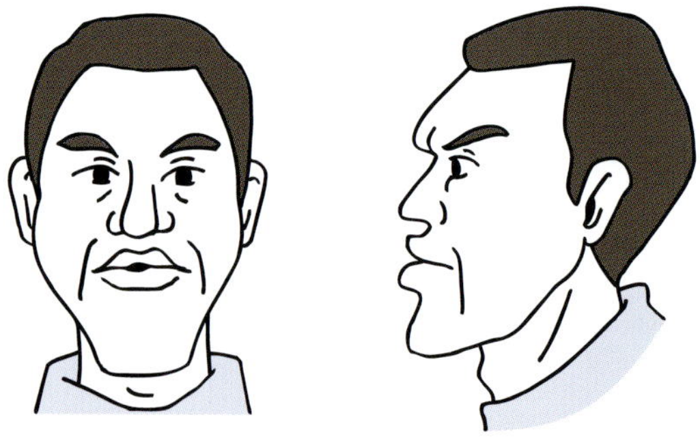

말단비대증(acromegaly)의 얼굴 모습

매우 특징적인 얼굴 모습을 가지게 된다. 이마, 코, 입술, 턱 등의 연부조직이 특히 돌출되고, 팔다리 말단도 비대해진다.

뇌하수체전엽은 상위 호르몬의 집단이다.

뇌하수체전엽의 호르몬에는 6가지가 있으며, 이들은 다른 내분비샘에 작용하여 그곳의 호르몬을 분비시키는 상위 호르몬이다.

- **모든 호르몬은 시상하부에서 나오는 호르몬에 의해 분비량이 조절된다.**

  즉, 더 상위의 호르몬이 존재하는 것이다. 시상하부 호르몬에는 10종류 이상이 있으며, 각각이 특정 전엽 호르몬의 분비량을 증가시키거나 감소시킨다.

- **시상하부에서 혈관 내로 나온 호르몬은 그대로 뇌하수체에 도착한다.**

  시상하부와 뇌하수체의 혈관은 직접 연결되어 있으며, 시상하부 호르몬은 전신을 돌아다니기 전에 효율적으로 뇌하수체에서 효과를 발휘한다.

- **갑상샘자극호르몬(TSH)은 갑상샘에 작용하여 갑상샘호르몬을 분비한다.**

  TSH의 양에 비례하여 갑상샘에서 갑상샘호르몬이 분비된다.

- **부신피질자극호르몬(ACTH)은 부신피질에 작용하여 부신피질호르몬을 분비한다.**

  ACTH의 양에 비례하여 부신피질에서 부신피질호르몬이 분비된다.

- **난포자극호르몬(FSH)은 난소에 작용하여 난포의 발달을 촉진한다.**

  남성에서는 고환에 작용하여 정자 생성을 촉진한다.

- **황체형성호르몬(LH)은 난소에 작용하여 황체 형성을 촉진한다.**

  남성에서는 고환에 작용하여 남성호르몬의 분비를 촉진한다. 황체화 호르몬이라고도 한다.

- **배란이나 여성호르몬 분비 등은 FSH와 LH의 공동 작용에 의해 이루어진다.**
- **FSH와 LH 등을 합쳐서 생식샘자극호르몬(gonadotrophin)이라고 한다.**

  생식샘자극호르몬은 생식샘(gonad)을 활성화시키는 호르몬이다.

- **프로락틴은 젖샘에 작용하여 유즙분비를 촉진한다.**

  프로락틴은 유즙 생산량을 증가시키며, 황체에도 작용하여 황체호르몬을 분비시키기 때문에 황체자극호르몬이라고도 한다.

성장호르몬(GH)은 뼈의 성장을 촉진한다.

성장호르몬은 간에 작용하여, 간에서 인슐린유사성장인자 I(IGF-I)이라는 펩타이드호르몬의 분비를 항진시키고 IGF-I은 뼈의 성장을 촉진한다.

- **소아기에 성장호르몬이 과잉되면 거인증(gigantism)이 된다.**

  거인증은 키가 2 m를 넘는 경우도 드물지 않다.

- **소아기에 성장호르몬이 부족하면 저신장증이 된다.**

  이 저신장증은 키만 자라지 않을 뿐, 몸의 균형은 잘 맞으며, 지능이나 생식 기능 등도 정상이다.

- **성인에서 성장호르몬이 과잉되면 말단비대증이 된다.**

  말단비대증과 거인증에 대해서는 p.128 참조. 성인에서 성장호르몬이 부족해도 큰 이상은 발생하지 않는다.

- **성장호르몬은 혈당을 올린다.**

  성장호르몬은 단백질 합성을 촉진하는 작용도 있으며, 혈당도 상승시킨다(→p.122). 즉, 성장호르몬 분비 항진으로 인해 요당이 나올 수 있다.

5 갑상샘, 부갑상샘

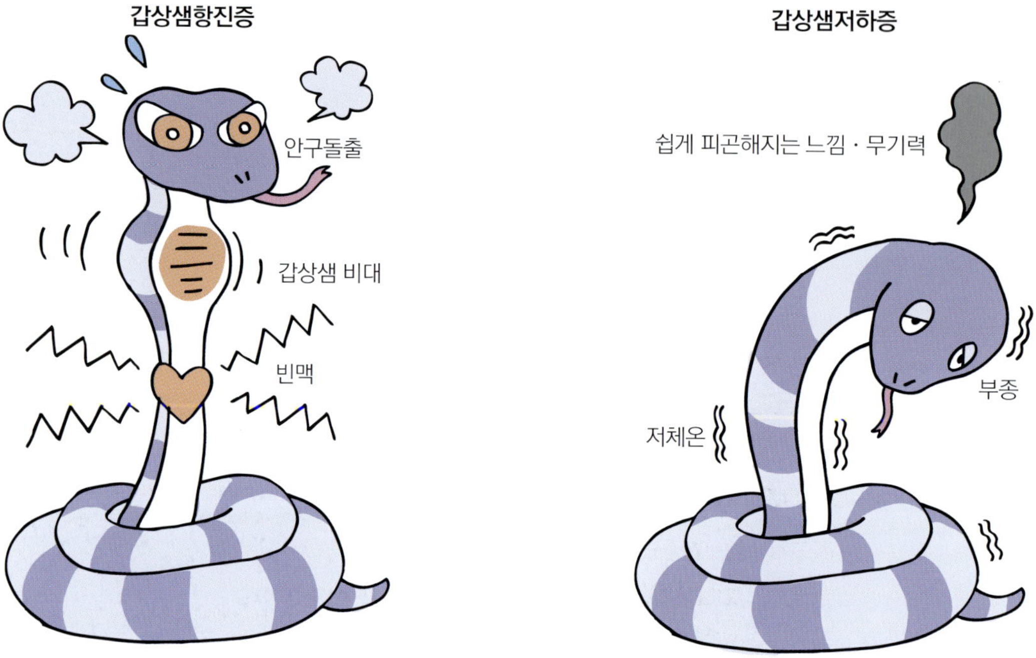

갑상샘 기능 이상의 특징

갑상샘항진증(그레이브스병)에 걸리면 안구돌출, 갑상샘종대, 빈맥 등이 나타난다. 이 빈맥은 대사가 활발해진 결과이다. 또한, 갑상샘저하증에서는 전신의 대사가 저하되어 겨울잠과 같은 상태가 된다.

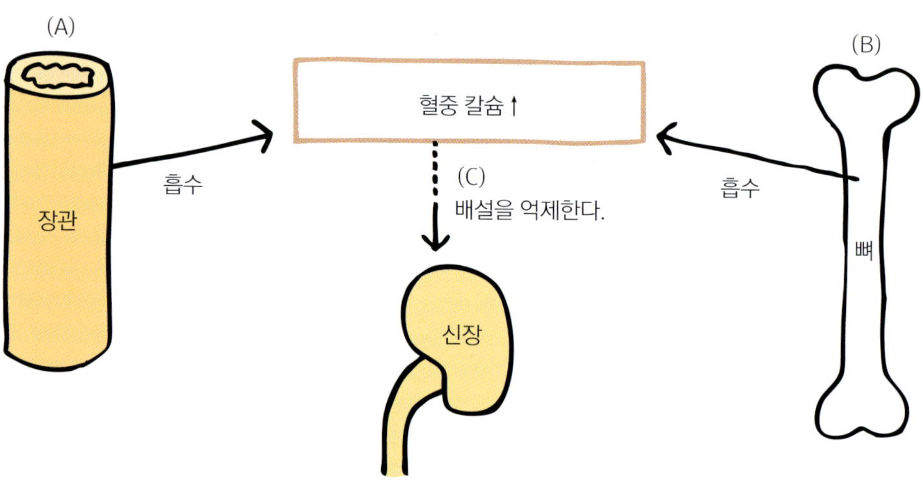

부갑상샘호르몬(PTH)의 작용

PTH는 혈중 칼슘을 상승시키는 역할을 한다. 그 결과 (A) 장에서의 칼슘 흡수 촉진, (B) 뼈에서의 칼슘 동원, (C) 소변으로 칼슘 배설 억제 등의 작용이 있다. PTH가 과잉이 되면, (B)의 작용으로 뼈가 약해진다.

갑상샘에서는 **갑상샘호르몬**이 분비된다.

▶ **갑상샘호르몬에는 티록신(T_4)과 트리요오드타이로닌(T_3)이 있다.**

티록신은 T_4, 트리요오드타이로닌은 T_3로 줄여 부른다.

▶ **갑상샘호르몬은 요오드(I)를 포함한다.**

T_4는 요오드를 4개, T_3는 3개 포함한다. T_4와 T_3의 효과는 동일하지만, T_3의 작용이 더 강하다.

갑상샘호르몬은 **TSH**에 의해 분비가 촉진된다.

갑상샘호르몬에 대해 TSH는 상위 호르몬에 해당한다.

갑상샘호르몬은 전신의 **세포**에 작용하여 대사를 활발하게 한다.

갑상샘호르몬은 전신 모든 세포에 효과가 있다.

▶ **갑상샘호르몬은 기초대사를 항진시킨다.**

기초대사에 관해서는 6장「대사」항목을 참조(→p.105).

갑상샘호르몬의 분비 과잉을 **갑상샘항진증**이라고 한다.

초심자는 갑상샘항진증과 그레이브스병을 거의 동일한 것으로 생각해도 좋다.

▶ **갑상샘항진증에서는 전신의 대사가 활발해진 상태가 된다.**

증상에 대한 자세한 내용은 왼쪽 그림 참조.

▶ **갑상샘저하증에서는 전신의 대사가 저하된 상태가 된다.**

성인의 갑상샘저하증을 점액수종, 소아의 갑상샘저하증을 크레틴병이라고 한다.

▶ **크레틴병에서는 지능 발달장애가 발생하므로, 모든 영아를 대상으로 검사한다.**

갑상샘호르몬은 경구투여가 가능하므로, 갑상샘저하증의 치료는 갑상샘호르몬을 복용하는 것이다. 참고로, 모든 사람을 일단 검사하는 것을 스크리닝(screening)이라고 한다.

갑상샘에서는 **칼시토닌**도 분비된다.

칼시토닌과 티록신은 모두 갑상샘에서 분비되지만, 이 둘은 완전히 다른 호르몬이다. 갑상샘에는 두 종류의 내분비세포가 있으며, 한쪽 세포가 T_3와 T_4를 분비하고, 다른 세포가 칼시토닌을 분비한다.

▶ **칼시토닌은 혈중 칼슘 농도를 낮춘다.**

혈중 칼슘 농도에 대해 칼시토닌과 부갑상샘호르몬은 반대의 작용을 한다. 다만, 인간에서는 칼시토닌 작용이 그리 강하지 않다.

부갑상샘에서는 **부갑상샘호르몬**(parathyroid hormone, PTH)이 분비된다.

부갑상샘은 갑상샘에 인접한 4개의 쌀알 크기 내분비 기관이다.

▶ **부갑상샘호르몬은 혈중 칼슘 농도를 상승시킨다.**

혈중 칼슘 농도를 상승시키기 위해 뼈에서 칼슘을 빼내어 혈중으로 이동시키므로, 부갑상샘호르몬의 과다에서는 뼈가 약해진다. 요중 칼슘 농도도 상승하기 때문에, 요로결석도 생기기 쉽다.

6 부신

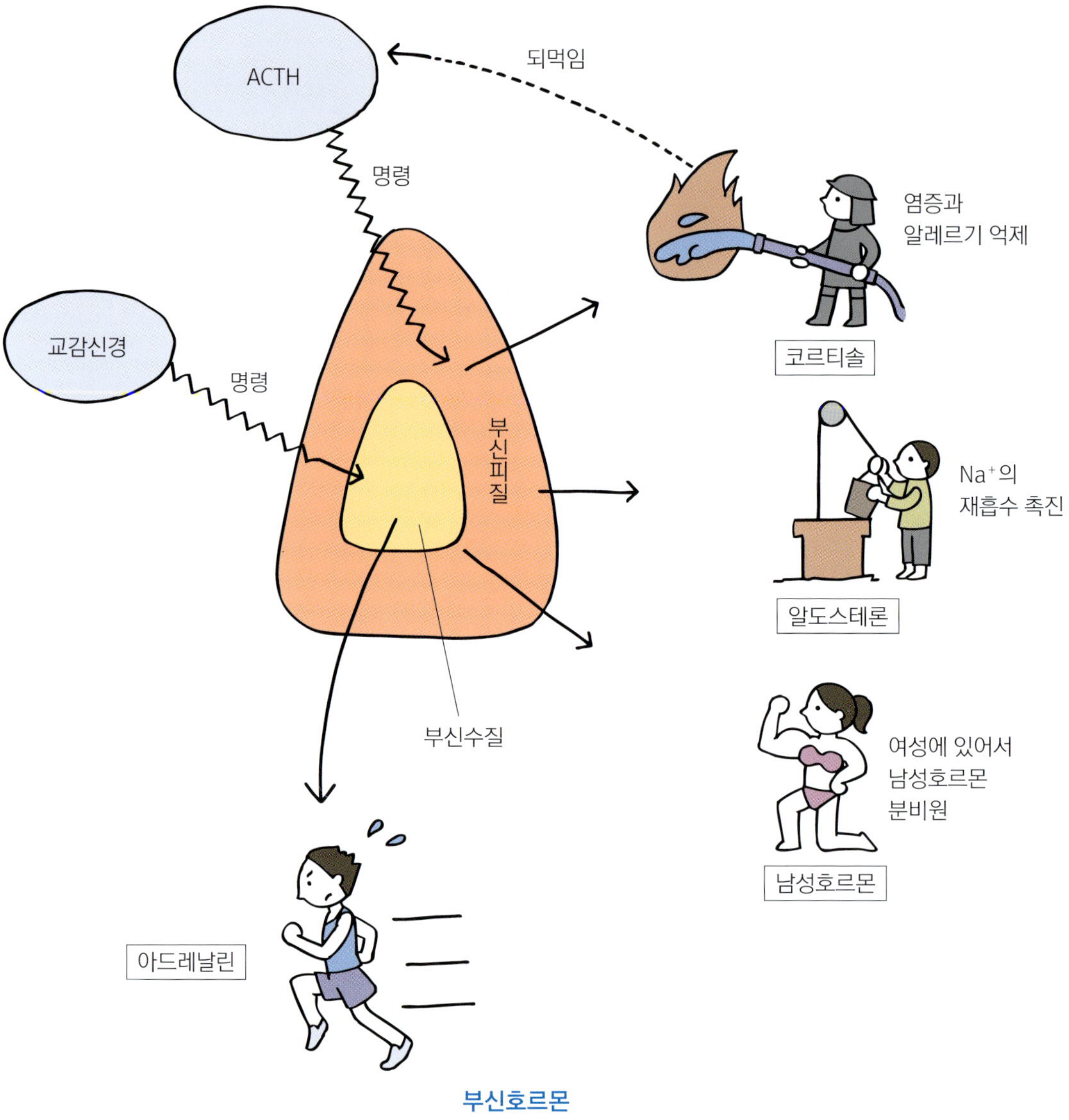

아드레날린과 에피네프린

아드레날린은 일본인(다카미네 요키치)이 발견하고 명명한 호르몬이다. 이 호르몬을 미국에서는 에피네프린이라고 한다. 일본에서는 2006년부터 일본 약전에서 아드레날린을 약품명으로 정식 채택하고 있다.

부신은 피질과 수질로 나뉜다.

피질과 수질은 완전히 다른 조직이다.

부신피질에서는 세 가지 종류의 스테로이드호르몬이 분비된다.

스테로이드호르몬은 콜레스테롤과 매우 유사한 구조를 가진 지질 호르몬의 총칭이며, 코티코이드라고도 한다.

▸ 세 가지 스테로이드호르몬은 당질부신피질호르몬, 무기질부신피질호르몬, 성호르몬이다.

모두 호르몬의 총칭이다. 당질부신피질호르몬은 글루코코티코이드라고도 하며, 대표적으로 코티솔이 있다. 무기질부신피질호르몬은 미네랄코티코이드라고도 하며, 대표적으로 알도스테론이 있다.

당질부신피질호르몬은 염증과 알레르기를 억제한다.

당질부신피질호르몬은 면역반응을 억제하는 목적으로 자주 사용된다.

▸ 일반적으로 스테로이드라고 하면 당질부신피질호르몬제를 의미한다.

당질부신피질호르몬 제제는 SLE(→p.48), 류마티스관절염, 기관지천식, 장기이식 후, 피부 습진 등의 치료제로 자주 사용된다.

▸ 당질부신피질호르몬은 혈당치를 상승시킨다.

당질부신피질호르몬은 단백질이나 지질을 분해하여 당으로 전환시킨다. 이를 당신생이라고 하며, 결과적으로 혈당치가 상승한다(→p.105). 이러한 작용이 있기 때문에 당질부신피질호르몬이라는 이름이 붙여졌다.

무기질부신피질호르몬은 요세관에서의 나트륨 재흡수를 촉진한다.

나트륨은 물을 동반하여 이동하므로, 그 결과 체내에 수분이 저장된다(→p.165). 즉 무기질부신피질호르몬은 전해질과 체액의 대사를 조절하는 역할을 한다.

부신피질에서는 남성호르몬도 나온다(성호르몬 전구물질인 DHEA가 합성 분비됨→aromatase라는 효소에 의해 남성·여성 호르몬으로 변화됨).

여성의 경우, 남성호르몬의 주요 분비원은 부신피질이다. 이에 비해 양은 적지만, 남성의 여성호르몬 분비원도 부신피질이다.

부신피질호르몬은 ACTH에 의해 분비가 촉진된다.

ACTH가 감소하면 부신피질은 위축된다.

▸ 당질부신피질호르몬은 ACTH의 분비를 감소시킨다.

이는 되먹임(→p.116)에 의한 것이다. 스테로이드를 대량으로 투여해도 같은 일이 발생하여, ACTH 분비가 감소하고 부신이 위축된다.

부신수질에서는 아드레날린이 분비된다.

▸ 교감신경 자극에 의해 부신수질에서 아드레날린이 분비된다.

수질세포는 교감신경 신경세포가 내분비세포로 변한 것이라고 볼 수 있다.

▸ 아드레날린은 교감신경 흥분과 거의 같은 작용을 한다.

아드레날린과 노르아드레날린이 유사한 작용을 하고 있기 때문이다. 교감신경의 작용에 대해서는 「자율신경의 기능(→p.180)」 참조.

7 췌장

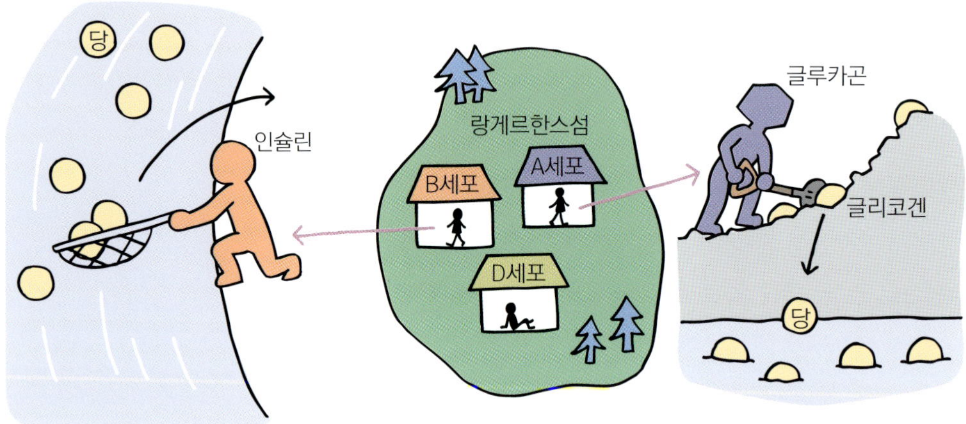

혈중 포도당(glucose)이 증가하면
B세포에서 인슐린이 분비된다.

혈중 포도당이 줄어들면
A세포에서 글루카곤이 분비된다.

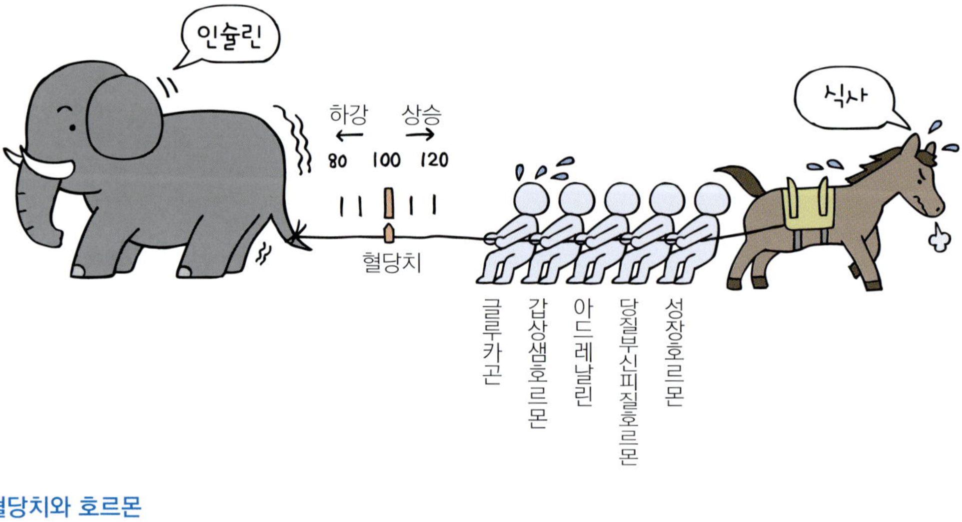

혈당치와 호르몬

혈당치를 낮추는 방향으로 작용하는 호르몬은 인슐린 하나뿐이다. 반대로 혈당치를 높이는 호르몬은 여러 가지가 있으며, 이러한 균형으로 혈당치는 항상 거의 일정하게 조절된다.

당뇨병

인슐린이 필요한 양에 부족한 상태(1형당뇨병)나 인슐린 수치가 높아도 기능을 못하는 상태(2형당뇨병)를 당뇨병이라고 한다. 당뇨병의 증상은 전신적으로 나타나며, 혈관과 신경의 손상이 심하고, 면역 기능도 저하된다. 그 결과 동맥경화, 신부전, 안저 출혈, 폐렴 등에 걸리기 쉽다. 치료는 식사요법과 운동요법에 더해, 인슐린 양이 절대적으로 부족한 사람에게는 인슐린 주사가 필요하다. 당뇨병 이외에도 혈당치가 상승하거나 요당이 나오는 경우가 자주 있다. 참고로, 당뇨병은 DM(diabetes mellitus)으로 줄여서 부른다.

인슐린은 췌장의 랑게르한스섬의 B세포에서 분비된다.

▶ **췌장의 내분비샘 집단을 랑게르한스섬이라고 한다.**

췌장에서는 외분비샘 사이에 내분비샘의 집단이 점 모양으로 존재한다(→p.111, 147). 이 세포 집단이 랑게르한스섬이다.

▶ **랑게르한스섬의 세포는 A세포, B세포, D세포로 나뉜다.**

이들은 α세포, β세포, γ세포라고도 한다. 인슐린을 분비하는 것은 B세포이다.

▶ **글루카곤을 분비하는 것은 A세포이다.**

D세포에서는 또 다른 호르몬이 분비된다.

인슐린은 혈당치를 낮춘다.

혈당치를 낮추는 호르몬은 인슐린 하나뿐이다. 반대로 혈당치를 높이는 호르몬은 여러 개가 있다. 인슐린은 혈중의 포도당(glucose)을 세포 내로 이동시키고, 그 소비를 항진하여 혈당치를 낮춘다.

▶ **인슐린이 과잉되면 저혈당이 된다.**

당뇨병 치료 중에 저혈당이 되는 경우가 있다. 저혈당 상태에서는 혼수 상태에 빠지고 사망할 수도 있다.

▶ **인슐린이 부족하면 혈당치가 상승한다.**

혈당을 높이는 호르몬이 과잉되어도 역시 혈당치는 상승한다.

혈당치가 상승하면 인슐린 분비량이 증가한다.

▶ **인슐린 분비량은 혈당치에 의해 조절된다.**

B세포는 혈당치를 감지할 수 있다. 인슐린 분비를 촉진하는 호르몬도 존재한다.

▶ **식후에는 인슐린 분비량이 증가한다.**

식사로 인해 혈당치가 상승하고, 이를 억제하기 위해 인슐린이 분비된다.

인슐린이 부족한 상태가 당뇨병이다(1형당뇨병).

혈당치의 기준값은 약 100 mg/dL이다. 일반적으로 당뇨병에서는 혈당치가 높아지고 요당(Urine glucose)이 나온다.

▶ **혈당치를 높이는 호르몬이 과잉되어도 역시 요당이 나온다.**

인슐린의 작용 부족에 의한 고혈당은 당뇨병이라고 하지 않는다.

▶ **혈당치가 상승하면, 자동으로 요당이 나온다.**

혈당치가 약 170 mg/dL 이상이 되면, 그 초과된 분량은 자동으로 요중으로 빠져나간다. 혈당치와 요당과의 관계는 「요세관」(→p.164) 참조.

글루카곤은 혈당치를 상승시킨다.

글루카곤은 랑게르한스섬의 A세포에서 분비된다. 혈당치에 관해서는 인슐린과 글루카곤은 정반대의 작용을 한다.

▶ **글루카곤은 간에 저장된 당원(glycogen)을 분해한다.**

당원의 분해로 생긴 포도당이 혈중으로 나와 혈당치가 상승한다고 생각하면 이해하기 쉽다. 참고로 인슐린은 혈당치를 낮추고, 당원을 합성한다.

8 성호르몬

(임신)

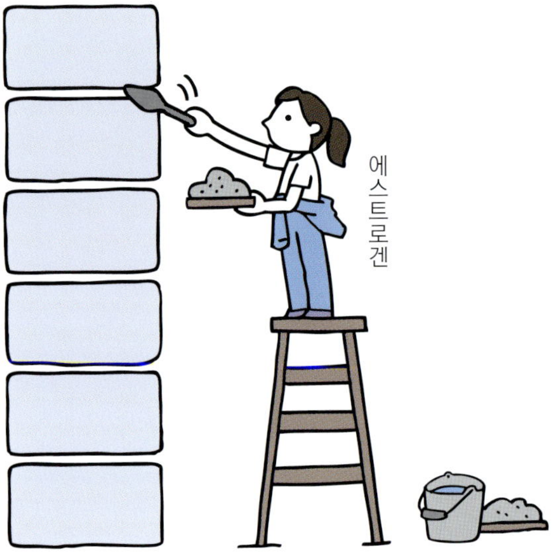

에스트로겐
임신을 준비시키는 역할을 한다.

(임신)

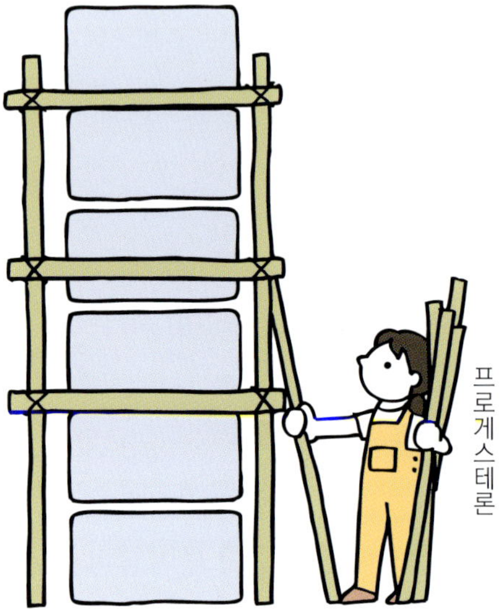

프로게스테론
임신을 유지시키는 역할을 한다.

(임신)

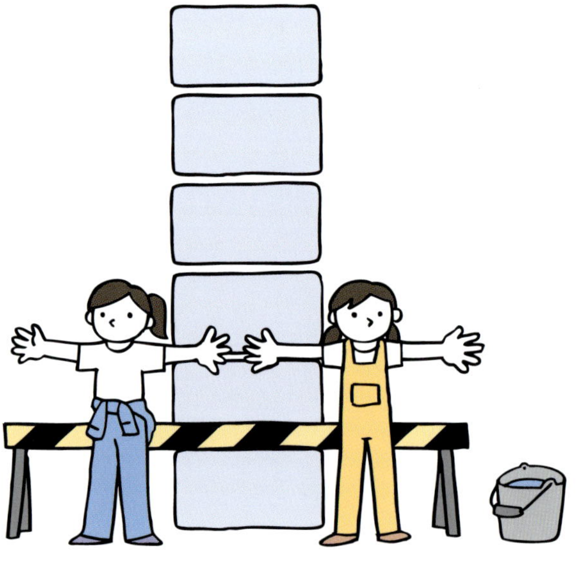

에스트로겐과 프로게스테론의 작용
에스트로겐은 임신의 준비에, 프로게스테론은 임신을 유지하는 역할을 한다.
즉, 임신은 두 호르몬의 공동 작용에 의해 이루어진다.

여성 호르몬에는 에스트로겐과 프로게스테론이 있다.

▶ **에스트로겐은 난포호르몬, 프로게스테론은 황체호르몬이라고도 한다.**

두 호르몬 모두 스테로이드호르몬이며, 난소에서 분비된다.

▶ **에스트로겐은 난포에서 분비되고, 프로게스테론은 황체에서 분비된다.**

두 호르몬 모두 FSH와 LH(→p.117)의 공동 작용에 의해 분비가 조절된다.

▶ **생식 기능은 에스트로겐과 프로게스테론의 공동 작용에 의해 이루어진다.**

생식과 관련된 다양한 변화에는 에스트로겐과 프로게스테론이 모두 관여하는 경우가 많다. 하지만 굳이 작용을 나누자면 다음과 같다.

에스트로겐은 임신을 준비시키는 역할을 한다.

▶ **에스트로겐은 이차성징을 촉진한다.**

이차성징이란 사춘기에 여성이 여성답게, 남성이 남성답게 변화하는 것이다.

▶ **에스트로겐은 난포의 발육을 촉진한다.**

난포는 배란을 향해 변화해 간다.

▶ **에스트로겐은 자궁내막을 증식시킨다.**

그 결과 자궁내막이 두꺼워진다(→p.126).

프로게스테론은 임신을 유지시키는 역할을 한다.

▶ **프로게스테론 분비는 배란 후 급격히 증가한다.**

에스트로겐으로 두꺼워진 자궁내막을 수정란이 잘 착상할 수 있도록 변화시킨다.

▶ **프로게스테론은 기초체온을 상승시킨다.**

프로게스테론은 체온 중추에 대한 효과도 있다(→p.133).

▶ **프로게스테론은 배란을 억제한다.**

따라서 임신 중에는 배란이 일어나지 않는다. 경구피임약은 이 원리를 이용한 것이다.

안드로겐은 고환에서 분비된다.

남성호르몬을 안드로겐이라고 한다. 여성에서의 안드로겐 분비원은 부신피질(→p.121)이다.

▶ **안드로겐은 남성의 성기를 발육시킨다.**

남성의 이차성징은 안드로겐 증가 때문이다.

▶ **안드로겐은 성욕을 높인다.**

이는 중추신경에 대한 작용이다.

▶ **안드로겐은 단백질 합성을 촉진한다.**

근육 발육을 촉진하여 근육질의 신체를 만든다.

단백동화 호르몬과 도핑

안드로겐 중에서 특히 단백질 합성 작용이 강한 것을 단백동화 호르몬이라고 한다. 이것을 사용하면 간편하게 근육을 키울 수 있기 때문에, 운동선수 중에 사용한 사람들이 있어 문제가 되었다. 이는 도핑으로 일반 경기에서는 금지되어 있다.

9 생식

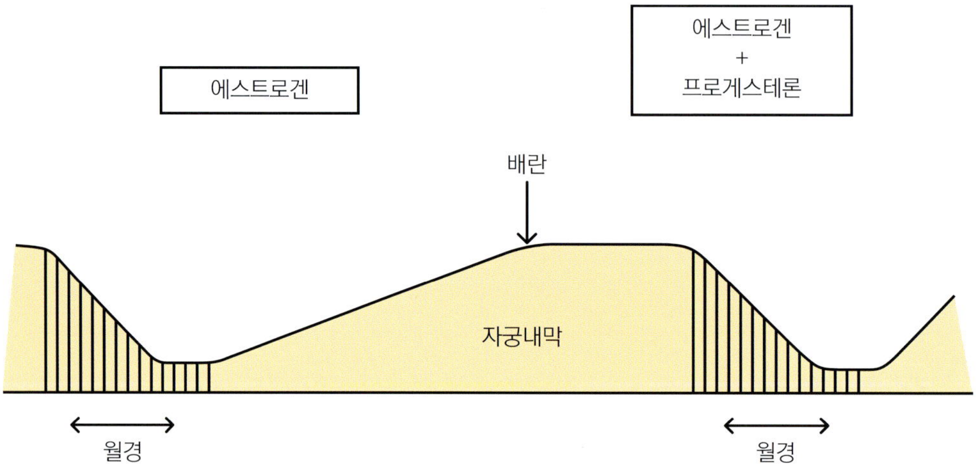

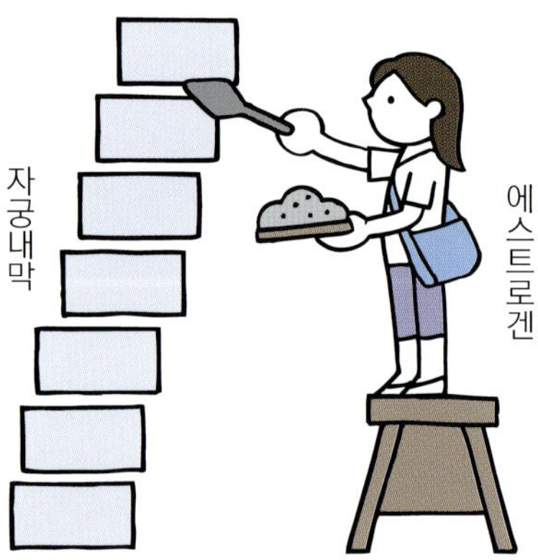

자궁내막을 쌓아가는 것이 에스트로겐

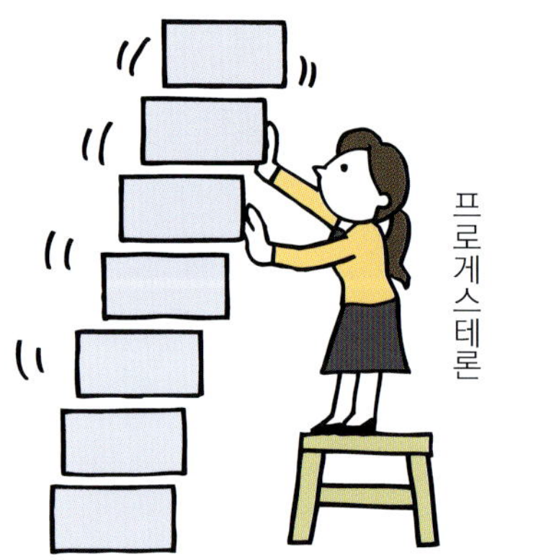

쌓인 자궁내막을 지탱하는 것이 프로게스테론

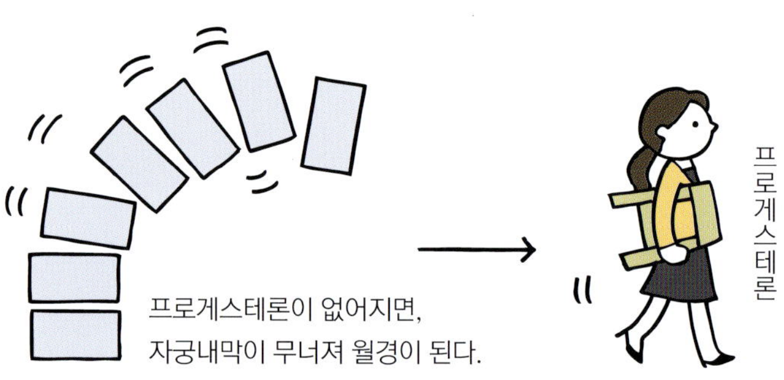

자궁주기

에스트로겐은 자궁내막을 두껍게 한다. 프로게스테론은 이 두꺼워진 자궁내막을 유지한다. 프로게스테론이 감소하면 두꺼워진 자궁내막이 떨어져 월경이 된다.

정자는 고환에서 만들어진다.

발기한 음경에서 정자는 정액과 함께 사정된다.

수정은 난관 내에서 이루어진다.

정자는 수십 분 만에 난관에 도달한다. 난자의 수명은 배란 후 몇 시간이다.

배란 전까지는 에스트로겐이 많고, 배란 후에는 프로게스테론이 많아진다.

배란까지 난포는 성숙하고 자궁내막은 두꺼워진다.

▸ 황체는 2주간만 지속된다.

배란 후 2주가 지나면 황체는 위축되고 프로게스테론이 감소하기 때문에, 두꺼워진 자궁내막을 유지할 수 없어 떨어져 나가게 된다. 이것이 월경이다.

▸ 배란 2주 후에 월경이 시작된다.

황체는 2주간만 지속될 수 있기 때문이다.

▸ 여성에게는 성주기가 있다.

여성은 이와 같이 호르몬과 자궁내막이 주기적으로 변한다.

수정란은 자궁에 착상하여 그 부분에 태반을 형성한다.

▸ 형성된 태반은 생식샘자극호르몬을 분비한다.

이를 사람 융모 생식샘자극호르몬(human chorionic gonadotropin, HCG)이라고 한다. 혈액 중의 HCG는 소변에 나오기 때문에, 요중 HCG의 유무가 임신 판정에 이용된다.

▸ HCG에 의해 난소의 황체는 프로게스테론을 계속 분비한다.

HCG는 LH와 같은 작용을 한다. 이렇게 해서 황체의 기능은 지속되고 임신이 유지된다.

▸ 임신 중기 이후에는 태반에서 에스트로겐과 프로게스테론이 대량으로 분비된다.

태반은 임신 중기에 완성되며, 이렇게 되면 황체는 더 이상 필요하지 않다.

유아가 젖꼭지를 빨면 옥시토신이 분비되어 유즙이 나온다.

동시에 프로락틴도 분비되어 유즙이 다량으로 생성된다.

▸ 수유 중에는 배란이 일어나지 않는다.

프로락틴이 FSH 등의 분비를 억제한다고 생각된다. 그 때문에 수유 중에는 무월경 상태가 되어 임신이 잘 되지 않는다.

경구피임약

경구피임약은 에스트로겐과 프로게스테론을 포함하고 있다. 이것을 복용하면 되먹임에 의해 생식샘자극호르몬이 억제되어 배란이 일어나지 않는다. 즉, 중추신경은 임신한 것으로 착각하는 것이다. 피임약은 21일간 계속 복용한다. 22일째부터 약을 중단하면 자궁은 두꺼워진 내막을 유지할 수 없어 월경이 시작된다.

Coffee Break

말단비대증과 거인증

뼈의 성장은 뼈끝 부위에서 이루어지며, 이 부분이 닫히기 전에는 뼈가 길게 자라지만, 닫힌 후에는 더 이상 자라지 않는다. 성장호르몬이 뼈끝이 닫히기 전, 즉 어린 시절에 많이 분비되면 뼈가 계속 길어져 키가 커지고 거인증이 된다. 뼈끝이 닫힌 후, 즉 성인이 된 후에 성장호르몬이 많이 분비되면 키는 더 이상 자라지 않지만, 그 대신 말단부(턱, 혀, 팔다리 끝 등)가 비대해져 독특한 얼굴 모습이 된다(→p.116). 그러나 두 증상의 구분은 엄밀하지 않고, 또한 사춘기에 발병하는 경우가 많아 키도 크고 말단도 비대해지는 경우가 많다.

소화관 호르몬

소화관도 가스트린(→p.145), 세크레틴(→p.147), CCK(→p.158)를 비롯하여 다양한 호르몬을 분비하고 있다. 또한, 이들 호르몬의 대부분은 소화기 자체에 작용한다. 호르몬 명칭 1호는 세크레틴이다.

사이토카인

림프구 등의 면역 담당 세포 간의 정보 교환은, 그 세포가 정보 전달물질을 분비함으로써 이루어진다. 이 정보 전달물질을 사이토카인이라고 한다. 많은 종류가 있기 때문에, 그 정체가 밝혀진 것에 대해서는 인터루킨 1, 2, 3…… 등으로 번호를 붙여 재정리하고 있다. p.43도 참조.

문제 1

몸의 변화와 그로 인해 증가하는 호르몬의 조합에서 올바른 것은 어느 것인가?

1. 혈당치의 상승 ———— 글루카곤
2. 혈청 칼륨값 감소 ———— 알도스테론
3. 혈청 콜레스테롤값의 상승 — 갑상샘호르몬
4. 혈청 칼슘값 감소 ———— 부갑상샘호르몬

해설 1. 혈당치가 상승하면 글루카곤은 감소한다(p.123). 2. 혈청 칼륨값이 감소하면 알도스테론은 감소한다(p.121). 3. 혈청 콜레스테롤값은 갑상샘호르몬량에는 크게 영향을 미치지 않는다. 4. 맞다(p.119).

정답 [4]

문제 2

초경을 발생시키는 어느 것인가?

1. 난포호르몬
2. 항이뇨호르몬
3. 부신피질호르몬
4. 갑상샘자극호르몬

해설 배란에 관여하는 것은 선택지 중에서는 에스트로겐뿐(p.127).

정답 [1]

PART

8

체온

1 열의 생성과 발산

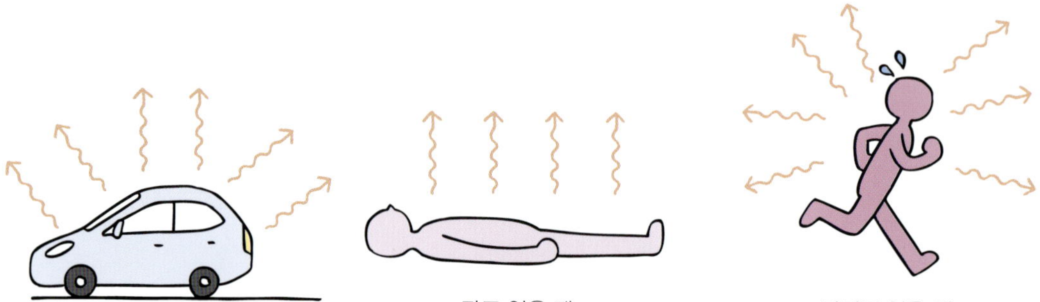

열생성

차가 달릴 때는 동시에 열도 발생한다.
사람도 마찬가지로 항상 열을 체외로 발산하고 있으며, 그 열량은 달릴 때 더 크다.

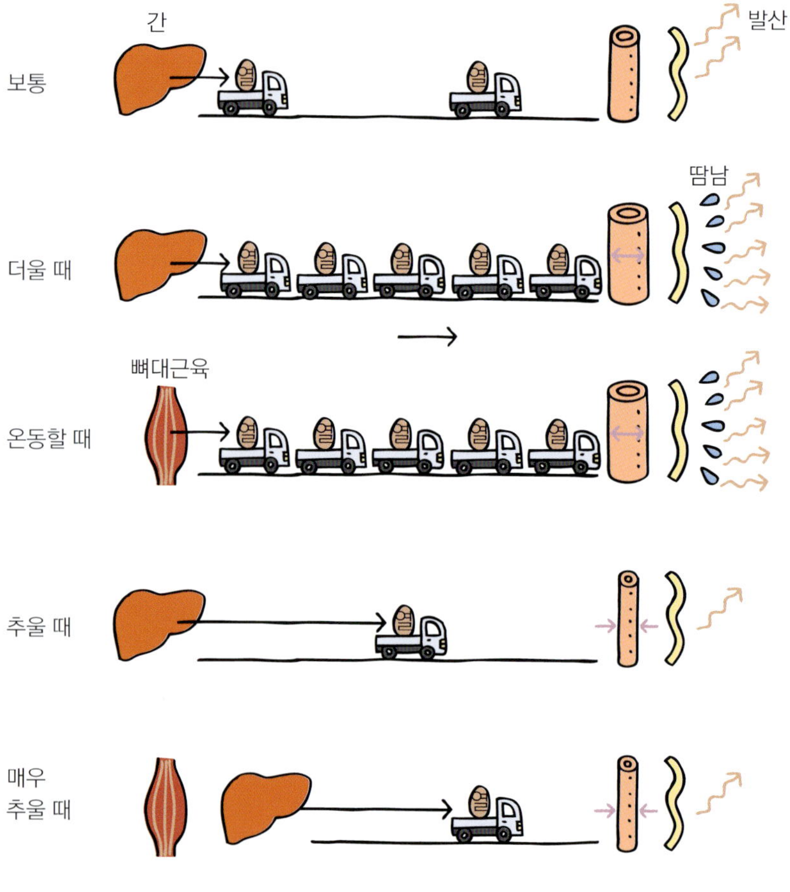

체온조절의 기전

혈액은 열도 운반하기 때문에 더울 때는 피부의 혈관이 확장되고 혈류가 증가하여 열의 발산이 촉진된다. 추울 때는 피부의 혈관이 수축하고 혈류가 감소하여 열의 발산을 막는다. 더 추울 때는 '떨림'을 일으켜 열의 생성을 높인다. 또한, 땀남도 피부에서의 열 발산을 촉진한다. 이렇게 해서 체온은 일정하게 유지된다. 이러한 명령은 모두 시상하부의 체온 중추에서 나온다.

세포가 작동하면 열을 생성한다.

세포는 3대 영양소(당질, 지질, 단백질)를 태워 생활을 유지한다.

▸ 세포에서 대사가 일어나면 반드시 열도 발생한다.

세포가 무언가 작업을 하면, 그때 크든 작든 반드시 열을 발생시킨다.

▸ 대사가 활발한 세포나 장기일수록 열 생성량도 많다.

내장에서는 간, 신장, 심장이 열 발생량이 많다. 반대로 대사가 그리 활발하지 않은 조직(뼈, 피부 등)은 열 생성량이 적다.

▸ 음식을 먹으면 따뜻해진다.

음식물 자체의 열(따뜻한 국물 등)도 있지만, 식사 후에는 소화기의 활동이 활발해져 소화기 자체에서, 나아가 전신에서의 열생성이 증가한다.

▸ 단백질을 먹으면 특히 몸이 따뜻해진다.

단백질이 소화 후 흡수될 때 열(ATP)이 더 많이 들기 때문이다. 이를 food-associated thermogenesis라고 한다. 같은 에너지량이라도 단백질은 당이나 지질보다 식후 발열량이 크다.

뼈대근육은 최대의 열생성 기관이다.

▸ 뼈대근육은 수축과 함께 열을 발생시킨다.

운동하면 더워지는 것은 뼈대근육이 작업(이 경우 수축)을 하여 열을 발생시키기 때문이다. 뼈대근육은 사람 몸에서 총중량이 가장 크고 열생성량도 최대이다.

▸ 추워지면 떨림이 온다.

떨림은 뼈대근육의 간헐적인 미세 수축이다. 즉 떨린다는 것은 운동하는 것과 같은 것이며, 뼈대근육이 열을 만들고 있다.

열은 체외로 발산된다.

▸ 열은 피부에서 발산된다.

열은 피부를 통해 공기 중으로 도망간다. 환경 온도가 낮으면 낮을수록 이 발산량은 많다. 목욕 등 환경 온도가 체온보다 높으면 반대로 열은 체내로 들어온다. 열발산의 기전에는 복사, 대류, 전도가 있다.

▸ 땀을 흘리면 체온이 내려간다 (→p.137).

땀은 체내의 열을 체외로 버리는 것뿐만 아니라, 증발할 때 많은 열을 빼앗는다.

▸ 열은 폐에서도 발산된다.

숨을 내쉴 때도 열이 포함된다. 이 발산량은 사람에서는 그리 많지 않지만, 개에서는 매우 많다.

▸ 혈류가 많은 곳일수록, 많은 양의 열이 운반된다.

열은 혈액에 의해 운반된다. 일반적으로 피부는 혈류가 많은 부위일수록 피부 온도가 높다. 같은 피부 부위라도 혈류가 많아지면 피부 온도가 상승한다.

체온은 열의 생성량과 발산량에 따라 결정된다.

▸ 더울 때는 열의 발산량을 증가시킨다.

더울 때는 피부의 혈관이 확장되고 땀도 흘려 열 발산을 촉진한다.

▸ 추울 때는 피부의 혈관이 수축하여 열의 발산을 막는다.

체온을 일정하게 유지하기 위해, 더 추울 때는 더욱 '떨림'을 일으켜 열 생성을 높인다.

▸ 열의 발산이 충분하지 않으면 체온이 상승한다.

2 체온 측정과 체온의 변동

중심체온과 체온 측정 부위

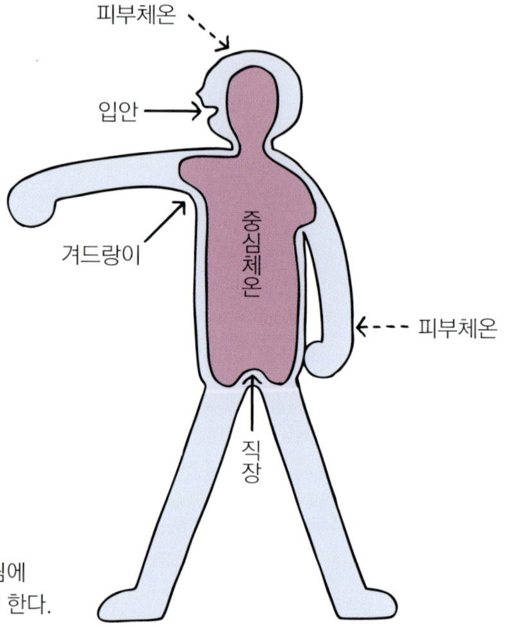

체온의 생리적 변동

체온을 측정할 때는 오른쪽 그림에 나타난 생리적 변동을 고려해야 한다.

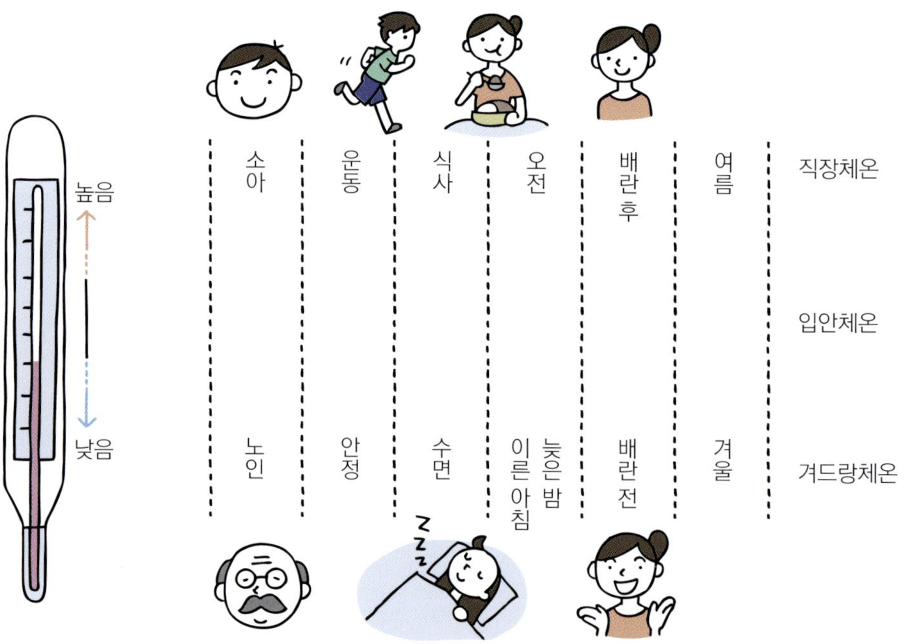

체온은 신체의 부위나 측정 시기에 따라 다르다.

▶ **온도는 신체 중심부일수록 높고, 표면일수록 낮다.**

체온의 정확한 정의는 신체 중심부의 온도이며, 이것이 중심체온이다. 그러나 중심체온은 쉽게 측정할 수 없기 때문에 다른 부위의 온도를 측정하여 대신한다.

▶ **체온은 개인차가 크다.**

같은 성별, 연령, 체격의 사람이라도 개인차가 크다. 또한, 계절에 따라서도 변동한다.

▶ **체온은 소아에서는 높고, 노인에서는 낮다.**

체온은 연령에 따라서도 변화한다. 신생아가 가장 높고, 나이가 들수록 낮아진다.

▶ **체온은 같은 안정 시에도 시기에 따라 변동한다.**

자세한 내용은 아래에 설명한다.

임상적으로 겨드랑체온, 입안체온, 직장체온을 체온으로 사용한다.

이들은 정확한 중심체온은 아니지만, 측정이 용이하여 임상적으로는 이 온도를 체온으로 사용한다. 피부체온을 측정하는 경우도 있지만, 정확성은 떨어진다.

▶ **직장체온과 입안체온은 겨드랑체온보다 약간 높다.**

직장체온이 겨드랑체온보다도 중심체온에 가깝다. 입안체온은 이 중간에 위치하며, 직장체온 > 입안체온 > 겨드랑체온의 순서이다. 이들 간에는 각각 약 0.2℃ 정도의 차이가 있다. 입안체온은 혀 밑에서 측정하기 때문에 혀밑체온이라고도 한다. 피부체온은 적외선을 사용하여 간접적으로 추정한 온도로, 중심체온보다 훨씬 낮다.

피부체온은 피부 혈류량에 비례한다.

▶ **피부의 혈관이 확장되면 피부체온은 올라간다.**

혈관이 열리면 혈류량이 증가하고, 피부체온은 올라간다. 더울 때는 혈관이 열려 열을 피부로부터 방출하려고 한다. 피부에서는 혈류량을 증가시키기 위해 동맥과 정맥이 모세혈관을 통하지 않고 직접 연결된다.

▶ **추울 때는 피부의 혈관은 수축한다.**

추운 시기에는 체온을 빼앗기지 않는 것이 좋기 때문에, 피부의 혈관이 수축하여 피부 혈류량이 감소한다. 그 결과 피부는 차가워지고, 심할 경우 동상에 걸릴 수 있다.

체온은 시각에 따라 변한다.

▶ **체온은 아침에 낮고, 저녁에 높다.**

하루 중의 체온 변화를 일중변동(diurnal variation)이라고 한다. 일중변동의 폭은 1℃ 미만이다. 체온은 일중변동을 하므로, 매일 체온을 측정할 때는 시간을 정해놓고 해야 한다.

▶ **체온은 성주기에 따라 변동한다.**

프로게스테론(황체호르몬)은 체온 상승 작용이 있기 때문에, 성인 여성에서는 난소에서 분비되는 프로게스테론의 양에 따라 체온이 변동한다.

▶ **배란 후 체온은 상승한다.**

배란 후에는 난소에서 프로게스테론이 분비되어 체온이 상승한다. 임신하면 프로게스테론 분비가 계속되어 체온이 상승한 상태가 유지된다.

▶ **이른 아침에 깨어날 때의 입안체온을 기초체온이라고 한다.**

'정상적인 숙면'을 취하고 깨어난 직후, 기상 전의 입안체온을 기초체온(basal body temperature, BBT)이라고 한다. 기초체온은 프로게스테론의 영향을 받아 난소 기능을 반영하기 때문에, 산부인과 영역에서 중요한 검사 항목이다. 또한, 불임 치료나 피임의 참고가 되기도 한다.

3 체온 중추와 발열

세균감염 시의 체온 변화

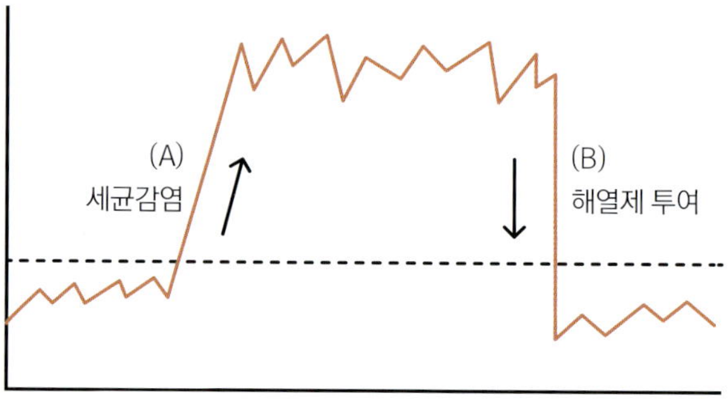

체온 중추의 작용

체온을 결정하는 것은 체온 중추이다.

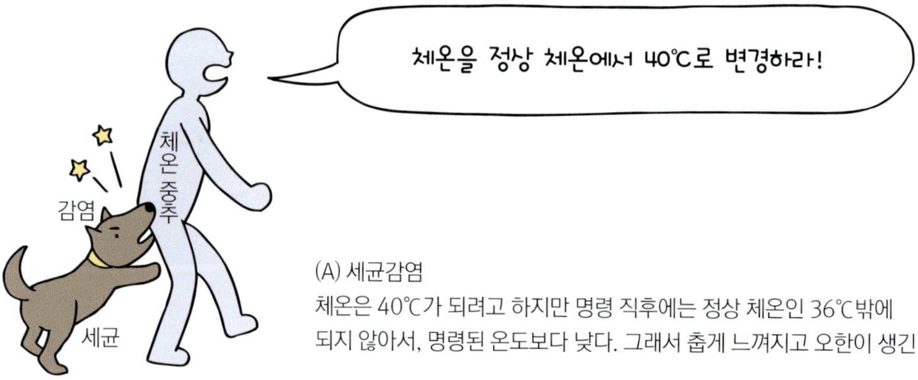

(A) 세균감염

체온은 40℃가 되려고 하지만 명령 직후에는 정상 체온인 36℃밖에 되지 않아서, 명령된 온도보다 낮다. 그래서 춥게 느껴지고 오한이 생긴다.

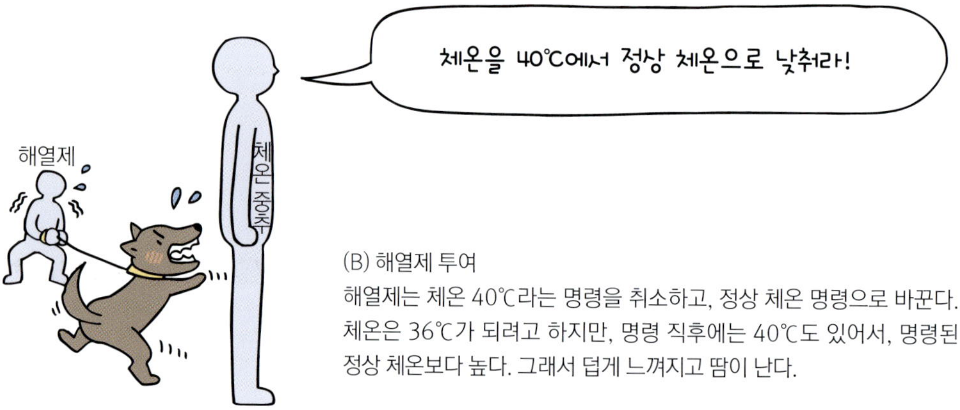

(B) 해열제 투여

해열제는 체온 40℃라는 명령을 취소하고, 정상 체온 명령으로 바꾼다. 체온은 36℃가 되려고 하지만, 명령 직후에는 40℃도 있어서, 명령된 정상 체온보다 높다. 그래서 덥게 느껴지고 땀이 난다.

체온이 올라가면 대사가 증가한다.

대사 속도와 온도는 비례한다.

▶ 기초대사가 증가하면 체온도 상승한다.

양자는 서로 밀접한 관계에 있으며, 체온이 올라가면 기초 대사가 증가한다고도 할 수 있다. 따라서, 갑상샘 항진증(그레이브스병→p.119)과 같은 기초대사가 항진되는 병에서는 체온이 상승한다.

체온은 체온 중추가 결정한다.

체온 중추가 '체온을 36℃로 유지하라!' 또는 '체온을 40℃로 올려라!'와 같은 온도 설정 명령을 내린다. 정확하게는 체온조절중추라고 한다.

▶ 체온 중추는 시상하부에 있다.

중심체온, 피부체온, 환경체온 등의 정보는 시상하부의 체온 중추에 전달된다.

▶ 체온 중추가 열의 생성량과 발산량을 조절하고 있다.

체온에 관한 명령은 모두 먼저 체온 중추에서 내려져 피부혈관을 확장하거나 수축시키고, 땀남량을 조절하며, 떨림을 유발한다.

▶ 더우면 피부혈관이 확장되고, 추우면 피부혈관이 수축한다.

피부 혈관이 확장되면 피부 혈류량이 증가하고, 피부에서의 열발산량도 증가한다. 반대로, 피부혈관이 수축하면 피부 혈류량이 감소하고 피부에서의 열발산량도 감소한다. 동시에 소름이 돋는다(입모근의 수축). 이러한 명령은 모두 체온 중추에서 내려진 것이다(→p.130).

▶ 극도로 추워지면 몸서리가 발생한다.

떨림은 뼈대근육의 수축이며, 운동한 것과 마찬가지로 열생성을 높인다. 이 명령도 처음에는 체온 중추에서 내려진 것이다.

감염 등이 있으면 체온은 상승한다.

감염이나 종양 등이 있으면 면역반응이 일어난다. 그 결과, 체온 중추는 면역계에서의 자극을 받아 '체온을 올려라!'는 명령을 내린다. 이러한 면역반응을 일으키는 물질을 발열물질이라고 한다.

▶ 고열이 지속되면 체력이 소모된다.

높은 열이 오랜 시간 지속되면 체력이 소모되므로, 환자에게 좋지 않다. 이러한 경우에는 해열제 등으로 신속하게 체온을 낮추는 것이 좋다.

▶ 뇌의 병으로도 체온이 올라갈 수 있다.

뇌졸중이나 뇌종양 등에서는 시상하부의 체온 중추가 손상되어 체온 설정이 어긋날 수 있다.

▶ 오한은 체온이 급격히 올라갈 때 발생한다.

체온 중추에서 갑자기 '체온을 올려라!'는 명령이 오면, 떨림, 피부혈관 수축, 소름, 추운 느낌 등이 발생한다. 이 상태를 오한이라고 한다.

병에 따라 독특한 열 형태를 나타내는 경우도 있다.

병의 종류에 따라 지속적인 고열이 계속되는 경우도 있고, 같은 고열이라도 일중변동이 커서 때로는 약간 내려가는 경우도 있다.

▶ 체온의 변화는 병상 관찰의 중요한 사항이다.

체온의 변화를 그래프로 나타내면, 병상 변화가 잘 파악된다.

4 땀

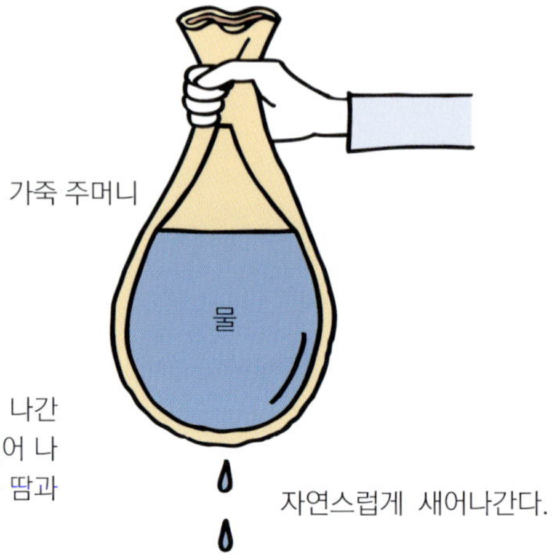

불감땀남(insensible perspiration)

물을 가죽 주머니에 넣으면, 약간씩 조금씩 물이 새어 나간다. 사람의 신체도 마찬가지로, 약간씩 조금씩 물이 새어 나간다. 이러한 수분 상실을 불감땀남이라고 한다. 이는 땀과는 다른 것이다.

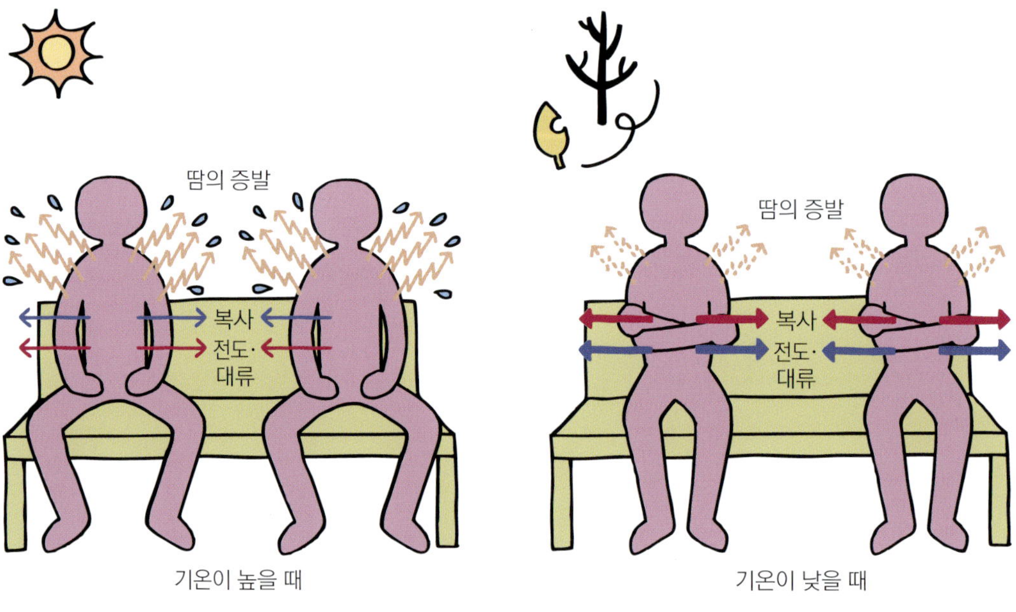

체열의 발산

체열의 발산 방법에는 복사, 전도, 대류, 땀의 증발 등이 있다. 기온이 높거나 급격한 냉각이 필요한 경우에는 땀의 증발이 체열 발산의 주요 방법이 된다. 복사는 열원이 전자파로 기체나 액체 중을 이동하는 현상이다. 전도는 열이 매체 물질을 통해 전달되는 현상이다. 또한, 대류는 기체나 액체의 흐름에 의해 열이 이동하는 현상이다. 보온병은 전도를 차단하기 위해 단열재가 벽에 들어가 있으며, 복사를 차단하기 위해 내부가 거울면으로 되어 있다.

땀과 불감땀남은 다른 것이다.

▸ 체내의 수분은 피부에서 조금씩 새어 나가고 있다.

피부는 체내 수분이 체외로 유출되는 것을 완벽하게 막는 것은 아니며, 체내 수분이 피부를 통해 외부로 조금씩 새어 나가고 있다. 이를 불감땀남 또는 불감발한이라고 한다. 또한, 폐(기도)에서도 날숨과 함께 수분이 배출된다(→p.87). 불감땀남량은 피부에서 약 600 mL/일, 폐(기도)에서 약 300 mL/일이다.

땀은 땀샘에서 분비된다.

땀은 땀샘이라는 피부의 외분비샘에서 나오는 분비액이다.

▸ 일반적으로 땀샘은 에크린땀샘을 의미한다.

이 외에도 아포크린땀샘이 겨드랑이 등에 존재한다.

▸ 땀은 염분을 포함한다.

땀은 묽은 소변 성분과 유사하며, 염분(염화나트륨 Nacl) 등을 포함한다. 그러나 분비 속도 등에 따라 땀의 구성과 농도는 달라진다.

▸ 다량으로 땀을 흘리면 탈수 증상이 나타난다(→p.12).

다량으로 땀을 흘리면 수분상실뿐 아니라 전해질의 상실도 발생한다.

더우면 땀이 난다.

땀샘은 교감신경에 의해 지배된다(→p.181).

▸ 더울 때의 땀남을 온열성 땀남이라고 한다.

체온 조절에 관여하는 것은 이 온열성 땀남이다. 온열성 땀남은 손바닥, 발바닥을 제외한 전신에서 일어난다. 운동 시에 나오는 땀도 여기에 해당한다. 땀남량은 1시간에 몇 리터에 달할 수도 있다.

▸ 긴장 시의 땀남을 정신성 땀남이라고 한다.

긴장 시에도 땀이 나며, 손바닥이나 얼굴 등에 강하게 땀남이 일어난다. 거짓말 탐지기의 원리 중 하나는 거짓말을 할 때 정신적으로 긴장하여 손바닥 등의 땀남량이 증가하는 것을 이용한 것이다.

▸ 매운 카레에 의한 땀남을 미각성 땀남이라고 한다.

매운맛이나 신맛 등의 미각 자극으로도 땀이 난다. 미각성 땀남은 얼굴에 강하게 일어난다.

▸ 땀남은 좌우대칭이 아닐 수 있다.

예를 들어 신체의 일부를 압박하면 반대쪽 반신의 땀남량이 증가한다. 그 때문에 몸을 움직일 수 없는 상태에서 옆으로 누워 있는 환자는 주의가 필요하다.

땀을 흘리면 체온이 내려간다.

땀남은 신체의 열발산에 중요한 역할을 담당한다.

▸ 땀 등의 액체가 증발할 때 주위에서 빼앗는 열을 기화열이라고 한다.

기화열의 양은 물 1 mL당 약 0.6 kcal이다. 즉, 100 mL의 땀이 증발하면 60 kcal의 열을 빼앗아 체중 60 kg인 사람의 체온을 1℃ 낮출 수 있다.

▸ 기온이 체온보다 높아도 땀은 체온을 낮춘다.

복사나 대류에서는 열이 높은 곳에서 낮은 곳으로 이동하므로 기온이 체온보다 높으면 체온이 올라가게 된다. 그러나 땀은 체내의 열을 땀과 함께 버릴 수 있고, 기화열은 반드시 체온을 낮추는 방향으로 작용한다(→p.131).

Coffee Break

울열(stagnated heat)

열 방산이 충분하지 않아 체온이 상승하는 것을 울열이라고 한다. 중증 울열은 열사병이라고 한다. 한여름 땡볕 아래에서의 운동 등에서도 일어난다. 발생할 수 있다. 어쨌든 즉시 냉각 및 수분 보충을 해야 한다. 이불을 너무 많이 덮어도 울열이 발생할 수 있으므로, 의식이 없는 환자 등에게는 주의가 필요하다. 땀남이 많을 경우에는 염분 보충도 필요하다.

체감온도

실제로 느끼는 온도를 체감온도라고 하며, 기온뿐만 아니라 습도, 풍속, 의복 등에 의해 영향을 받는다. 기온이나 습도가 높을수록, 풍속이 약할수록 온도는 더 높게 느낀다. 복사나 기화열 등의 양이 이러한 요소들에 의해 영향을 받기 때문이다.
옷을 입은 상태, 지역 차이, 개인 차이 등이 있지만, 가장 쾌적한 기온은 겨울에는 18℃ 정도, 여름에는 외기보다 3-5℃ 정도 낮은 정도이며, 습도는 겨울에 60%, 여름에 50% 정도이다. 주거지나 병실 등은 이를 기준으로 조절하는 것이 이상적이다.

해열제

열이 있을 때 아스피린 같은 해열제를 사용하면 평상시 체온까지 낮출 수 있다. 이는 해열제가 시상하부의 체온 중추에 작용하여 체온의 설정온도를 평상시 체온으로까지 낮추기 때문이라고 생각된다. 이때 땀남을 동반하는 경우가 많지만, 땀을 흘리지 않아도 열은 내려간다. 또한, 평상시 체온일 때는 해열제를 사용해도 체온은 평상시 체온 이하로 내려가지 않는다.

문제

체온 측정값이 가장 낮은 부위는 어디인가?

1. 고막
2. 입안
3. 겨드랑
4. 직장

해설 온도는 직장체온>입안체온>겨드랑체온의 순서(p.133). 고막체온은 입안체온과 거의 같다.
정답 [3]

PART

9

소화

1. 소화와 흡수
2. 소화관
3. 식도와 위
4. 췌장액
5. 담즙
6. 장의 소화와 흡수
7. 장 기능의 조절
8. 간의 역할
9. 빌리루빈과 간기능검사

Coffee Break

1 소화와 흡수

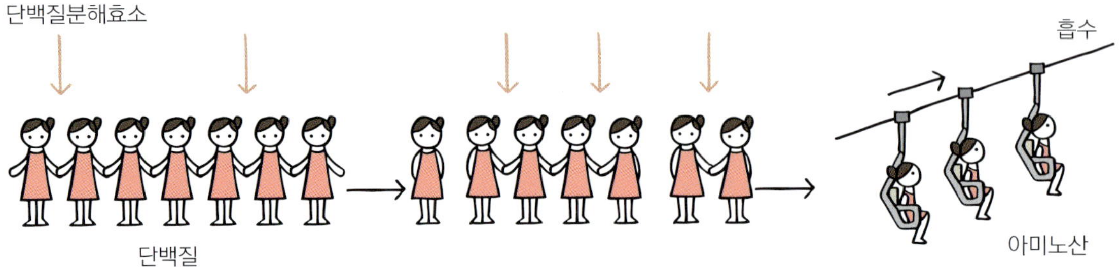

단백질의 소화

단백질은 아미노산이 많이 연결된 것이다. 단백질은 몇몇 단백질분해효소에 의해 잘리고, 최종적으로는 한 개 한 개의 아미노산으로 잘려 흡수된다.

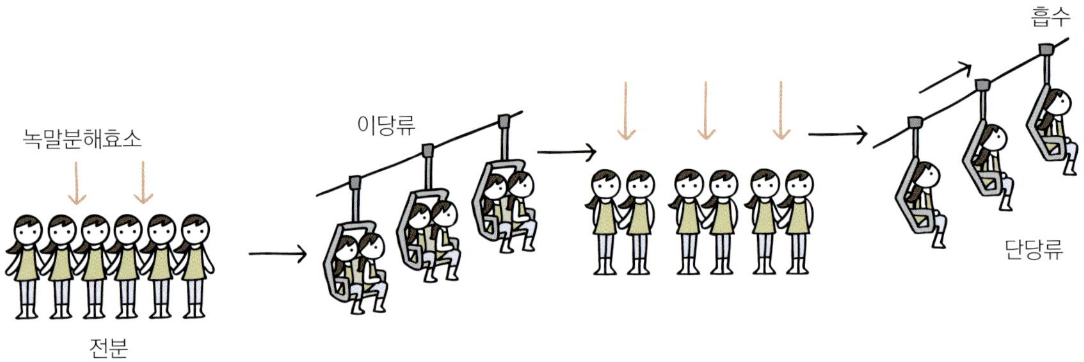

전분의 소화

전분은 당이 많이 연결된 것이다. 전분은 먼저 녹말분해효소에 의해 두 개씩 잘리고, 최종적으로는 한 개 한 개의 당으로 되어 흡수된다.

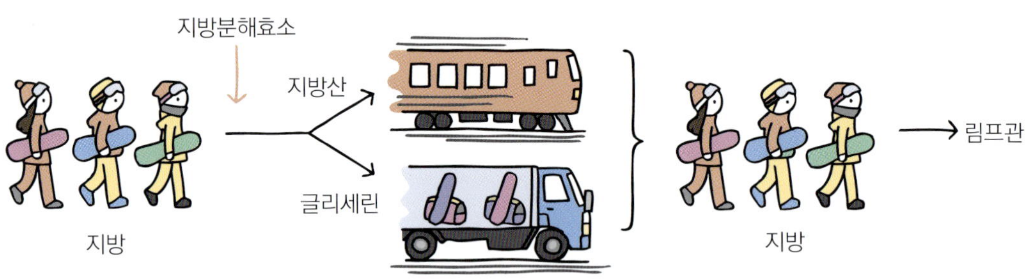

지방의 소화

스노보드를 타러 갈 때 사람(지방산)은 지하철로, 보드(글리세린)는 트럭에 각각 나뉘어 운반되어 스키장에서 다시 합쳐진다.

사람은 필요한 물질을 섭취해야 한다.

사람은 살아가면서 필요한 물질을 체내에 섭취해야 한다. 이를 위해 필요한 물질을 음식물로서 입으로 섭취하고, 흡수 가능한 상태로 변화시켜 장에서 흡수한다.

소화란 음식물 중의 영양소를 흡수 가능한 상태로 변화시키는 것이다.

- **단백질, 전분, 지방 등은 그 상태로는 흡수되지 않는다.**
- **흡수 가능한 형태로 변화시키는 것은 다양한 소화효소들이다.**

  전분, 단백질, 지방 등은 소화효소에 의해 최종적으로 그 구성 단위로 분해된다.

단백질은 아미노산 형태로 흡수된다.

- **단백질은 아미노산이 많이 연결된 것이다**(→p.100).
- **단백질의 분해효소를 단백질분해효소(protease)라고 한다**(→p.158).
- **단백질분해효소에는 펩신, 트립신, 키모트립신 등이 있다.**
- **흡수된 아미노산은 문맥(portal vein)을 통해 간으로 운반된다.**

  아미노산도 당과 마찬가지로 운반된다.

전분은 단당류 형태로 흡수된다.

전분은 단당류(주로 포도당)가 많이 연결된 것이다.

- **전분의 분해효소를 녹말분해효소라고 한다.**

  녹말분해효소는 이 긴 포도당 사슬을 두 개씩 잘라 이당류로 만든다. 이당류는 장의 소화효소에 의해 다시 잘려 단당류가 되고, 단당류 형태로 흡수된다.

- **흡수된 당은 문맥을 통해 간으로 운반된다.**

  당은 장의 모세혈관으로 들어가 문맥을 통해 간으로 운반되고, 그 후 전신으로 운반된다. 이렇게 일단 흡수된 물질은 간을 거쳐 대사나 해독 작용을 받은 후 전신에 분배된다. 참고로 간의 기능은 p.154, 문맥에 관해서는 p.72 참조.

지방은 지방산과 글리세린 형태로 흡수된다.

- **지방의 분해효소를 지방분해효소라고 한다.**
- **지방분해효소는 지방을 지방산과 글리세린으로 분해한다. 글리세린은 글리세롤(glycerol)이라고도 한다.**
- **흡수된 지질은 림프관으로 들어간다.**

  지방은 지방산과 글리세린으로 분해되어 흡수되지만, 장의 세포 내에서 다시 지방으로 합성되어 림프관으로 들어간다. 당이나 아미노산과는 달리, 지질은 문맥으로 들어가지 않는다는 점에 주의.

- **림프관은 모여서 가슴관이 되며, 최종적으로 정맥으로 들어간다.**

  림프관의 흐름에 관해서는 p.73 참조.

흡수란 소화에 의해 생긴 아미노산, 당, 지방산, 글리세린 등을 체내로 섭취하는 것이다.

생체는 흡수한 아미노산, 단당류, 글리세린, 지방산 등을 필요에 따라 자신의 체내에 맞는 형태로 재조립하여 사용한다.

2 소화관

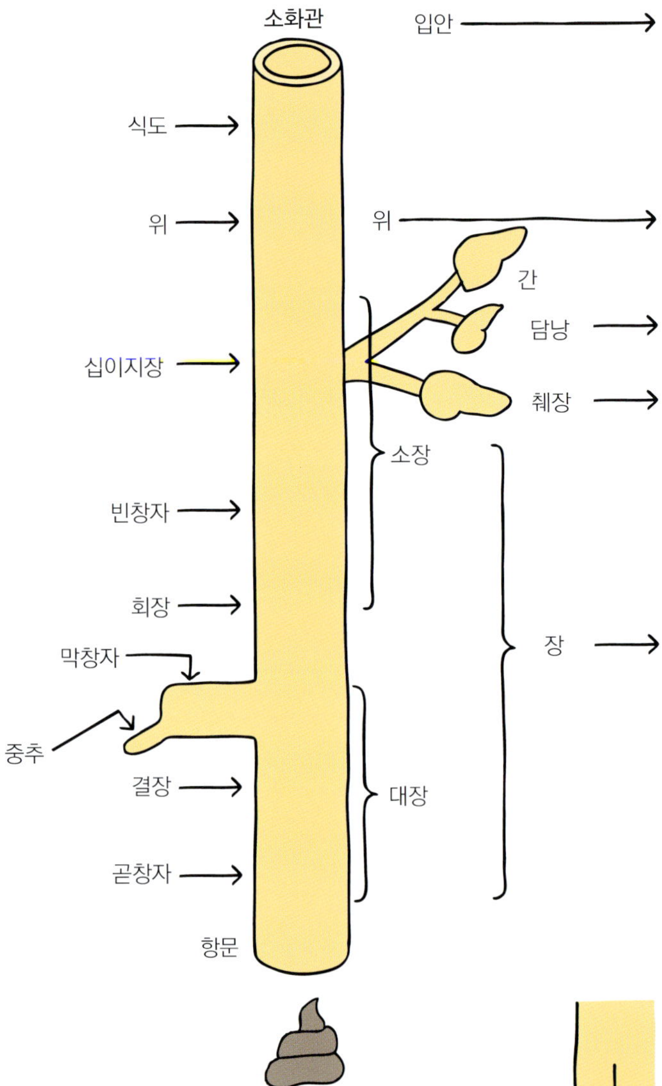

소화액의 1일 총량

음식 속 수분량	2.0 L
침	1.5 L
위액	2.0 L
담즙	0.5 L
췌장액	1.5 L
장액	2.5 L
합계	10 L/일

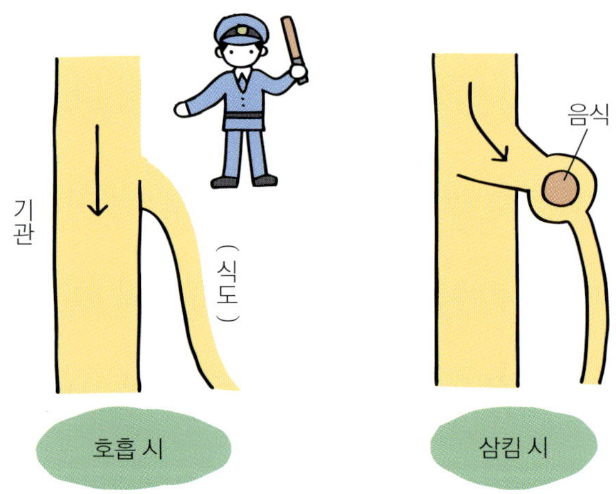

삼킴의 기전
평소에는 기관이 열려 있으며,
삼킴 시에는 기관이 닫힌다.

소화기는 1개의 관이며, 이에 부속물이 붙어 있다.

▶ **이 관을 소화관이라고 한다.**

소화관은 입안에서 시작하여 식도→위→소장→대장으로 이어지고 항문에서 끝난다.

▶ **부속물로는 간, 담낭, 췌장, 침샘 등이 있다.**

이들은 소화, 흡수를 돕는 역할을 한다.

소화기에서 많은 양의 소화액이 나온다.

소화액의 총량은 하루에 약 10 L에 달한다. 그 종류와 대략적인 양은 왼쪽 그림과 같다.

▶ **소화액은 여러 가지 소화효소가 포함되어 있다.**

음식물은 소화효소의 작용을 받아 흡수할 수 있는 성분으로 분해된다.

소화는 부교감신경에 의해 항진된다.

부교감신경의 자극에 의해 연동운동도 소화액의 분비도 함께 항진된다.

▶ **부교감신경은 미주신경이다.**

식도 이하, 즉 침샘 이외의 소화기를 지배하는 부교감신경은 미주신경이다.

▶ **소화는 호르몬에 의해서도 항진된다.**

이 호르몬은 소화관 자체에서 분비되어 자기 자신에게 명령을 내린다. 소화관의 호르몬에 관해서는 다음 페이지 이후에서 설명한다.

음식물은 먼저 이로 씹어진다.

음식물을 씹으면 침과 잘 섞여 그 결과 삼키기 쉬워지고 전분도 분해된다. 동시에 미각을 자극하여 소화기의 작용을 증대시킨다.

▶ **간니는 32개, 젖니는 20개이다.**

간니는 앞니 2개, 송곳니 1개, 작은어금니 2개, 큰어금니 3개가 상하좌우 대칭(즉 총수는 이것의 4배)으로 존재한다. 젖니는 이 중 큰어금니가 빠져 있다. 제3큰어금니가 흔히 말하는 사랑니이다.

▶ **침은 전분을 맥아당으로 분해한다.**

침에는 포함되어 있으며, 이는 전분을 맥아당으로 분해한다. 먹은 전분의 약 절반이 침에서 분해되고, 나머지 절반은 그대로 위로 보내져 장에서 분해된다.

▶ **침은 침샘에서 분비된다.**

침샘에는 귀밑샘, 혀밑샘, 턱밑샘 등이 있으며, 총 분비량은 약 1.5 L/일에 달한다.

삼키는 것을 삼킴이라고 한다.

▶ **삼킴 시에는 기관이 닫힌다.**

평소에는 호흡을 하므로 기관이 열리고 식도가 닫혀 있다. 삼킴 시에는 기관을 닫아 음식물을 식도로 보낸다. 이렇게 삼킴은 인두 부위의 복잡한 공동 작업이다.

▶ **음식물을 제대로 삼키지 못하는 것을 삼킴곤란이라고 한다.**

삼킴은 숨뇌에 있는 삼킴중추와 여러 개의 말초신경에 의해 능숙하게 이루어진다. 이 중 어느 하나라도 작동하지 않으면 삼킴에 장애가 발생한다.

3 식도와 위

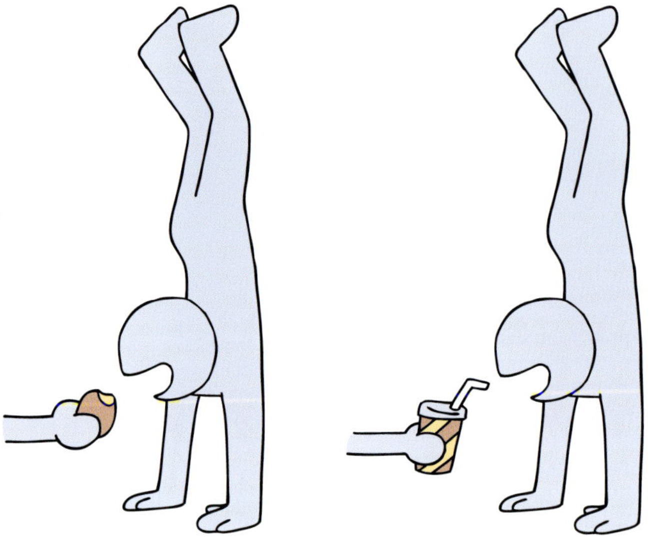

거꾸로 서도 사과나 우유는 삼킬 수 있다.
식도는 연동운동을 하므로 중력에 거슬러
음식물을 위로 운반할 수 있다.

위액 분비의 기전
위액은 미주신경과 가스트린에 의해
분비가 항진된다.

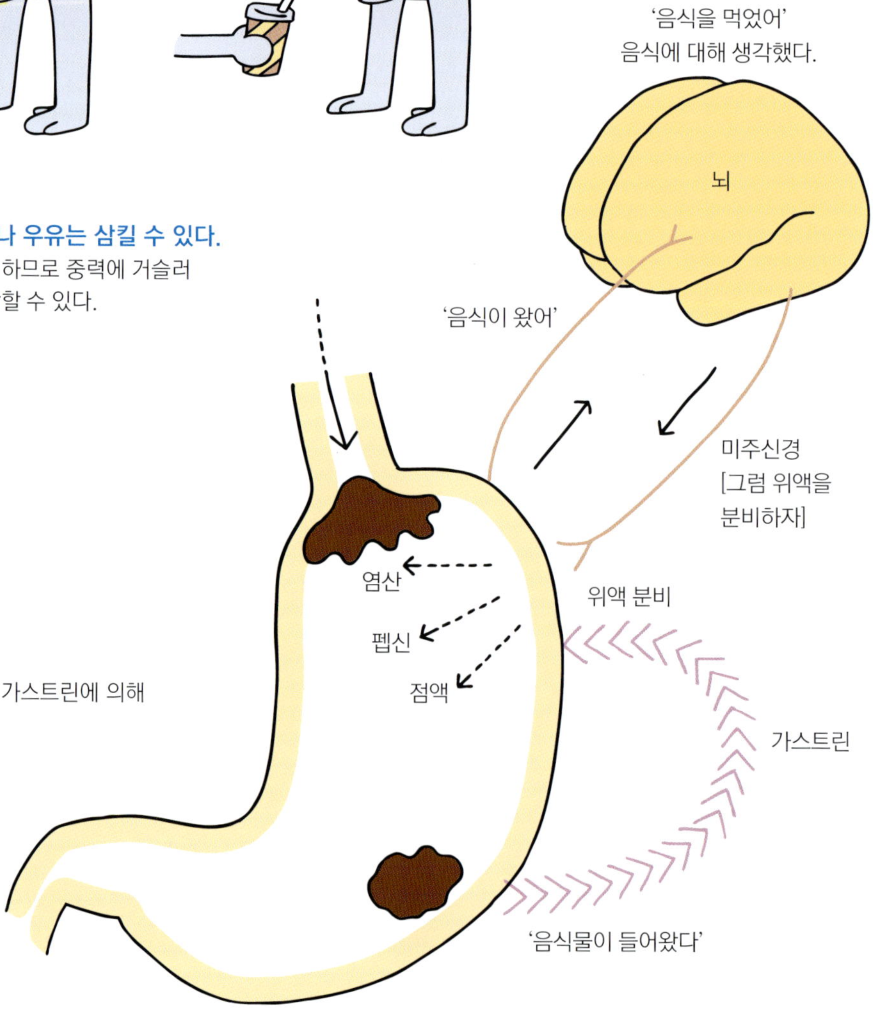

식도에서는 연동에 의해 음식물을 위로 운반한다.

소요 시간은 1초~몇 초이다. 연동운동으로 운반되기 때문에 거꾸로 서도 제대로 보낼 수 있다. 연동 운동에 대해서는 p.152 참조.

위액에는 펩신, 염산, 점액이 포함되어 있다.

▶ 펩신은 단백질분해효소(protease)이다.

펩신은 단백질을 잘게 잘라 짧은 펩타이드로 만든다.

▶ 염산은 살균 작용과 펩신을 활성화하는 작용이 있다.

위의 염산을 위산이라고도 한다. 펩신이 작용할 수 있는 것은 산성일 때뿐이다. 장과 같은 알칼리성 장소에서는 펩신의 작용이 소실된다. 또한, 염산은 철분 흡수를 돕는 작용도 한다.

▶ 점액은 위 자체가 소화되는 것을 방지한다.

음식물이 소화되는 동안 자기 위가 소화되지 않는 이유는 위가 점액을 분비하여 위 표면에 장벽을 형성하고, 자신의 위 세포를 보호하기 때문이다.

위액 분비는 미주신경과 가스트린에 의해 항진된다.

▶ 음식에 대해 생각만 해도 위액 분비가 항진된다.

음식을 맛보거나, 냄새를 맡거나, 듣거나, 보거나, 생각하면 그 자극이 미주신경을 통해 위에 도달하여 위액 분비를 항진시킨다.

▶ 음식물이 위에 들어가면 미주신경이 흥분한다.

음식물이 위에 들어가고 기계적으로 위가 확장되면, 미주신경이 흥분하여 그 결과 위액 분비가 항진된다.

▶ 음식물이 위에 들어가면 가스트린이 분비된다.

위는 소화 기관이자 내분비 기관이기도 하다. 음식물이 위에 들어가면 그 자극에 의해 위에서 가스트린이라는 호르몬이 분비된다.

▶ 가스트린은 위액 분비를 항진한다.

위의 내분비샘에서 분비된 가스트린은 혈중에 들어가 전신에 퍼지고 그 일부가 위에 도달하여 위의 외분비샘을 자극하여 위액 분비를 항진시킨다.

구토는 복강내압 항진에 의해 발생한다.

구토는 복근과 횡격막이 수축하여 위가 물리적으로 압박됨으로써 발생한다.

▶ 구토는 위가 정상이어도 발생할 수 있다.

구토는 뇌의 이상이나 임신 등에서도 발생한다. 따라서 구토가 있다고 해서 반드시 위의 병이라고는 할 수 없다. 참고로 메스꺼움(오심)은 구토 직전의 상태인 경우가 많다.

▶ 구토가 지속되면 알칼리증이 된다.

위액을 다량 토하면 위산을 체외로 버리게 되어 남은 몸은 상대적으로 알칼리가 많아져 알칼리증이 된다. 구토가 없어도 위액을 지속적으로 흡인하면 같은 일이 발생한다.

4 췌장액

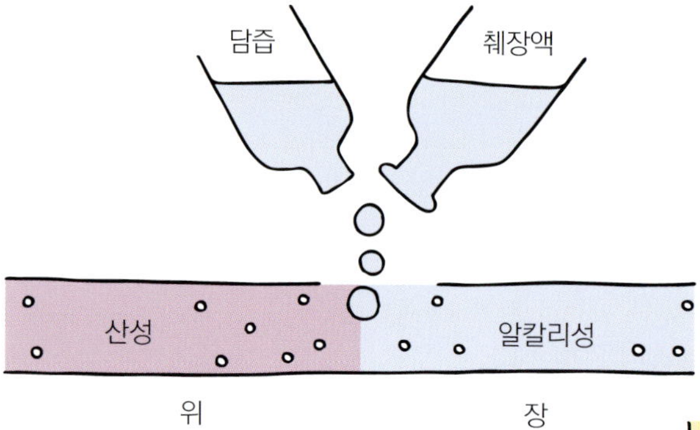

장은 알칼리성이다.

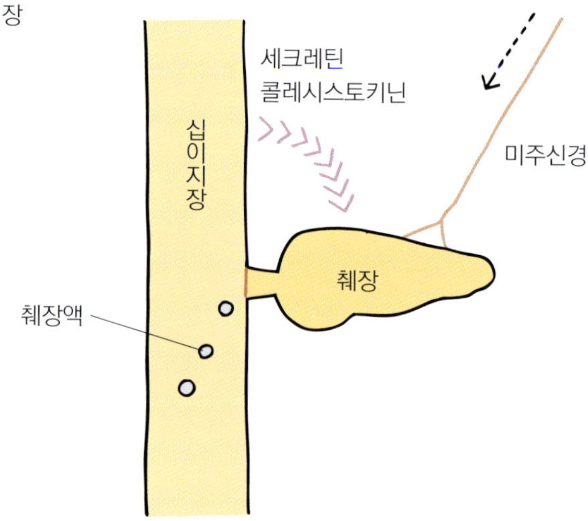

췌장액은 미주신경과 호르몬(세크레틴과 콜레시스토키닌)에 의해 분비가 항진된다.

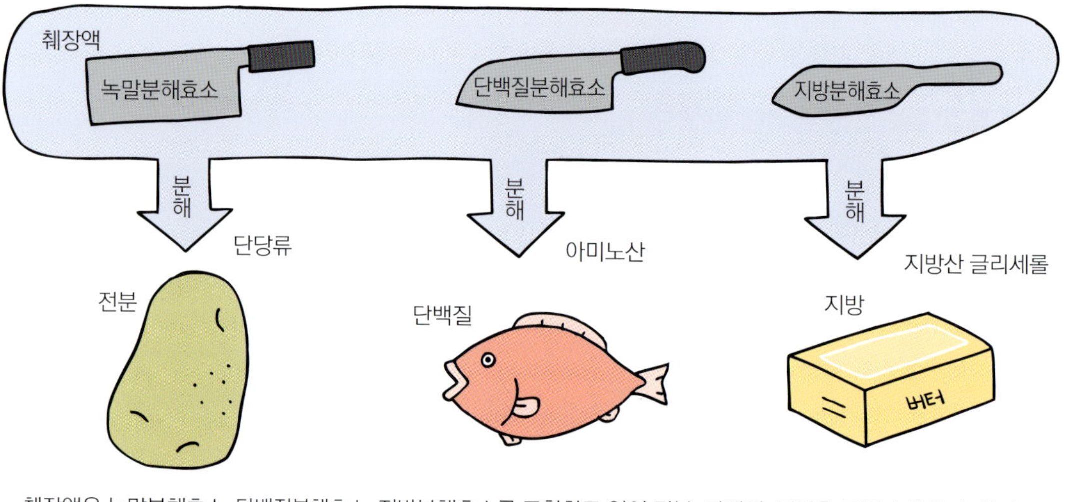

췌장액은 녹말분해효소, 단백질분해효소, 지방분해효소를 포함하고 있어 전분, 단백질, 지방을 모두 소화할 수 있다.

음식물이 십이지장에 보내지면 **췌장액**과 **담즙**이 나온다.

췌장액은 췌장의 외분비샘에서 분비되는 소화액이다. 담즙은 간에서 만들어져 담낭에 저장되었다가 담낭의 수축에 의해 배출된다.

▸ 췌장액과 담즙은 **알칼리**성이다.

위에서 보내진 음식물은 위산으로 인해 산성이다. 그러나 여기에 췌장액과 담즙(그리고 장액)이 더해져 최종적으로는 알칼리성이 된다.

췌장액은 **호르몬**과 **미주신경** 두 가지에 의해 분비가 증가한다.

▸ 이 호르몬에는 **세크레틴**(secretin)과 **콜레시스토키닌**이 있다.

세크레틴은 주로 **수분**의 분비를, 콜레시스토키닌은 주로 **소화효소**의 분비를 촉진한다(→p.158).

▸ 세크레틴과 콜레시스토키닌은 **장**에서 분비되는 호르몬이다.

세크레틴과 콜레시스토키닌은 음식물이 십이지장에 들어가면, 거기서 혈중으로 분비되어 전신을 순환한 후 췌장에 도달하여 작용한다. 이렇게 장에서 분비되는 호르몬을 장관호르몬이라고 한다.

췌장액은 **전분**도 **지방**도 **단백질**도 모두 분해할 수 있다.

소화란 분해하는 것이다.

▸ 췌장액은 **녹말분해효소**를 포함하고 있다.

침으로 분해되지 못한 전분은 췌장액에서 **맥아당**까지로 분해된다. 즉 췌장액은 침과 같은 작용을 하며, 그 정도는 침보다 강하다.

▸ 췌장액은 **단백질분해효소**를 포함하고 있다.

대표적인 단백질분해효소는 **트립신**과 **키모트립신**이다. 즉 췌장액은 위액의 펩신과 매우 유사한 작용을 한다.

▸ 췌장액은 **지방분해효소**를 포함하고 있다.

지방의 소화에서 췌장액은 매우 중요한 역할을 한다.

췌장은 **내분비** 작용도 가지고 있다.

췌장의 기능은 췌장액 분비라는 외분비 작용뿐만 아니라, **인슐린**이나 **글루카곤** 같은 호르몬을 분비하는 내분비 작용도 가지고 있다. 이 인슐린과 글루카곤 같은 호르몬은 췌장액이 분비되는 시기, 즉 식사 직후에 많이 분비된다.

▸ 췌장은 **외분비샘**과 **내분비샘**의 혼합물이다.

췌장의 내분비 기능에 대해서는 「호르몬으로 기억하는 것」 항목(→p.112) 참조.

> **췌장염**
>
> 췌장은 매우 강력한 소화효소를 많이 가지고 있다. 정상적으로 이들 소화효소는 췌장 내부에 있을 때는 아직 작용할 수 없는 상태로 있다. 그러나 어떤 이상이 생기면 이들 소화효소가 췌장 내부에서 작용하여 췌장 자체를 소화, 즉 녹여버린다. 이것이 췌장염이다.

5 담즙

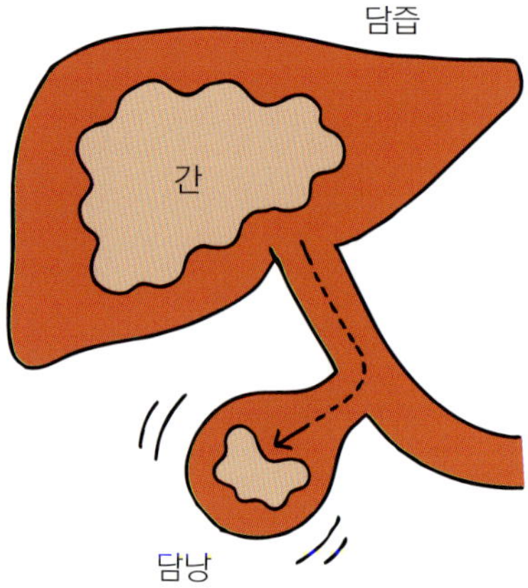

콜레시스토키닌의 기능
담낭을 수축시켜 담즙을 배출하게 한다.

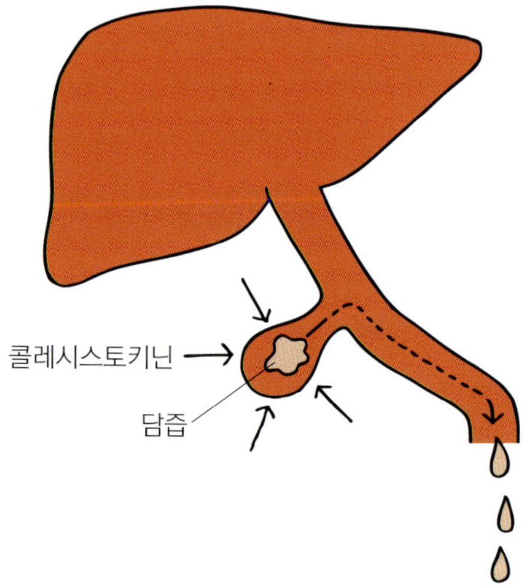

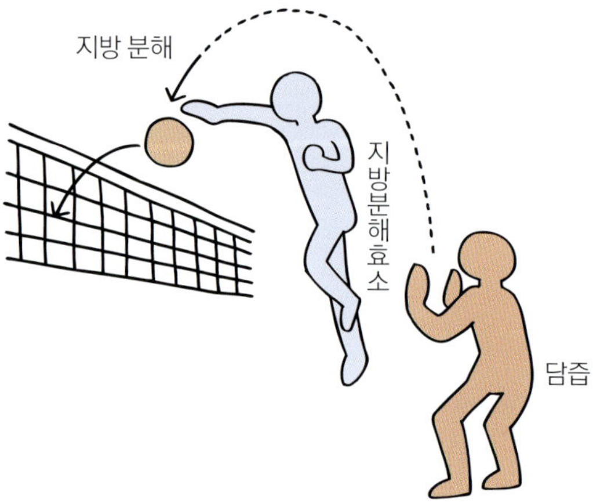

담즙의 기능
담즙은 지방의 소화와 흡수를 돕는다.

담석

담즙 성분 중 빌리루빈과 콜레스테롤은 쉽게 굳어지며, 이것이 굳어져 돌이 된 것이 담석이다. 담석이 담낭이나 담관의 벽을 긁으면 극심한 통증이 발생한다. 또한 담석이 담즙의 흐름을 막으면 황달이 발생한다. 담낭 내에 생긴 결석이 담낭결석이고, 담관에 생긴 것이 담관결석이다.

담즙은 간에서 쉬지 않고 만들어져 담낭에 저장된다.

담즙은 간이라는 외분비샘이 만드는 분비액이다. 담관과 담낭을 합쳐서 담도라고 한다.

▸ 담낭은 담즙의 농축과 저장을 담당한다.

간에서 나온 직후의 담즙은 노란색이지만, 담낭에서 농축되어 짙은 노란색에서 갈색이 된다. 이처럼 한 가지 담즙만 있는 것이 아니다.

▸ 담낭은 콜레시스토키닌에 의해 수축하여 담즙이 배출된다.

담낭의 용적은 약 50 mL이다. 콜레시스토키닌은 판크레오자이민과 동일한 것이다. 자세한 내용은 p.158 참조.

▸ 음식물이 십이지장에 도달하면 콜레시스토키닌이 분비되어 췌장액 분비와 담즙 분비가 모두 항진된다.

예를 들어 달걀노른자를 먹으면 콜레시스토키닌 분비가 증가하여 그 결과 담낭이 수축하고 담즙 배출량이 증가한다.

담즙에는 담즙산, 빌리루빈, 콜레스테롤 등이 포함되어 있다.

그 외 인지질(레시틴) 등이 있다. 이 중 소화에 대해 중요한 역할을 하는 것은 담즙산과 인지질이다. 참고로 빌리루빈은 담즙색소라고도 한다. 빌리루빈에 대해서는 「빌리루빈과 간기능검사(→p.156)와 헤모글로빈」(→p.22) 항목을 참조.

담즙은 지방의 흡수를 돕는다.

담즙은 마치 비누처럼 지방분을 용해시키므로 그 결과 지방분해효소가 작용하기 쉬워지고, 더 나아가 흡수가 용이해진다.

▸ 담즙 자체에는 소화효소가 포함되어 있지 않다.

▸ 담즙이 부족하면 필수지방산이 결핍된다.

필수지방산은 지질이므로 담즙의 도움이 없으면 흡수되지 않는다. 그 결과 담즙이 부족하면 필수지방산의 결핍이 발생한다.

▸ 담즙이 부족하면 혈액응고가 어려워진다.

비타민K뿐만 아니라 지용성 비타민은 지질의 일종이므로 담즙의 도움이 없으면 흡수되지 않는다. 그 결과 담즙이 부족하면 비타민K 등 지용성 비타민의 결핍이 발생하고, 결핍 증상으로 출혈 경향이 나타난다.

독극물은 담즙 중에 배설되기도 한다.

▸ 담즙은 소변과 같은 배설물로 생각할 수 있다.

하지만 어렵게 배설한 불필요한 물질이나 독물도 다시 장에서 흡수될 수 있다. 이렇게 장→문맥→간 →담즙→장을 순환하는 것을 장간순환이라고 한다. 참고로 배설에 대해서는 p.160 참조.

6 장의 소화와 흡수

매끈한 면

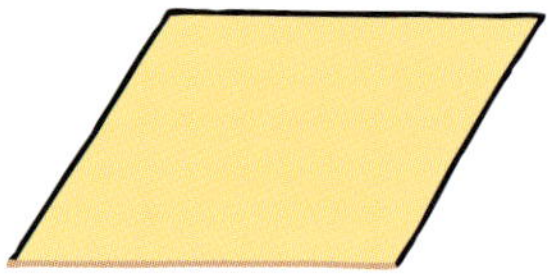

보다

울퉁불퉁한 면

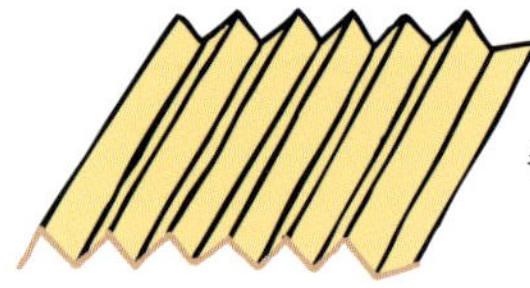

쪽이 면적이 넓다.

그리고

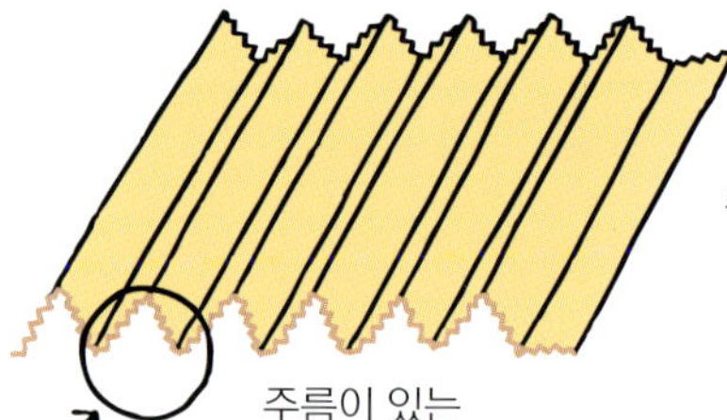

주름이 있는

쪽이 면적이 넓다.

게다가 이 주름이

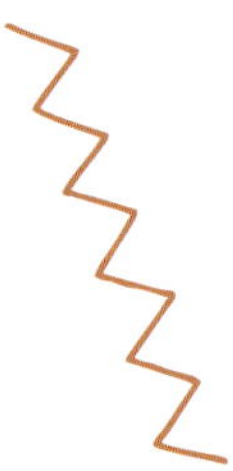

보다도

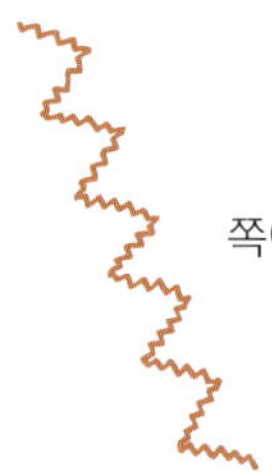

쪽이 훨씬 면적이 넓어진다.

장의 내면은 이처럼 큰 주름과 작은 주름, 그리고 더욱 작은 주름이 있어
소장의 표면적 총합은 약 9평의 방 크기만큼 된다. 면적이 넓을수록 흡수에 유리하다.

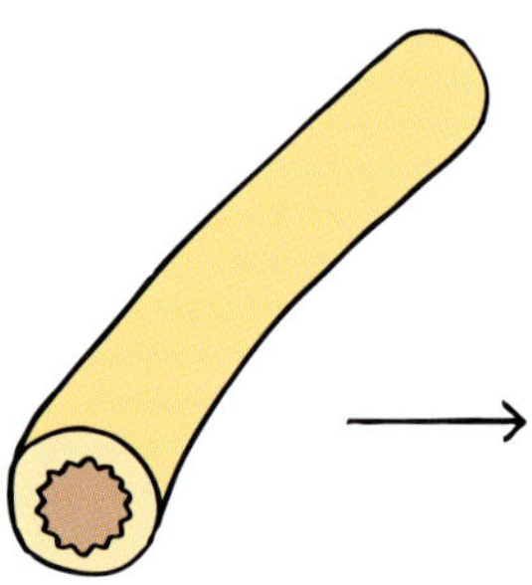

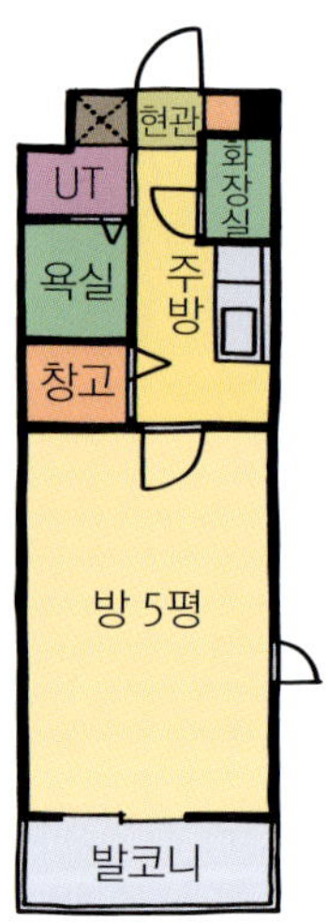

1K의 구조의 방

소장은 십이지장, 공장(ileum), 회장(jejunum)으로 나뉜다.

대장은 맹장, 상행결장, 횡행결장, 하행결장, 구불결장(S자 결장), 직장으로 나뉜다. 맹장은 초식동물에서는 잘 발달되어 있지만, 인간에서는 매우 짧다. 또한, 충수는 맹장에 붙어 있다.

▸ 십이지장은 손가락을 가로로 12개 늘어놓은 길이가 있다.

구체적인 길이는 약 20-30 cm 정도이다. 참고로 의학에서는 물체의 길이를 표현할 때 손가락의 너비로 몇 개 분량이라는 표현을 자주 사용한다.

▸ 공장과 회장의 경계는 명확하지 않다.

대략 상반부를 공장, 하반부를 회장이라고 부른다. 구조나 흡수력 등에 약간의 차이가 있지만, 같은 것으로 생각해도 무방하다.

▸ 장 내는 약알칼리성이다.

위 내는 강한 산성이었으나, 장에서는 담즙, 췌장액, 장액(이들은 모두 알칼리성임)이 더해져 최종적으로 약알칼리성이 된다.

장은 소화의 최종 단계와 흡수를 담당한다.

장에서의 소화는 장 점막의 세포 표면에서 이루어진다. 즉, 장에서 분비되는 장액 자체에는 소화효소가 포함되어 있지 않다.

▸ 소장에서 이당류는 단당류로 분해된다.

침과 췌장액에서 이당류로 분해된 당질은 장에서 단당류로 분해되어 흡수된다. 즉 맥아당은 두 개의 포도당, 자당은 포도당과 과당, 젖당은 포도당과 갈락토스로 각각 분해되어 흡수된다(→p.96, 140).

▸ 소장에서 펩타이드는 아미노산으로 분해된다.

위액과 췌장액에 의해 짧게 잘린 단백질은 최종적으로 1개의 아미노산으로 분해되어 흡수된다. 실제로는 아미노산 2-3개로 이루어진 펩타이드 형태로도 꽤 흡수되고 있다.

▸ 소장에서는 지질도 분해된다.

췌장액에 의해 분해된 지방은 소장에서 3개의 지방산 중 2개가 잘려 흡수된다. 결국 지방산 2개와 글리세린에 지방산이 1개 붙은 모노글리세라이드 형태로 흡수된다.

▸ 장에서는 물과 전해질도 흡수한다.

입을 통해 섭취하는 하루의 수분량은 그리 많지 않지만, 소화액의 총량은 매우 많다. 결국, 장은 하루에 약 10 L의 수분을 흡수하고 있다(→p.142).

소장이 흡수의 기본 부위이다.

소장에서 포도당, 아미노산, 지방산, 글리세린, 그리고 비타민, 무기질, 수분 등을 흡수한다.

▸ 대장에서는 물을 흡수한다.

대장에서는 영양소 흡수는 거의 이루어지지 않는다.

▸ 음식물은 대장에서 수분을 흡수하여 점점 단단해진다.

대장에서의 수분 흡수량은 전체의 약 5% 정도이다. 이 수분의 흡수가 불충분하면 무른 변~설사변이 된다. 변비약이나 완하제에는 이 수분의 흡수를 억제할 수 있는 물질도 사용된다.

7 장 기능의 조절

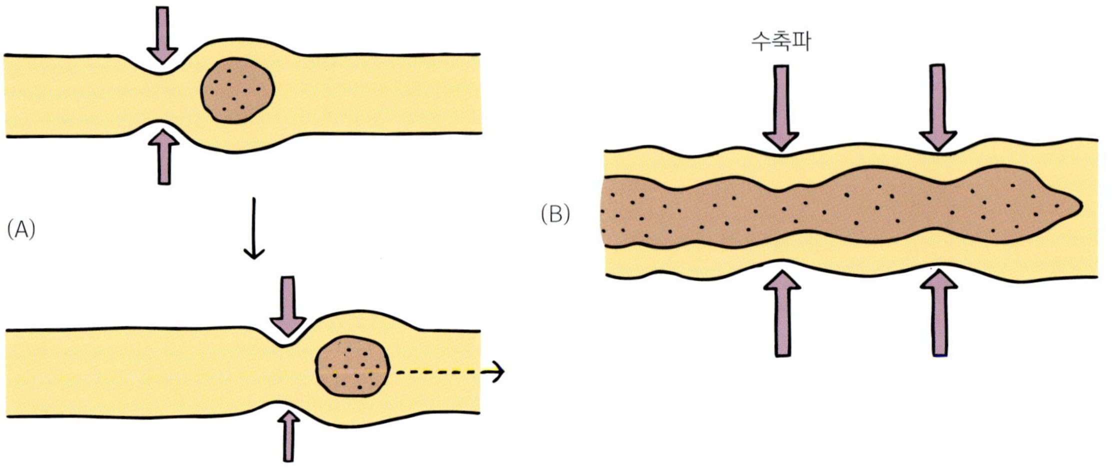

연동운동(A)과 분절운동(B)

연동운동은 한 방향성으로, 일반적으로 반대 방향으로 진행하지 않는다(A). 이 운동에 의해 음식물은 항문 방향으로 이동한다. 분절운동에서는 장의 여기저기를 눌러 내용물을 잘 혼합시킨다(B).

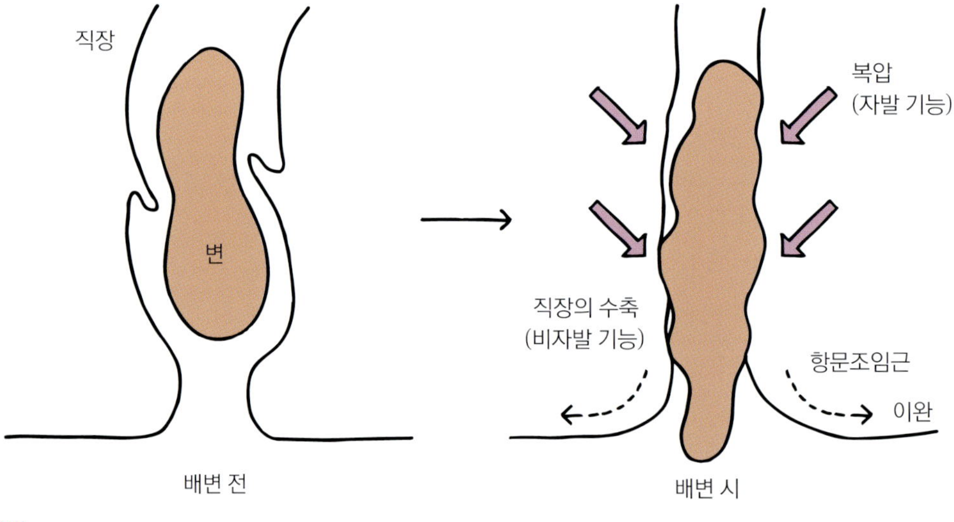

배변

직장의 수축과 항문조임근의 이완이 동시에 일어나며, 변을 밖으로 내보낼 수 있다.

장은 지렁이와 같은 움직임을 한다.

소장이 수축하는 모양을 외부에서 보면, 그 쪼그라드는 모습이 지렁이의 움직임과 매우 비슷하다. 지렁이나 회충의 동료를 연충이라 부르기 때문에 연동이라는 말이 생겼다.

▶ 소화관의 운동은 민무늬근육의 수축에 의한다.

▶ 치약 튜브를 짜는 것이 연동운동이다.

수축은 입 쪽에서 항문 쪽으로 이동한다. 이 운동에 의해 음식물은 항문 방향으로 이동한다. 이 연동운동은 한 방향성으로, 일반적으로 반대 방향으로 진행하지 않는다.

▶ 치약 튜브의 여기저기를 누르는 것이 분절운동이다.

치약 튜브의 뚜껑을 닫고, 튜브의 여기저기를 누르면 내용물이 잘 섞인다. 이것이 분절운동이며, 음식물을 잘 혼합하여 흡수를 높인다.

장은 많은 신경세포(neuron, 신경단위)를 가지고 있다.

장의 신경세포 총 수는 척수의 신경세포 수와 맞먹는다. 장 자체가 '뇌'를 가지고 있는 것처럼, 장의 운동 등은 장이 스스로 판단하고 결정할 수 있다. 호르몬의 뇌는 그 상위에 군림하고 있다.

▶ 미주신경이 흥분하면 장의 운동 전체가 항진된다.

뇌는 장 전체에 명령을 내린다.

장은 호르몬도 분비한다.

세크레틴이나 콜레시스토키닌(CCK) 등이 그 대표이다(→p.158).

장내에는 일정한 세균이 살고 있다.

정상에서도 장내에는 몇 가지 세균이 일정한 비율로 살고 있다. 이 세균들은 생체에 오히려 좋은 역할을 하며, 상주균이라 불린다.

▶ 대장에서는 상주균에 의해 음식물이 분해된다.

세균에 의한 음식물 분해를 발효 또는 부패라고 한다. 변에서 냄새가 나는 것은 바로 이 부패 때문이다.

배변은 자발 기능과 비자발 기능의 공동 작업이다.

배변 시에는 자발적으로 복압을 가하고, 동시에 항문조임근을 풀어준다. 동시에 비자발적으로 직장이 수축함으로써 배변이 일어난다.

▶ 글리세린 관장은 배변을 촉진한다.

글리세린은 직장 표면을 매끄럽게 하면서 동시에 직장을 자극하여 배변을 촉진한다. 50% 농도의 글리세린액을 41℃로 데워 사용한다.

충수염

충수는 사람에게 아무런 기능도 하지 않는 것 같다. 이 부위에 염증이 생긴 것이 충수염이다. 충수염에서는 백혈구가 증가하고, 통증의 초점은 오른쪽 엉덩뼈(ilium)와 배꼽의 중간 지점 부근에 있으며, 여기를 누르면 매우 아프게 느껴진다. 흔히 맹장염이라고도 하지만, 이는 올바른 용어가 아니다.

8 간의 역할

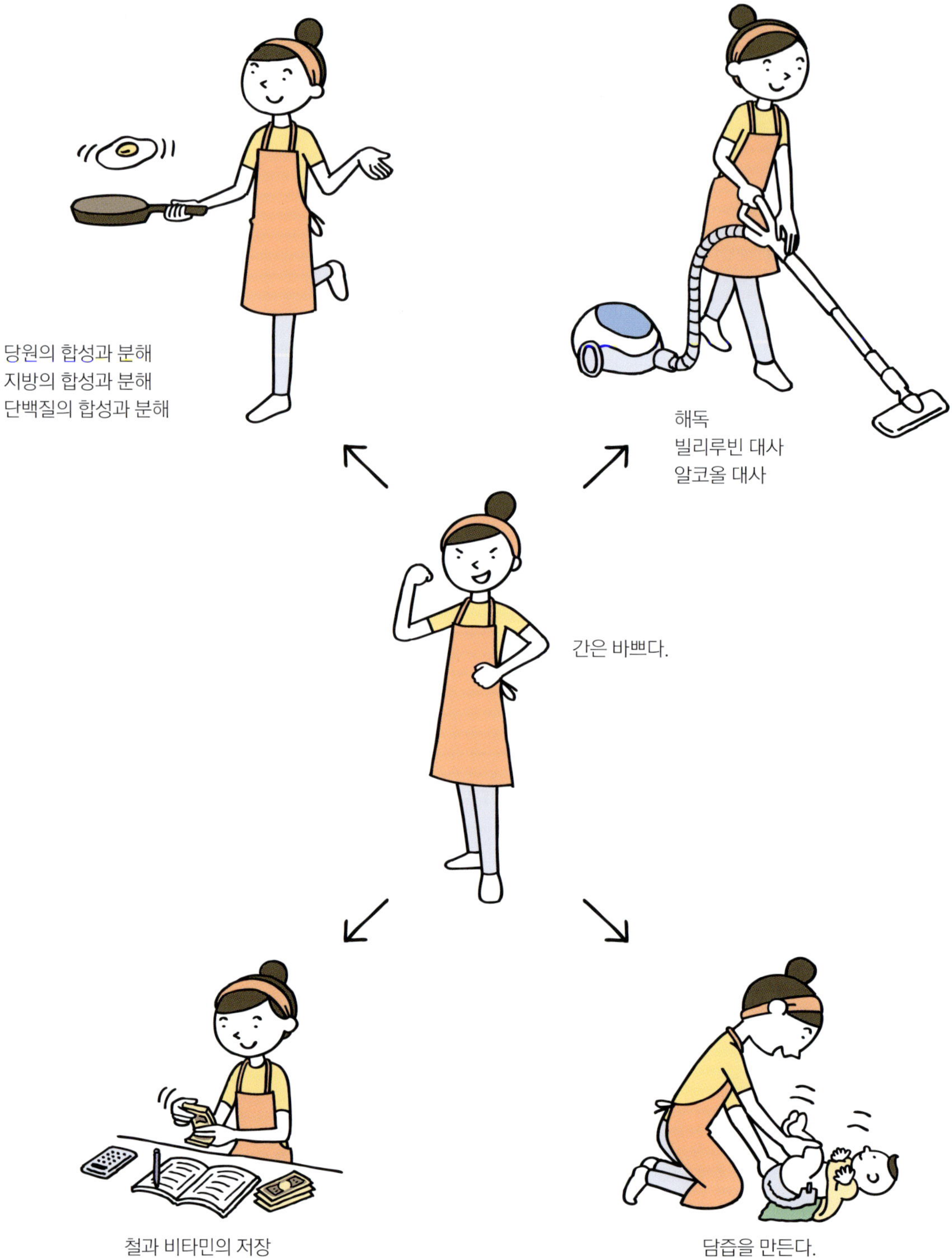
당원의 합성과 분해
지방의 합성과 분해
단백질의 합성과 분해
해독
빌리루빈 대사
알코올 대사
간은 바쁘다.
철과 비타민의 저장
담즙을 만든다.

간은 다양한 일을 하고 있다.

인공 간은 불가능하다.

인공심장이나 인공 폐 그리고 인공 신장은 이론적으로 가능하지만, 인공 간은 이론적으로도 불가능하다. 그것은 간이 너무도 다양한 일을 하고 있기 때문이다.

간에서는 다양한 대사를 수행하고 있다.

간에서는 당원의 분해와 합성을 수행하고 있다.

당원에 관해서는 「당질」 항목(→p.96) 참조.

간에서는 지방과 콜레스테롤의 분해와 합성을 수행하고 있다.

자세한 내용은 「지질」 항목(→p.98) 참조.

간에서는 단백질의 합성을 수행하고 있다.

간에서 합성되는 대표적인 단백질로는 혈청 알부민과 혈액응고 인자가 있다. 즉, 간의 기능이 저하되면 이러한 양이 감소하여 부종이나 출혈 경향이 나타난다.

간에서는 아미노산의 분해를 수행하고 있다.

아미노산을 분해(산화)하여 에너지를 생산한다. 동시에 남은 찌꺼기인 암모니아를 요소로 변환한다. 이 요소는 신장을 통해 소변으로 배출된다.

간에서는 해독을 수행하고 있다.

간은 독극물이나 유해물질을 무독화하거나 분해한다.

독극물은 음식물과 함께 체내에 들어오는 경우가 많다. 섭취한 독극물을 배출 가능한 형태로 바꾸는 것도 해독의 일종이다. 해독된 독극물은 담즙 속이나 소변으로 배출된다. 장에서 흡수된 독극물은 먼저 간을 통과하여 대부분 해독된 후 전신을 돌게 된다. 즉, 문맥(portal vein)이라는 구조가 존재하는 것은 해독에도 의미가 있다(→p.72).

간은 알코올도 분해도 수행하고 있다.

알코올 섭취는 간의 일을 증가시키는 것이 된다.

간에서는 담즙을 만들고 있다.

간은 담즙을 분비하는 외분비샘이다.

간은 외분비샘의 일원이다. 담즙에 관해서는 p.148 참조.

간은 빌리루빈 대사도 수행하고 있다.

자세한 내용은 p.156 참조

간은 저장고이다.

간은 철분이나 비타민을 저장하고 있다.

식품으로서의 간의 영양가가 높은 것은 다양한 중요한 물질이 간에 저장되어 있기 때문이다(→p.108).

간은 재생력이 강하다.

간세포는 강한 증식 능력을 갖추고 있다. 예를 들어 수술로 간의 3/4을 절제해도 원래 크기까지 신속하게 재생하는 능력이 있다.

9 빌리루빈과 간기능검사

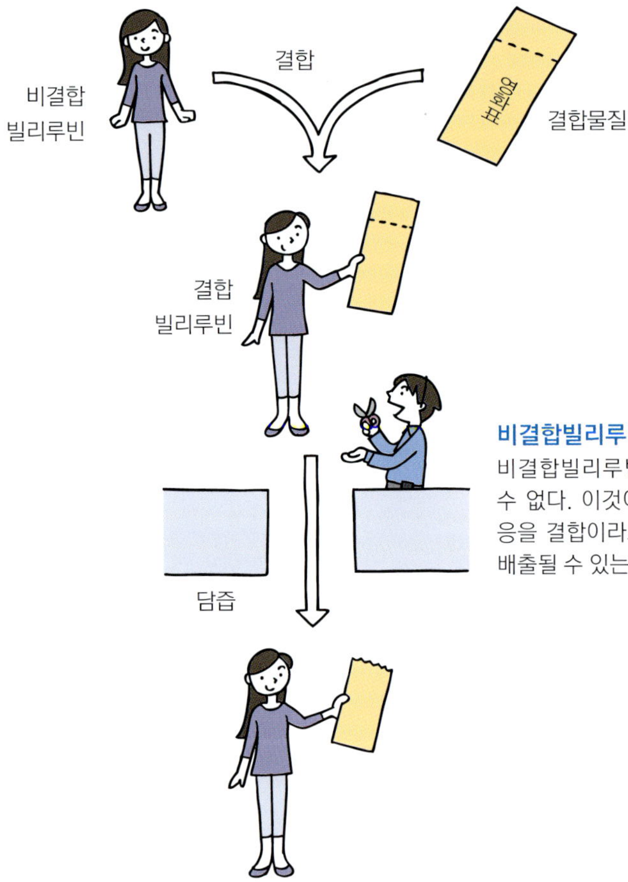

비결합빌리루빈과 결합빌리루빈

비결합빌리루빈은 담즙 중으로 이동할 수 없다. 이것이 결합물질과 결합(이 반응을 결합이라고 한다)하여 담즙 중으로 배출될 수 있는 형태로 변화한다.

간세포 장애와 혈중 AST, ALT 농도

간세포 안에 AST(GOT)와 ALT(GPT)가 있다. 간세포가 손상되면 세포 안의 AST와 ALT는 세포 밖, 즉 혈중으로 유출된다.

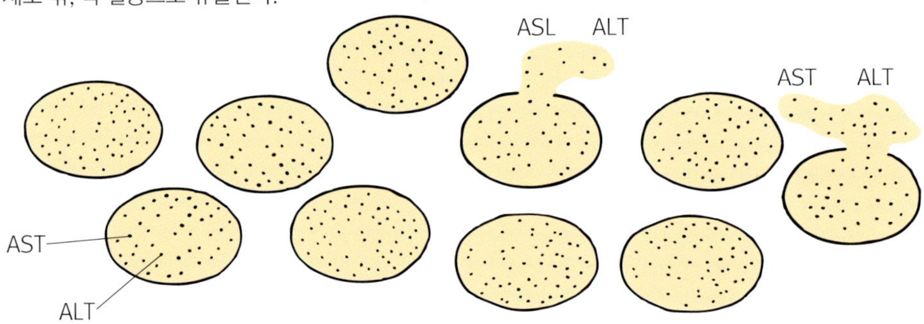

간은 헤모글로빈의 대사에서 중요한 역할을 한다.

헤모글로빈(Hb)에 관해서는 「헤모글로빈」 항목(→p.22) 참조.

▸ 사용된 헤모글로빈은 빌리루빈이 된다.

헤모글로빈은 헴과 글로빈으로 이루어져 있다. 수명이 다한 적혈구가 파괴될 때, 헴의 철분은 다음 헤모글로빈의 합성에 재사용된다. 하지만 헴의 철 이외의 부분은 재사용되지 않고 버려진다. 이때 헴은 버리기 쉬운 형태인 빌리루빈으로 변환된다.

▸ 빌리루빈은 간에서 대사되어 담즙 속에 버려진다.

적혈구는 비장에서 파괴되고, 여기서 생성된 빌리루빈은 혈류를 통해 간으로 운반된다. 간은 이 빌리루빈을 담즙에 버리기 쉬운 형태로 변환시킨다. 이 변화를 결합(conjugation)이라고 한다.

▸ 빌리루빈은 비결합형과 결합형으로 나뉜다.

간에서 결합을 받기 전의 빌리루빈을 비결합빌리루빈(unconjugated bilirubin) 또는 간접빌리루빈이라고 하며, 결합 후를 결합빌리루빈(conjugated bilirubin) 또는 직접빌리루빈이라고 한다. 비결합형과 결합형을 합쳐 총빌리루빈이라고 한다. 빌리루빈을 담즙색소라고도 하며, 담즙의 색이나 대변의 색은 빌리루빈의 색 때문이다.

▸ 간과 담도의 기능이 정상적이지 않으면 빌리루빈을 제대로 배출할 수 없다.

간은 빌리루빈의 결합을 수행하며, 이를 담즙에 배출한다.

▸ 빌리루빈의 혈중 농도가 비정상적으로 상승한 것을 황달이라고 한다.

황달이 있으면 전신이 노랗게 된다. 특히 흰자위 부분(안구결막)에서 이 노란색이 잘 보인다(→p.24). 황달에 관해서는 아래의 「칼럼」을 참조.

혈액을 조사하면 간의 기능을 알 수 있다.

▸ 간의 검사를 간기능검사라고 한다.

간기능검사에는 많은 종류가 있지만, 아래에 그 대표적인 예를 들겠다. 덧붙여, 책 뒷부분(→p.223)에 간기능검사 목록을 실어 놓았으니 그것도 참조 바란다.

▸ 간 장애에서는 AST(GOT)가 상승한다.

AST는 간세포에 포함된 효소이다. 간세포가 손상되면 세포 내에 있던 AST가 혈중으로 유출되어 혈액 중의 AST의 양이 증가한다. AST와 같은 방식으로 간 장애 시 증가하는 효소로 ALT(GPT), LDH, 알칼리성인산염분해효소, (γ)-GTP 등이 있다.

▸ 간 장애에서는 알부민이 감소한다.

알부민은 간에서 만들어지는 단백질이다. 간 장애 환자에서는 부종이나 복수가 나타난다.

▸ 간 장애에서는 콜레스테롤이 감소한다.

콜레스테롤은 간에서 합성된다. 중증 간 장애 환자에서는 동맥경화가 발생하기 어렵다.

▸ 간 장애가 있으면 출혈하기 쉽다.

혈액응고인자(→p.33) 대부분은 간에서 합성된다. 따라서 간 장애가 있으면 응고 능력이 저하되어 출혈하기 쉽다.

> **황달**
>
> 간세포의 대사 기능이나 담도의 담즙 운반 기능 중 어느 한 곳이라도 문제가 생기면 빌리루빈이 증가하여 황달이 발생한다. 이처럼 빌리루빈은 간, 담도 기능과 밀접한 관계가 있으며, 빌리루빈 대사를 이해하는 것은 간질환을 이해하는 데 있어서 매우 중요한 일이다. 또한, 빌리루빈 생성, 즉 적혈구의 파괴(용혈)가 항진되더라도 황달이 발생하며, 이를 용혈황달이라고 한다.

Coffee Break

흡인(aspiration)

음식물이 기관으로 들어가는 것을 흡인이라고 한다. 흡인이 발생하면 기관이 막혀 질식하거나, 폐까지 들어가서 폐렴을 일으킬 수 있다. 이러한 폐렴을 흡인폐렴(aspiration pneumonia)이라고 한다. 특히 구토한 위 내용물(위액을 포함하고 있어 강한 산성)을 흡인했을 때는 중증의 폐렴이 되기 쉽다.

위궤양

정상적인 경우 위에는 소화에 대한 방어 작용이 있어 스스로 소화되지 않게 되어 있다. 그러나 위의 방어력이 저하되거나 위의 소화력이 매우 강력해지거나, 혹은 그 둘의 조합으로 인해 자신의 위를 소화해 버려 위에 위벽에 손상이 생긴 것이 위궤양이다. 십이지장벽을 소화한 것을 십이지장궤양이라고 한다.

콜레시스토키닌과 판크레오자이민

어떤 사람이 췌장액을 분비시키는 호르몬을 발견하고 판크레오자이민이라고 이름 붙였고, 또 다른 사람이 담낭을 수축시키는 호르몬을 발견하여 콜레시스토키닌이라고 이름 붙였다. 그러나 둘은 같은 물질이었다. 과거에는 콜레시스토키닌-판크레오자이민이라고 불렸으나, 현재는 콜레시스토키닌(CCK)이라는 명칭으로 통일되었다. 즉, 음식물이 십이지장에 들어가면 CCK가 분비되어 췌액 분비와 담즙 분비가 함께 증가한다.

단백질분해효소

단백질의 분해효소를 총칭하여 단백질분해효소라고 한다. 단백질분해효소는 긴 아미노산 사슬을 짧게 자르고, 짧아진 아미노산 사슬은 다른 단백질분해효소가 더 짧게 자르고, 최종적으로는 1개 1개의 아미노산이 될 때까지 자른다. 단백질분해효소에는 여러 종류가 있지만 자르는 부위가 약간 다를 뿐, 어느 효소든 아미노산 사슬을 자르는 점에서는 같은 역할을 한다.

문제

황달이 가장 잘 보이는 부위는 어디인가?

1. 안구결막
2. 손톱바닥
3. 입술
4. 귓불

해설 황달의 노란색은 흰 부분에서 두드러지게 나타난다(p.24, 157 참조).

정답 [1]

PART

10

배설

1. 배설과 신장
2. 사구체
3. 요세관
4. 소변
5. 신장의 내분비 기능, 신부전
6. 요로

Coffee Break

1 배설과 신장

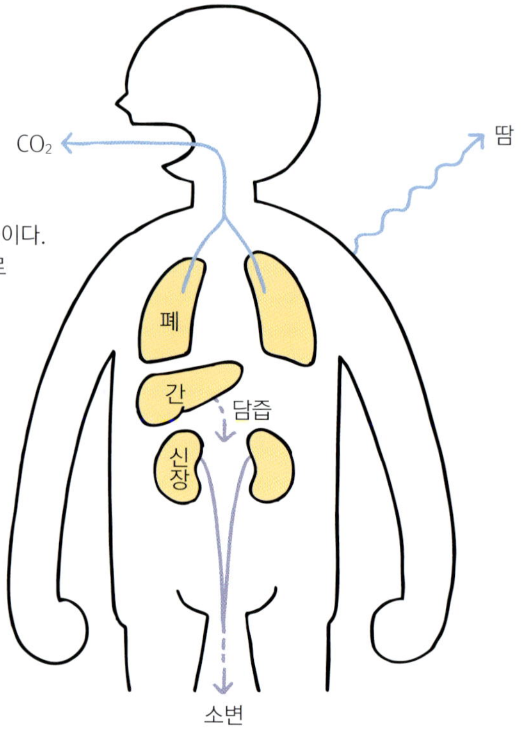

몸의 배설 모습

CO_2, 땀, 담즙, 소변은 모두 배설물이다. 참고로 대변은 음식물 찌꺼기이므로 생리학적 의미의 배설물은 아니다.

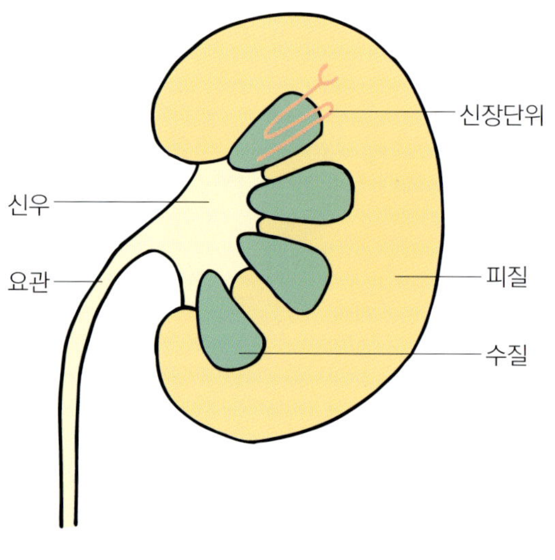

신장의 단면

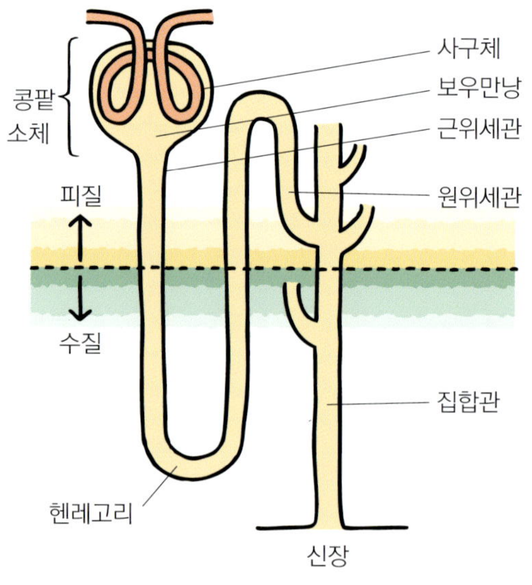

신장단위의 구조

신장은 대표적인 배설 기관이다.

▶ **체내의 불필요한 물질을 버리는 것을 배설이라고 한다.**

체내의 불필요한 물질은 체외로 버려야 한다.

▶ **신장에서 소변이라는 형태로 물, 전해질, 각종 노폐물 등을 배설하고 있다.**

물과 염분은 생체에 필수적이지만, 필요량 이상의 물과 염분은 불필요한 물질로서 체외로 배설해야 한다.

▶ **전해질이란 염분, 산, 알칼리 등을 말한다.**

염분과 산·알칼리 등은 물에 녹아 이온화되는 (녹으면 전기를 띠는) 물질이므로, 전해질이라고 한다 (→p.3). 포도당은 물에 녹아도 이온화되지 않으므로 전해질이 아니다.

▶ **노폐물의 예로는 요소, 요산, 크레아티닌(creatinine) 등이다.**

요소는 단백질(아미노산), 요산은 핵산(DNA, RNA), 크레아티닌은 크레아틴(근육에 있는 에너지 공급체)의 대사산물이다. 이들은 모두 질소를 포함하고 있어 이러한 노폐물을 비단백질질소나 잔류질소라고도 한다.

▶ **폐에서는 CO_2라는 산을 배설하고 있다.**

이산화탄소(CO_2)는 물에 녹으면 탄산이라는 산이 된다. 따라서 CO_2는 산으로 간주할 수 있다(→p.89).

▶ **간에서는 담즙을 배설하고 있다.**

약물이나 독극물 등은 소변이나 담즙으로 배설되는 경우가 많다(→p.149).

▶ **피부에서는 땀의 형태로 물과 전해질을 배설하고 있다.**

수분의 들어오고 나감을 고려할 때, 많은 발한이 있을 때는 피부로부터의 수분 및 염분 상실량도 중요하다(→p.137).

신장단위는 콩팥소체와 그에 이어지는 요세관으로 구성되어 있다.

▶ **콩팥소체는 사구체와 보우만낭으로 구성된다.**

소변을 만드는 최소 단위를 신장단위라고 한다. 실제로 사람의 신장단위 길이는 몇 cm이다.

▶ **신장은 약 100만 개(양쪽 신장에서 약 200만 개)의 콩팥소체가 모인 신장단위의 집합체이다.**

신장을 거대한 하나의 신장단위로 생각하면, 신장 기능을 이해하기 쉽다.

사구체는 모세혈관 덩어리이다.

▶ **신장은 혈관이 매우 많은 장기로, 혈관 덩어리라고도 할 수 있다.**

요세관은 근위세관, 헨레고리, 원위세관으로 나뉜다.

넓은 의미의 요세관에는 집합관을 포함해도 좋다.

▶ **근위세관에서 원위세관까지는 갈라지지 않는 하나의 관이다.**

사구체는 혈관이고, 요세관은 혈관에 인접한 하나의 관이다.

▶ **사구체, 근위세관, 원위세관은 피질에 있으며, 헨레고리는 수질에 있다.**

헨레고리는 콩팥세관고리라고도 한다.

신장에서 수질의 삼투압은 높다.

신장은 크게 피질과 수질로 나뉜다.

▶ **고삼투압의 소변을 만들 수 있는 것은 수질의 삼투압이 높기 때문이다.**

'고삼투압의 소변을 만든다'는 '농축된 소변을 만든다'와 같은 의미이다. 이 능력을 농축력이라고 한다.

2 사구체

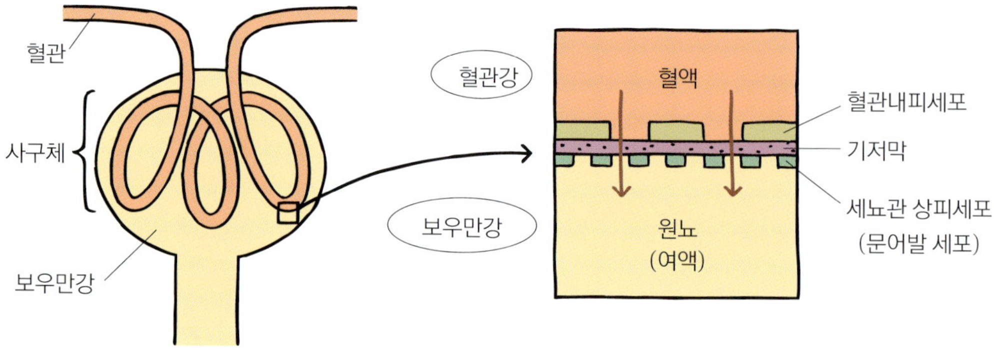

혈액 성분의 여과

혈관내피세포의 틈에서 나온 혈액 성분은 기저막에서 여과되어 요세관 상피세포의 틈을 통해 보우만강으로 들어가 원뇨가 된다.

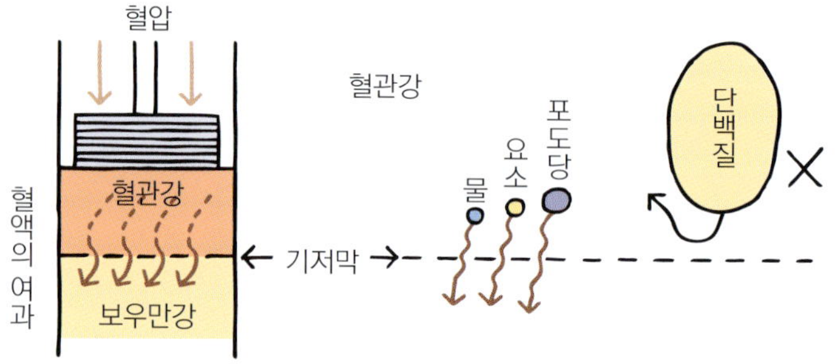

사구체여과의 원동력은 혈압

단백질은 입자가 크기 때문에 기저막을 통과할 수 없다. 즉, 여과되지 않는다.

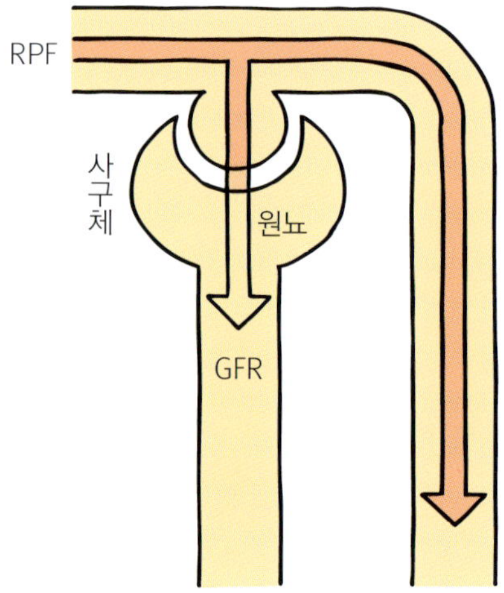

RPF의 20%가 GFR이 된다.

RBF (신장혈액유량)	1,000 mL/분
RPF (신장혈장유량)	500 mL/분
GFR (사구체여과량)	100 mL/분
FF(여과율)	$0.2 = \frac{GFR}{RPF}$

사구체에서 혈액 성분의 여과가 이루어진다.

▶ **사구체의 혈관벽에는 작은 틈이 있다.**

사구체강(혈관강)과 요세관강(보우만강) 사이에는 혈관벽을 구성하는 세포(내피세포)와 요세관벽을 구성하는 세포(상피세포)와 기저막이 있다. 내피세포와 상피세포에는 큰 틈이, 기저막에는 작은 틈이 있다. 또한, 기저막은 전하를 띠고 있다. 혈액 성분의 여과는 사구체의 기저막에서 이루어진다.

기저막을 통과할 수 있는 작은 입자만이 여과된다.

▶ **작은 입자에는 물, 전해질, 포도당, 각종 노폐물 등이 있다**(→p.5).

여과되지 않는 물질에는 단백질이 있다.

▶ **단백질 분자의 크기는 물 분자나 노폐물 분자에 비해 매우 크기 때문에, 기저막의 틈을 통과할 수 없다** (→p.9).

기저막이 음전하를 강하게 띠고 있는 것도 통과하기 어려운 원인이다. 사구체신염 등에서는 사구체에 염증이 있어 틈이 커지기 때문에, 원래는 여과되지 않는 단백질도 통과하게 된다. 그로 인해 소변에 단백질이 섞이게 된다. 이 단백질의 대부분은 혈청알부민(분자량 약 66,000)이다. 물의 분자량(18)과 비교해 매우 크다(→p.6). 또한, 염증 시에는 기저막의 전하도 변화한다.

원뇨(여과액)는 혈액에서 혈구와 혈장단백질을 제외한 것과 같다.

▶ **전해질이나 포도당 등 사구체에서 여과되는 물질은 혈장 중과 원뇨 중의 농도가 같다.**

원뇨를 여과액이라고도 한다.

여과는 혈압의 힘으로 이루어진다.

▶ **혈압이 내려가면 여과가 이루어지지 않아 소변을 만들 수 없게 된다.**

소변을 만들려면 일정 이상의 혈압(적어도 대동맥에서 약 60 mmHg)이 필요하다.

사구체여과에 의해 생성된 여과액의 양을 사구체여과량이라고 한다.

▶ **사구체여과량(GFR)의 대략적인 정상 추정값은 약 100 mL/분이다.**

이 GFR 값을 기억해 두자. GFR은 glomerular filtration rate의 약자이다.

▶ **신장을 흐르는 혈액량을 신장혈액유량(RBF)이라고 한다.**

신장에는 심장의 전체 박출량의 20-25%에 달하는 혈액이 흘러 들어온다. RBF(renal blood flow)의 정상값은 약 1,000 mL/분이다.

▶ **신장을 흐르는 혈장의 유량을 신장혈장유량(RPF)이라고 한다.**

소변 생성에는 혈액 중의 액체 성분, 즉 혈장 성분만이 관여하기 때문에 신기능을 고려할 때는 RPF(renal plasma flow)보다 RPF가 더 중요하다. RBF와 RPF는 혈구용적(hematocrit)에 의해 서로 변환 가능하다. 즉 RPF = RBF × (1-Ht)이다. RPF의 대략적인 정상 추정값은 약 500 mL/분이다.

▶ **신장을 흐르는 혈장의 약 1/5(20%)이 여과되어 요세관강으로 이동하여 원뇨(여과액)가 된다.**

RPF의 약 20%가 사구체의 기저막을 통과하여 원뇨가 된다. 즉 FF = GFR/RPF = 0.2가 된다. 이 비율을 여과율(filtration fraction, FF)이라고 한다.

3 요세관

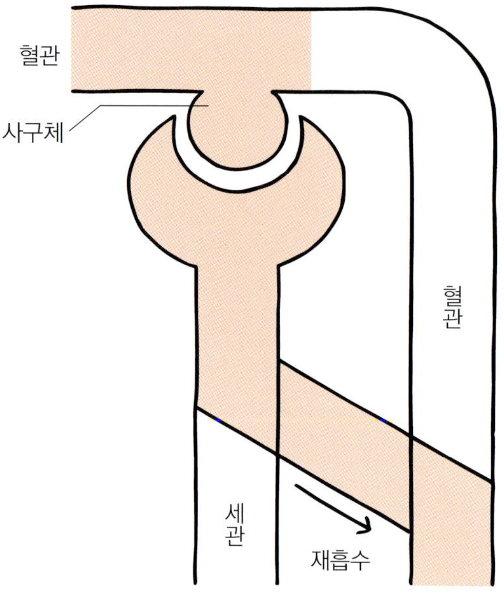

재흡수

사구체에서 여과된 물질이 요세관에서 다시 혈관으로 흡수되는 현상을 재흡수라고 한다.

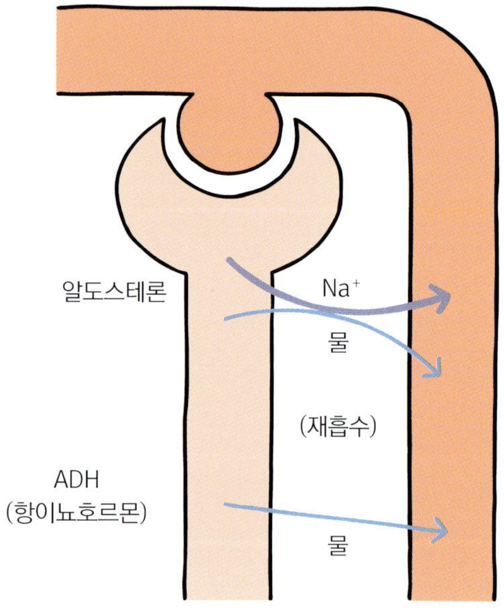

알도스테론과 ADH

알도스테론은 Na^+ 재흡수를 촉진함으로써 결과적으로 물의 재흡수도 촉진하고 있다. ADH는 직접 물의 재흡수를 촉진하고 있다.

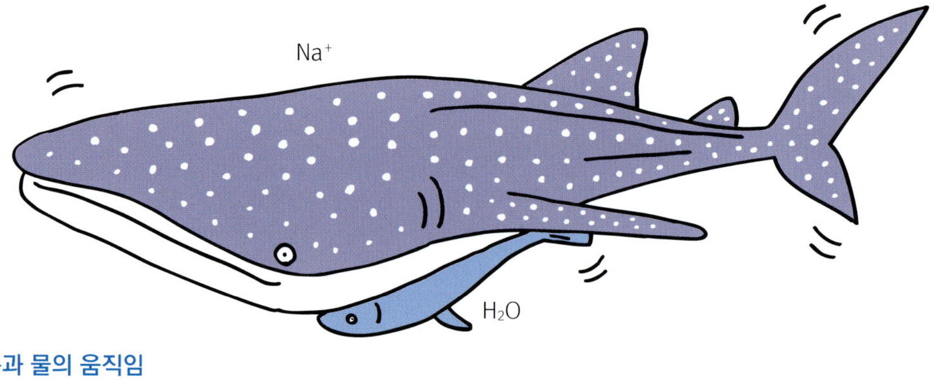

나트륨과 물의 움직임

나트륨이 움직이면 마치 빨판상어처럼 물도 함께 이동한다. 즉 나트륨이 증가하면 물도 증가하고, 나트륨이 감소하면 물도 감소한다.

요세관에서 재흡수가 이루어지고 있다.

▶ **재흡수되는 비율은 물질에 따라 다르다.**

또한 물질에 따라 전혀 재흡수되지 않거나, 반대로 요세관에서 분비되는 것도 있다.

사구체에서 여과된 수분의 약 99%가 요세관에서 재흡수된다.

원뇨의 생산량, 즉 GFR은 약 100 mL/분이므로 하루 양으로 환산하면 약 150 L/일이 된다. 1일 요량은 1-1.5 L이므로 원뇨의 수분의 99%는 재흡수되고 있다. 참고로, 이뇨제의 대부분은 요세관에서의 물 재흡수를 억제함으로써 소변량을 증가시킨다.

사구체에서 여과된 포도당의 거의 100%가 요세관에서 재흡수된다.

▶ **정상적으로 소변에는 포도당(glucose)은 거의 포함되지 않는다.**

▶ **포도당의 재흡수 능력에는 한계가 있다.**

이 한계를 Tm(요세관재흡수 극량)이라고 한다. 혈중 포도당 농도가 약 170 mg/dL를 초과하면, 그 초과한 부분이 재흡수되지 못하고 소변으로 넘쳐 나오게 된다. 이것이 요당(urine glucose)이다.

일반적으로 나트륨의 이동에 따라 물도 이동한다.

나트륨의 재흡수가 증가하면 그것에 따라 물의 재흡수도 증가한다. 그 결과, 체내 수분량이 증가한다.

▶ **나트륨의 이동은 능동수송이다.**

ATP 에너지를 사용하여 이동하는 것을 능동수송이라고 한다. 이에 반해 에너지를 소비하지 않고 이동하는 것을 수동수송이라고 한다. 나트륨의 이동은 물의 이동을 수반하는 경우가 많다. 따라서 물의 이동은 수동수송이다.

▶ **사구체에서 여과된 나트륨의 약 99%는 요세관에서 재흡수된다.**

물질에 따라서는 요세관에서 분비되는 것도 있다.

▶ **요세관에서 분비되는 물질에는 산, 칼륨, 특정 독극물이나 약물 등이 있다.**

칼륨은 재흡수와 동시에 분비도 되고 있다.

▶ **신부전에서는 산, 칼륨, 노폐물 등이 체내에 축적된다.**

소변량을 조절하는 호르몬에는 ADH와 알도스테론이 있다.

▶ **물의 재흡수가 증가하면, 소변량은 감소한다.**

소변량이 감소한 만큼 소변은 농축된다. 즉, '물의 재흡수를 증가시킨다'는 '소변을 농축한다'와 같은 의미이다.

▶ **항이뇨호르몬(ADH)은 물의 재흡수를 촉진한다.**

ADH의 분비량이 증가하면 소변은 농축되고, 체내에 수분이 많아진다. ADH는 뇌하수체후엽에서 분비되는 호르몬(→p.115)으로 요세관 중 주로 집합관에 작용하고 있다.

▶ **알도스테론은 나트륨의 재흡수를 촉진한다.**

나트륨의 재흡수에 따라 물의 재흡수도 일어나고, 그 결과 체내에 나트륨과 수분이 많아진다. 알도스테론은 부신피질에서 분비되는 스테로이드호르몬의 일종이다(→p.121).

4 소변

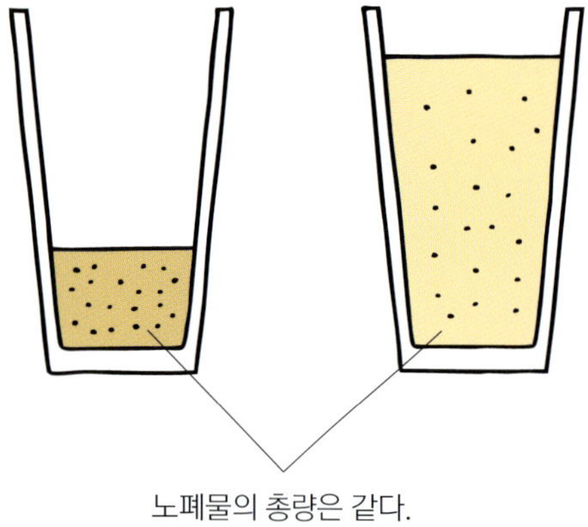

농축뇨와 희석뇨
수분의 양이 다를 뿐 소변에 포함된
노폐물의 총량은 동일하다.

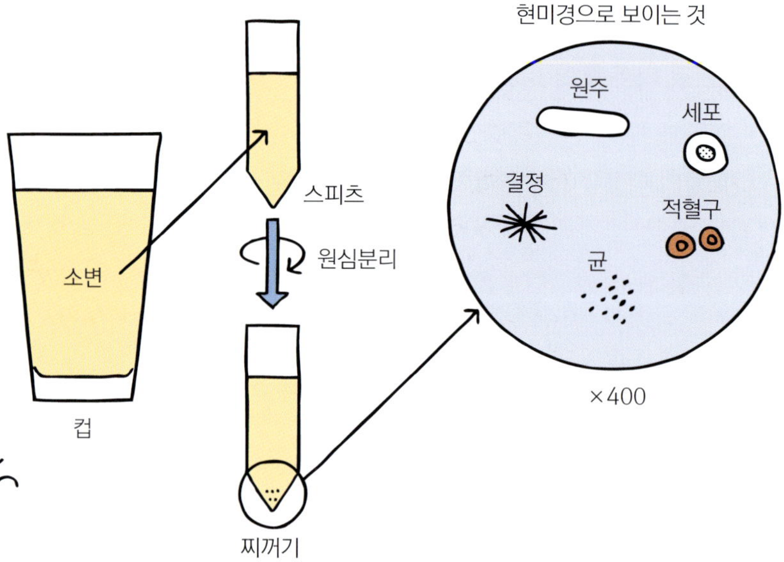

요침사 검사법

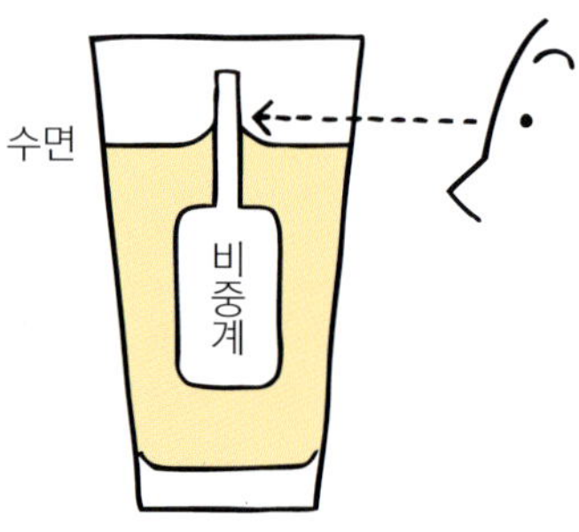

요 비중 측정 방법
비중계를 소변에 띄워,
수면의 가장 위쪽 눈금을 읽는다.

표 비중과 삼투압의 비교

	비중	삼투압
고장뇨	1.030	1,400 mOsm/kgH_2O
↑	⋮	⋮
등장뇨	1.012	300 mOsm/kgH_2O
↓	⋮	⋮
저장뇨	1.002	50 mOsm/kgH_2O

24시간의 소변의 값은 대략 1.015 정도이다.

소변의 양과 질은 신체 상태를 반영하고 있다.

▶ **하루의 정상 요량은 약 1–1.5 L 정도이다.**

하루 요량이 2.5 L 이상을 다뇨라고 한다. 다뇨의 원인은 단순한 수분 과잉 섭취인 경우가 많지만, 신장이나 호르몬에 이상이 있는 경우도 있다(→p.115).

▶ **하루 요량이 400 mL 이하를 핍뇨라고 한다.**

신장의 농축력에는 한계가 있어서, 체내의 노폐물을 완전히 배설하려면 최소 400 mL/일의 요변량이 필요하다. 핍뇨가 계속되면 노폐물이 서서히 체내에 축적된다.

▶ **신장에서 소변 생성이 중단되면 무뇨(anuria)가 된다.**

무뇨는 하루 요량이 100 mL 이하인 것을 말하며, 요량 0 mL/일을 의미하는 것은 아니다.

▶ **빈뇨는 배뇨 횟수가 많은 것(약 10회/일 이상)을 말한다.**

빈뇨와 요량은 직접적인 관계가 없으며, 빈뇨라고 해서 반드시 다뇨인 것은 아니다.

▶ **요폐(urinary retention)는 신장에서 소변은 생성되지만, 요로의 이상으로 소변이 체외로 배출되지 않는 상태를 말한다.**

요로의 이상이 없더라도, 환자의 프라이버시가 보호되지 않거나, 누운 자세를 유지하는 경우, 배뇨 동작(→p.170)이 원활하지 않아 배뇨가 어려울 수 있다.

▶ **요실금은 자신의 의지와 관계없이 배뇨가 일어나는 것이다.**

요량은 신체의 수분량을 반영하고 있다.

▶ **수분 섭취가 많으면 다뇨가 되고, 소변 비중은 낮아진다**(→p.172).

반대로 수분 섭취가 적으면 요량이 감소하고 요 비중은 높아진다. 요 비중은 소변 중 물질의 농도로 결정된다.

▶ **요 비중과 소변의 삼투압은 거의 비례한다.**

비중은 간단하게 측정할 수 있지만, 삼투압이 더 신뢰성이 높다. 비중은 온도에 따라 변하기 때문에, 요 비중 측정에는 온도 보정이 필요하다.

혈장보다 삼투압이 높은 소변을 고장뇨, 거의 같은 것을 등장뇨, 낮은 것을 저장뇨라고 한다.

▶ **고장뇨를 농축뇨, 저장뇨를 희석뇨라고도 한다**(→p.7).

소변검사는 간단하게 할 수 있고 환자에게 거의 고통을 주지 않는다.

▶ **소변은 일반적으로 약산성이다.**

보통 신장은 소변으로 산을 배출하기 때문에 소변은 약산성이다. 다만, 알칼리성 식품을 많이 섭취하면 소변은 알칼리성이 된다(→p.11).

▶ **정상 소변은 연황색으로 맑지만, 염류 등이 침전되어 혼탁한 경우도 있다.**

소변을 방치해도 서서히 혼탁해지므로, 소변의 혼탁만으로는 이상이라고 할 수 없다.

▶ **정상 소변에는 단백질도 포도당(glucose)도 들어 있지 않다.**

단백질은 사구체에서 여과되지 않으며, 포도당은 여과되지만 요세관에서 완전히 재흡수되기 때문이다.

▶ **요침사란 소변 중의 유형 성분을 원심분리하여 모은 것이다.**

요침사를 현미경으로 조사하면 혈구, 세포, 원기둥, 세균, 침전된 염의 결정 등이 보일 수 있다. 다만, 건강한 사람에게서는 거의 아무것도 보이지 않는다.

5 신장의 내분비 기능, 신부전

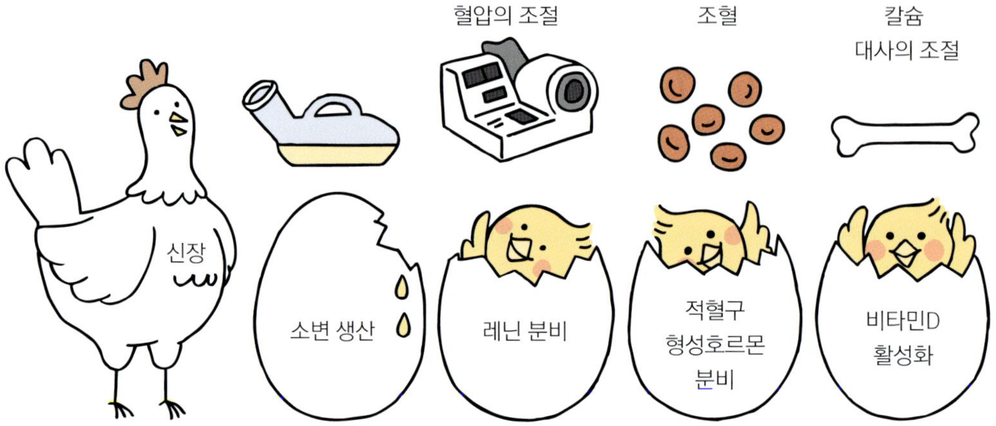

신장의 기능

신장에는 소변 생성 이외의 기능으로, 레닌 분비, 적혈구형성호르몬 분비, 그리고 비타민D의 활성화 등이 있다.

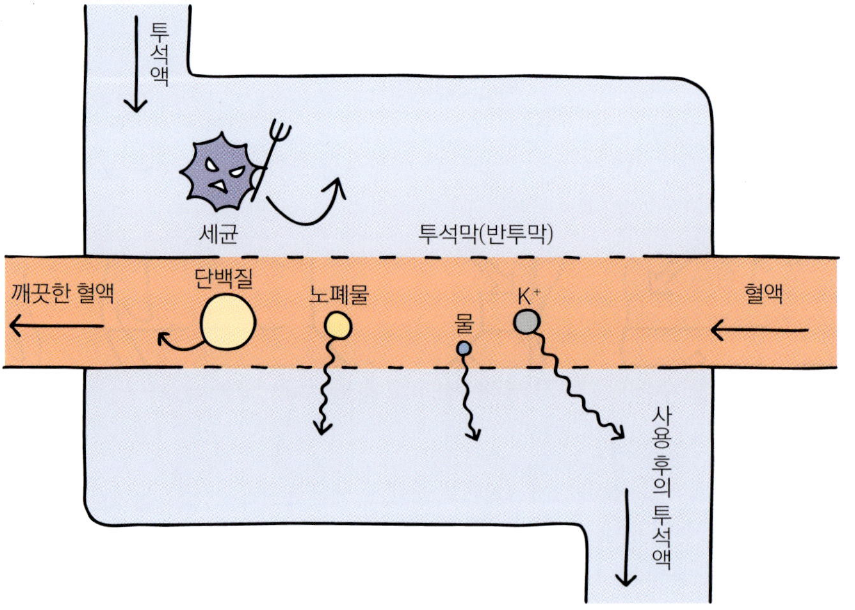

혈액투석

반투막을 통해 혈액 중에서 노폐물 등을 투석액으로 제거한다. 세균이나 단백질은 크기가 커서 반투막을 통과할 수 없다.

신장의 기능은 소변을 만드는 것만이 아니다.

▶ **신장은 레닌을 분비하여 혈압을 조절한다.**

혈압이 낮아지면 신장은 레닌을 분비한다. 레닌은 혈압을 상승시키는 호르몬이다. 사구체에서 여과의 원동력은 혈압이었음을 기억하자. 충분한 혈압이 없으면 소변을 만들 수 없기 때문에, 혈압이 낮아지면 신장은 스스로 혈압을 올리려고 한다.

▶ **신장은 적혈구형성호르몬을 분비하여 조혈을 조절한다.**

적혈구는 골수에서 만들어지지만, 이 생산량은 신장에서 분비되는 적혈구형성호르몬에 의해 조절된다. 즉 신장이 적혈구의 양을 결정하는 것이다(→p.19).

▶ **신장은 비타민D를 활성화한다.**

경구로 섭취되거나 피부에서 합성된 비타민D는 그 이 상태로는 아직 활성을 가지지 않으며, 신장에서 변환되어야 비로소 작용을 하게 된다. 이처럼 신장은 비타민 D를 활성화하여 체내 칼슘 대사에 영향을 준다(→p.108).

신기능의 저하를 신부전이라고 한다.

▶ **신부전에서는 배설되어야 할 물질(물, 산, 칼륨, 노폐물 등)이 체내에 축적된다.**

그 결과 다양한 증상이 나타나게 되며, 이 상태를 요독증이라고 한다. 예를 들어 수분 배설이 저하되어 수분이 체내에 축적되면 폐수종이 되고, 산 배설이 저하되면 대사산증(→p.11), 칼륨 배설이 저하되면 고칼륨혈증이 된다.

▶ **칼륨이 높으면 심실세동을 일으켜 급사한다.**

신부전에서 매우 주의해야 할 것은 고칼륨혈증이다. 참고로, 고칼륨혈증 시에는 심전도에서 T파가 높아진다(→p.65).

▶ **요독증에서는 요량이 감소하고, 나오는 것은 등장뇨이다.**

요독증에서는 신장의 농축력과 희석력이 모두 저하되어 소량의 등장뇨만이 나올 뿐이다.

▶ **신부전에서는 고혈압, 빈혈, 골절 등이 발생할 수 있다.**

신장의 내분비·대사 기능이 장애를 일으키기 때문이다.

신부전의 치료는 투석이나 신장이식이다.

▶ **투석은 혈중의 노폐물 등을 반투막을 통해 투석액으로 제거하는 방법이다.**

노폐물 등 배설되어야 할 물질의 대부분은 분자량이 적어 반투막을 통과할 수 있다.

▶ **투석에는 혈액투석과 복막투석이 있다.**

혈액투석은 인공 반투막을 통해 투석을 행하는 방법이다. 이 기구를 인공신장이라고도 한다. 복막투석은 투석액을 복강 내에 넣고, 복막이라는 반투막을 통해 투석을 행하는 방법이다. 복막투석은 복막염을 일으킬 가능성이 있지만, 특별한 기계가 필요 없고 비교적 쉽게 할 수 있다.

▶ **투석으로는 신장의 내분비나 대사 기능까지 대체할 수는 없다.**

투석에서는 수분이나 노폐물의 제거만 이루어질 뿐이다.

▶ **신부전 환자에게는 엄격한 수분 및 염분 제한이 필요하다.**

소변이 나오지 않으면 마신 수분은 그대로 체내에 축적되고, 나트륨은 수분을 끌어당겨 역시 수분을 축적한다. 또한, 칼륨은 심실세동을 일으킬 우려가 있다(→p.65). 이처럼 투석 환자에게는 엄격한 수분 및 염분 제한이 필요하며, 칼륨이 많이 포함된 식품(생야채나 과일)의 섭취 제한도 필요하다.

6 요로

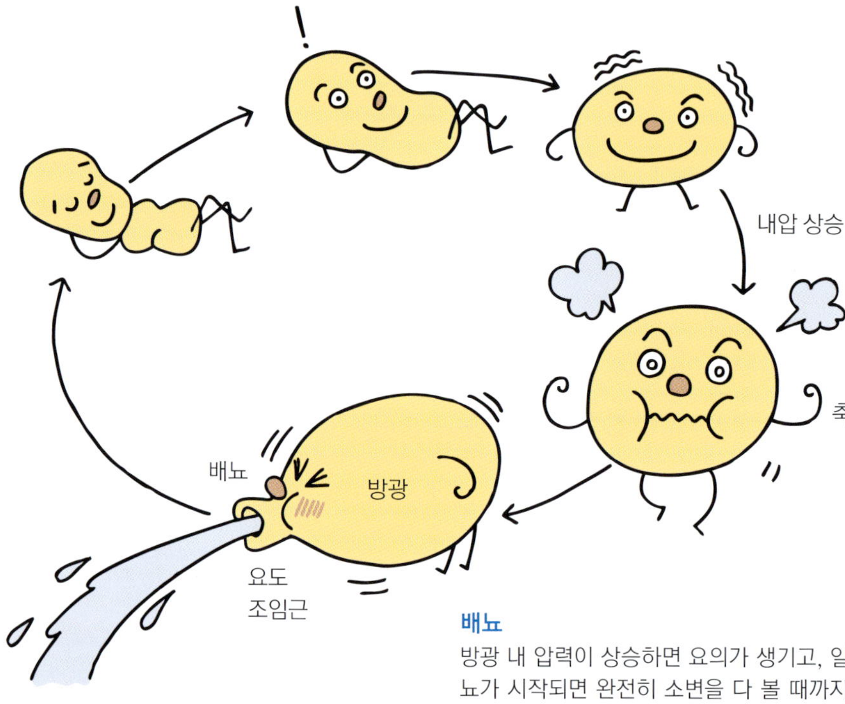

배뇨

방광 내 압력이 상승하면 요의가 생기고, 일단 배뇨가 시작되면 완전히 소변을 다 볼 때까지 배뇨 동작은 계속된다.

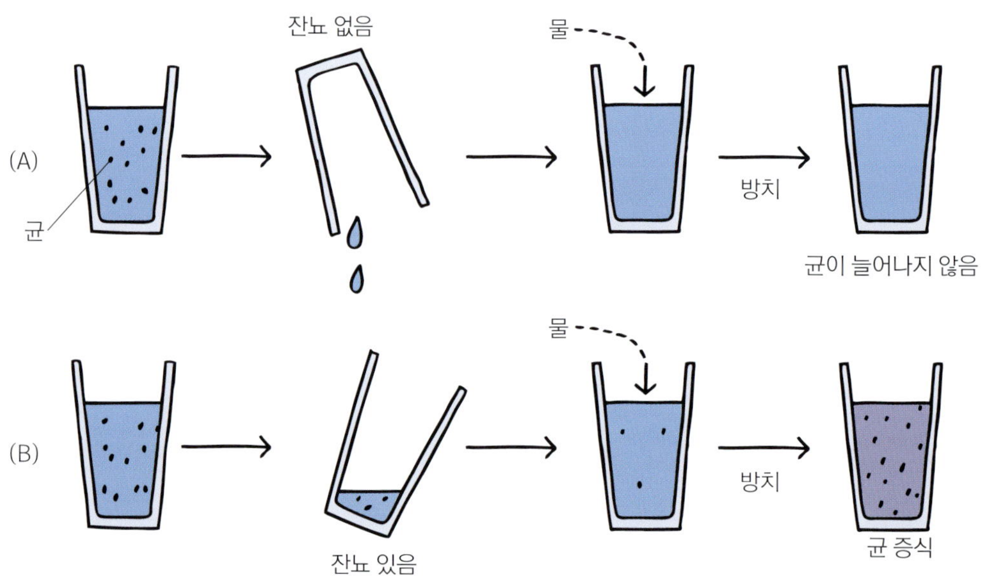

잔뇨와 세균 증식

소량의 세균을 포함한 물을 컵에 넣고, 그것을 (A)처럼 완전히 쏟아버리면 균은 증식하지 않는다.
그러나 (B)처럼 조금 물을 남겨두면 균이 증식하게 된다.

요로는 **요관**, **방광**, **요도**로 구성된다.

▸ **요로에서는 소변의 성분이나 양이 변하지 않는다.**

요로는 단순히 소변의 통로이다.

▸ **요로에서는 소변의 흐름이 한 방향으로만 진행되며, 역류하지 않는다.**

소변의 흐름이 한 방향인 것은 균의 바깥요도구멍에서의 침입이나 신장으로의 상행을 방지하는 데 매우 중요하다.

방광에는 **축뇨**와 **배뇨**, 두 가지 기능이 있다.

▸ **방광내압이 상승하면 요의가 생긴다.**

감각신경이 방광내압의 상승을 요의로 느낀다. 구체적으로는 건강한 성인은 방광 내에 200-300 mL의 소변이 모이면 방광내압이 상승해 요의가 일어난다. 또한, 복압이 상승하거나 신경이 예민해지면 적은 요량에도 요의를 느끼게 된다.

▸ **방광의 출구에는 요도조임근이 있다.**

요도조임근은 수도꼭지의 밸브와 같은 역할을 한다.

평소에는 **방광벽**은 이완되고 **요도조임근**은 수축하여 소변을 방광 내에 저장한다.

배뇨 시에는 방광벽은 수축하고 요도조임근은 이완하여 방광에서 소변을 밀어낸다. 이러한 동작은 자율신경과 운동신경 및 감각신경의 복잡한 공동 작용에 의해 가능해진다. 참고로, 축뇨와 배뇨의 중간 상태는 존재하지 않으며, 항상 어느 한 상태로 설정되어 있다.

▸ **일단 배뇨가 시작되면, 완전히 소변을 다 볼 때까지 배뇨 동작은 계속된다.**

배뇨의 시작은 대뇌의 명령이지만, 배뇨 동작의 지속과 종료는 반사적이다. 따라서 중추신경이나 말초신경의 어느 곳에 이상이 있더라도 원활한 방광 기능을 유지할 수 없다.

▸ **배뇨 후 방광 내에는 잔뇨는 거의 없다.**

만약 남아 있다면 이는 이상으로, 이를 잔뇨라고 한다.

잔뇨가 있으면 균이 번식하기 쉽다.

잔뇨가 없으면, 요로는 항상 세정되는 것과 같아 세균이 번식할 장소도 시간도 없다.

▸ **여성이 방광염에 걸리기 쉽다.**

요로감염증에서는 균이 바깥요도구멍에서 침입해 온다. 따라서 요도가 짧은 여성이 방광에 균이 도달하기 쉽다.

세균성 방광염

세균성 방광염은 바깥요도구멍으로부터 균이 침입하여 발병하므로, 그 예방의 기본은 외음부를 청결하게 유지하는 것이다. 원인이 되는 균은 대장균이 많으며, 이는 변 즉 항문 주위에서 온 것으로 보인다. 많은 물을 마시고 자주 화장실에 가는 것은 방광염 예방에 좋다. 또한, 방광 내의 세균이 요관을 타고 신장에 도달하면 신우신염이 되어 고열이 난다. 방광 내에 카테터를 삽입하면, 요로감염증이 발생하기 쉬워진다.

Coffee Break

요량과 요 비중

수분의 실제 필요량에 대한 섭취 수분의 과부족은 요량으로 조절된다. 게다가 요소(urea) 등의 하루 총배설량은 일정하므로, 요량이 많아지면 그만큼 묽어진다. 수분 출납을 고려할 때는 경구섭취량과 요량뿐만 아니라 땀남, 설사, 구토, 더 나아가 보충수액, 수혈 등의 양도 고려해야 한다. 또한, 마지막 배뇨 시간과 그때의 요량도 수분 출납에 대한 중요 정보이다. 참고로 당뇨병 등에서는 소변에 다량의 포도당 등이 섞여 나오므로, 다뇨일지라도 높은 비중이 될 수 있다.

Fishberg 농축 시험

신장기능검사법의 하나로, 음수 제한 시 얼마나 농축된 소변이 나오는지를 조사하는 것이다. 신장의 농축력 시험이다. 반대로 다량의 물을 마시게 하여 신장의 희석력을 조사하는 Fishberg 희석 시험도 있다.

청소율(clearence)

신장 기능 표현법 중 하나에 청소율이 있다. 청소율 개념은 다소 어려우므로 다른 책을 참조하기를 바란다. 이론을 지금 이해하지 못해도 '크레아티닌 청소율 = GFR'으로 기억해 두면 나중에 분명히 도움이 될 것이다.

문제

성인의 하루 요량에서 핍뇨로 판단하는 기준은 어느 것인가?

1. 100 mL 이하
2. 200 ml 이하
3. 400 mL 이하
4. 600 mL 이하

해설 핍뇨의 정의는 400 mL/일 이하(p.167).

정답 [3]

PART

11

신경

1. 신경세포
2. 말초신경
3. 자율신경의 종류
4. 자율신경의 기능
5. 중추신경의 성질
6. 중추신경의 구조
7. 대뇌
8. 척수, 전도로
9. 반사

Coffee Break

1 신경세포

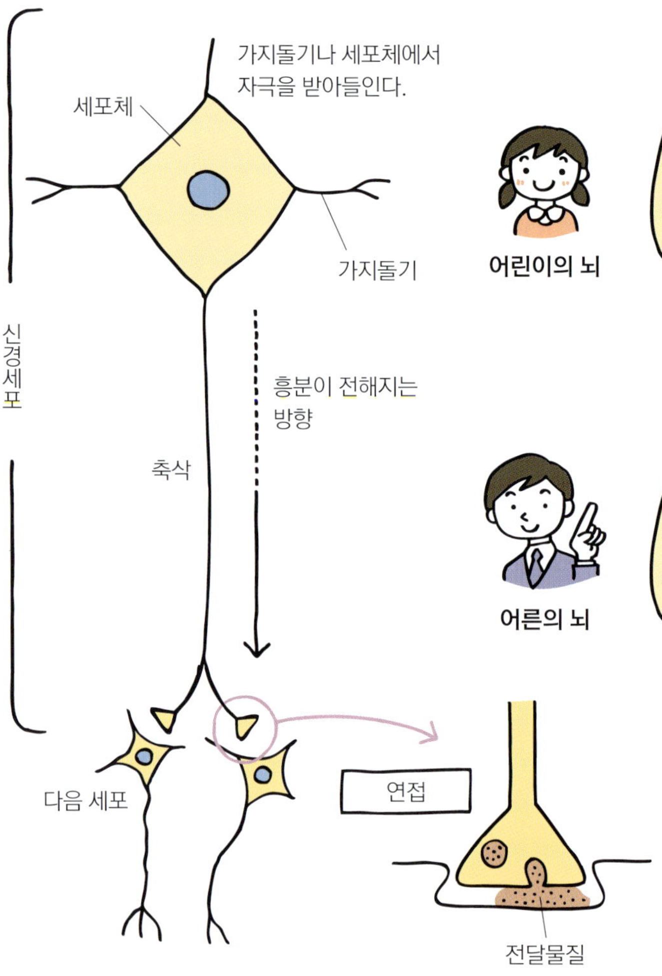

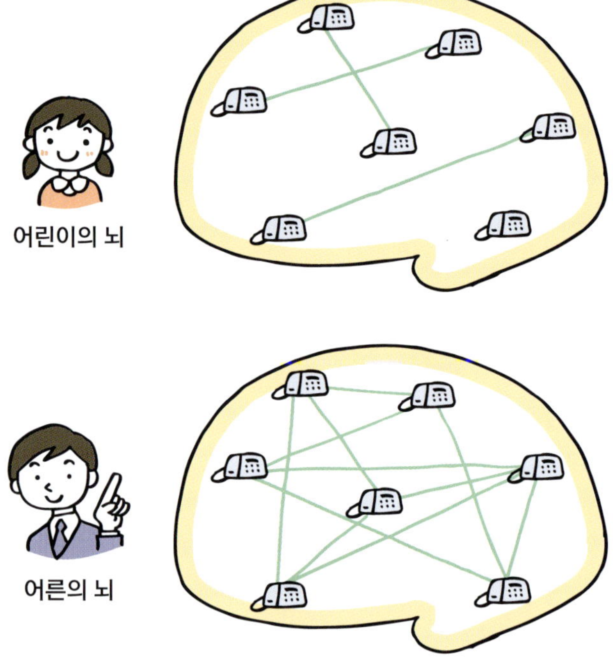

아이의 뇌와 어른의 뇌

신경세포(neuron)를 전화기로, 연접을 전선으로 나타낸다. 신경세포의 수는 동일하지만, 어른의 뇌가 더 발달한 연락망을 가지고 있다.

신경세포와 연접

신경세포는 축삭 말단에서 전달물질을 분비함으로써 자극을 다음 세포에 전달한다. 이 접속 부위를 연접이라고 한다.

신경세포는 증식하지 않는다.

태생 초기에는 신경세포의 분열증식이 기본적으로 완료된다. 그 이후로는 신경세포의 수는 거의 증가하지 않는다. 즉, 신경세포 자체의 수는 소아와 성인이 거의 동일하다. 소아보다 성인의 지능이 더 높은 이유는 신경세포의 가지돌기와 축삭이 성장하여 연접의 수가 증가했기 때문이다. 또한, 한 번 죽은 신경세포는 원칙적으로 재생되지 않는다. 신경계에는 신경줄기세포가 존재하며, 새로운 신경세포를 만들 수 있는 능력이 있지만 그 힘은 약하다. 뇌경색 등으로 광범위하게 죽은 많은 신경세포를 재구성할 정도의 강한 재생 능력은 현재로서는 끌어낼 수 없다.

신경의 세포를 신경세포(neuron)라고 한다.

- **신경세포는 세포체, 가지돌기, 축삭으로 구성된다.**

가지돌기는 여러 개 있지만, 세포체는 1개, 축삭도 처음에는 1개이다. 가지돌기와 축삭은 가지를 친다.

- **신경세포는 정보의 입구와 출구가 정해져 있다.**

정보는 가지돌기 또는 세포체에서 받아들인다. 정보를 내보내는 것은 축삭말단에서이다.

- **축삭을 신경섬유라고 한다.**

축삭은 마치 실과 같아서 신경섬유라고 한다. 가지돌기도 신경섬유에 포함해도 좋다. 즉, 신경세포는 신경세포체와 신경섬유로 구성된다고도 할 수 있다.

신경세포는 흥분한다.

- **신경세포에는 흥분과 정지의 두 가지 상태만 있으며, 그 중간은 존재하지 않는다.**
- **흥분은 빠르게 일어난다.**

흥분이 발생하고 가라앉을 때까지의 시간은 약 몇 밀리초이다. 즉 신경은 1/1000초 단위로 활동하고 있다.

- **흥분에는 전기가 관여한다.**

흥분은 이온의 출입에 의한 전위(potential) 변화이지만, 이 기전은 다소 어려우므로 전기가 관여하고 있다는 것만 기억해 두자.

- **흥분은 먼저 세포체에서 발생하고, 축삭으로 전달된다.**

흥분이 먼저 발생하는 장소는 정보의 입구, 즉 가지돌기 또는 세포체이다. 다음으로 이 흥분은 축삭을 타고 전달되어 마지막에는 축삭 말단에 도달한 후, 전달 물질을 방출한다. 그리고 다음 세포는 그 전달 물질을 받아들여 명령이 전달되는 것이다. 이 모든 과정의 소요 시간은 1/100초 이하이다.

흥분한 신경세포는 축삭 말단에서 전달물질을 방출한다.

신경세포의 일은 이 전달물질을 방출하는 것이다.

- **전달물질의 종류는 신경세포에 의해 결정된다.**

전달물질은 화학물질이며, 그 대표적인 예로 아세틸콜린과 노르아드레날린 등이 있다.

- **전달물질을 방출함으로써 정보를 다음 세포에 전달한다.**

다음 세포는 신경세포일 수도 있고 일반 세포일 수도 있다.

- **신경세포의 접속 부위를 연접이라고 한다.**

신경세포가 다음 세포에 정보를 전달하는 장소가 연접이다.

- **연접은 한 방향으로만 통한다.**

연접에서의 자극이 전달되는 방향은 축삭 말단→다음 세포의 한 방향으로만 진행되며, 반대 방향으로는 전달되지 않는다.

신경세포는 회로망을 형성하고 있다.

다수의 신경세포가 서로 연결되면 고도의 작업을 할 수 있게 된다. 뇌는 대략 약 수백억 개 이상의 신경세포가 복잡한 회로망을 형성한 것이다.

주: 신경세포라고 해도 매우 많은 종류가 있으며, 형태와 기능도 다양하다. 여기서는 신경세포의 대표적인 특징에 관해 설명한 것이다. 이 설명에 해당하지 않는 신경세포도 많이 존재한다.

2 말초신경

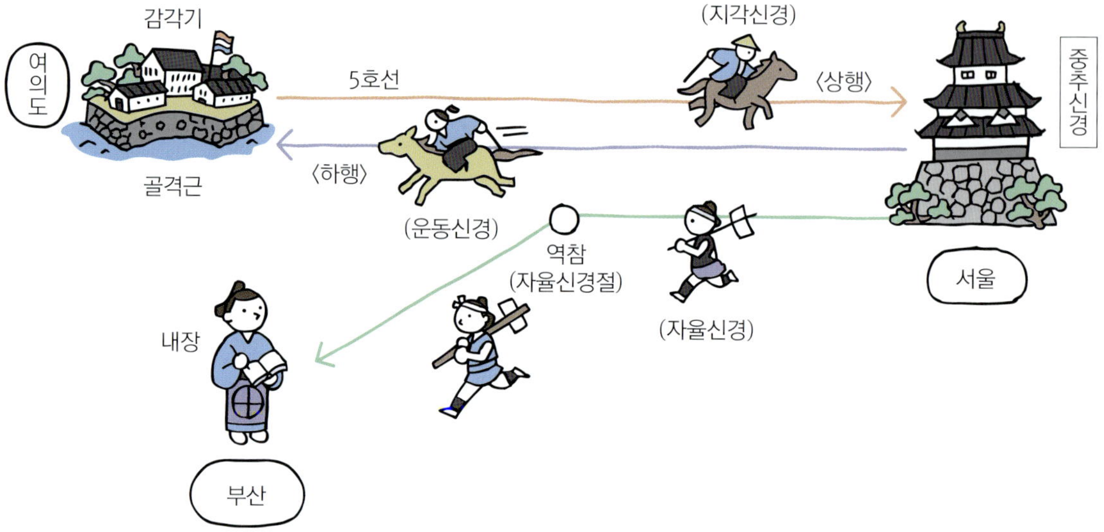

세 종류의 말초신경

서울과 여의도는 상·하행선의 파발마로 연결되고, 부산은 하행의 파발꾼이 연결한다. 파발꾼들의 숙소인 역참이 도중에 한 곳 있으며, 여기서 배달원이 교대한다. 이 역참을 자율신경절이라고 한다. 서울은 중추신경, 상행의 파발마는 감각신경, 하행의 파발마는 운동신경, 하행의 파발꾼은 자율신경을 각각 나타낸다.

표 말초신경의 분류

대분류	소분류	말초조직	방향	성질
몸신경	감각신경	감각기	구심성(afferent, 상행성)	감각성
	운동신경	뼈대근육	원심성(efferent, 하행성)	운동성
자율신경		내장 등		

말초신경은 이와 같이 크게 3종류로 나뉜다. 참고로, 자율신경은 다시 교감신경과 부교감신경으로 나뉜다(→p.178).

말초신경계는 신체의 조직과 중추신경계를 연결하는 전선이다.

사람의 신경계는 중추신경계(뇌와 척수)와 말초신경계로 나뉜다.

▶ 말초신경은 신경섬유의 다발이다.

말초신경계는 몸 전체에 퍼져 있는 전선이다. 예를 들면 궁둥신경과 같이 해부학적으로 '~~신경'이라는 명칭이 붙은 것은 많은 신경섬유가 모여 다발을 이룬 것이다.

▶ 신경에는 가는(상행) 섬유와 오는(하행) 섬유가 있다.

중추신경에서의 명령을 말초조직에 전달하는 섬유를 날신경섬유라 하고, 반대로 말초조직의 정보를 중추신경에 전달하는 섬유를 들신경섬유라고 한다. 하나의 섬유는 날신경섬유이거나 들신경섬유이다. 원심성을 하행성, 구심성을 상행성이라고도 한다.

▶ 끊어진 섬유는 잘 연결할 수 있다.

말초신경에서는 끊어진 축삭이 잘 되면 다시 섬유를 뻗어 유사한 연접을 만들 수 있다. 이는 중추신경의 신경세포는 할 수 없는 일이다. 그러나 세포체가 손상된 것은 말초신경일지라도 재생이 불가능하다.

말초신경에는 3종류가 있다.

감각을 전달하는 신경과 뼈대근육을 움직이는 신경과 내장을 움직이는 신경이다.

감각을 전달하는 신경을 감각신경이라고 한다.

감각신경은 조직의 정보를 중추신경으로 전달한다. 감각의 종류는 13장「감각」(p.195) 참조.

감각신경의 축삭을 감각섬유라고 한다.

감각신경의 신경세포는 특수한 구조로 되어 있어 축삭과 가지돌기는 뚜렷이 구별되지 않는 구조를 가진 것도 있다.

뼈대근육을 움직이는 신경을 운동신경이라고 한다.

운동신경은 중추신경으로부터의 정보(명령이라고도 할 수 있다)를 뼈대근육에 전달한다.

▶ 운동신경의 축삭은 날신경섬유이다.

▶ 궁둥신경은 운동섬유와 감각섬유를 포함하고 있다.

궁둥신경은 다리의 뼈대근육을 움직이는 운동섬유와 다리로부터의 감각을 전달하는 감각섬유가 혼합된 것이다. 이와 같이 궁둥신경에 한정되지 않고 일반적인 말초신경은 운동섬유와 감각섬유를 모두 포함하고 있으며, 들신경섬유와 날신경섬유가 혼합된 것이다.

▶ 감각신경과 운동신경을 몸신경(somatic nerve)이라고 한다.

말초신경계는 몸신경계와 자율신경계로 나뉜다.

내장에 명령을 보내는 신경을 자율신경이라고 한다.

예를 들어 호르몬을 분비하게 하거나 민무늬근육을 수축시키는 것이다. 구체적으로는 심장, 혈관, 민무늬근육, 분비샘 등의 활동을 조절한다.

▶ 자율신경에는 도중에 한 곳에 전선의 중계점이 있다.

이를 자율신경절이라고 한다.

3 자율신경의 종류

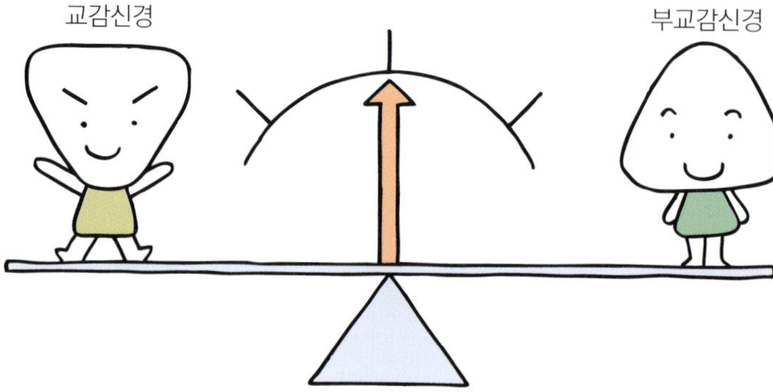

교감신경과 부교감신경은 50대 50의 상태

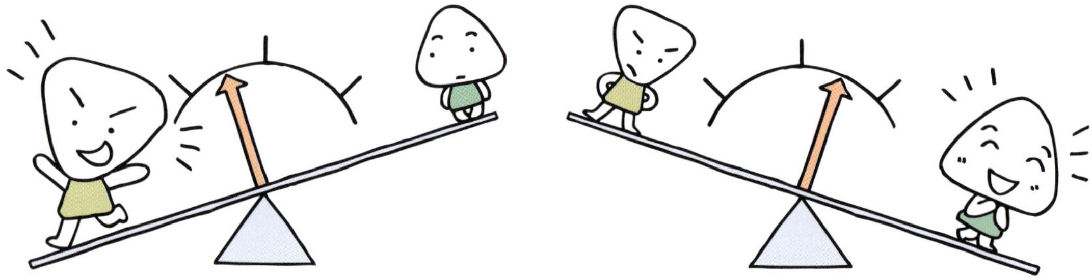

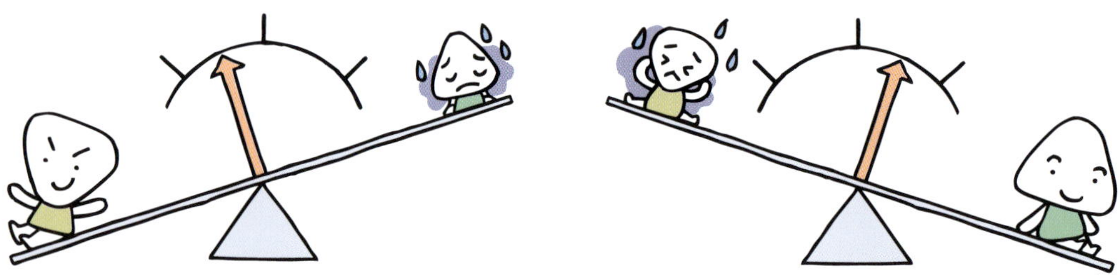

교감신경 항진 또는 부교감신경 저하로 교감신경이 우세해진다.

부교감신경 항진 또는 교감신경 저하로 부교감신경이 우세해진다.

교감신경과 부교감신경의 균형
세력이 강한 쪽이 우세하게 된다.

자율신경의 명령에는 의식적인 것이 없다.

자발적으로 자율신경을 제어할 수 없다. 이것이 바로 자율신경이라고 불리는 이유이다. 따라서, 의식적으로 위를 움직이거나 자발적으로 호르몬을 분비할 수 없다.

자율신경에는 교감신경과 부교감신경이 있다.

교감신경과 부교감신경은 정반대의 작용을 한다.

▸ 교감신경은 신체를 활발하게 한다.

다른 표현으로, 교감신경은 에너지를 소비하고 신체를 공격적인 방향으로 이끈다.

▸ 부교감신경은 신체를 안정화시킨다.

다른 표현으로, 부교감신경은 에너지를 축적하고 신체를 방어적인 방향으로 이끈다.

생체는 교감신경과 부교감신경의 균형 위에 서 있다.

교감신경과 부교감신경은 그 세력이 강한 쪽이 우세하게 된다.

▸ 교감신경이 매우 활발해지거나 부교감신경이 억제되면, 둘 다 교감신경이 우세한 상태가 된다.

당연히, 반대 조건에서는 부교감신경이 우세한 상태가 된다.

흉복부의 내장을 지배하는 부교감신경은 미주신경이다.

골반부에 있는 장기(비뇨생식기 등)는 골반신경이라는 이름의 부교감신경에 지배되고 있다. 두경부는 또 다른 부교감신경에 의해 지배되고 있다.

▸ 교감신경은 동맥벽을 따라 목적 장기에 도달한다.

일반적인 교감신경은 동맥의 벽에 달라붙어 목적 장기까지 가는 경우가 많아, 육안으로는 명확하게 보이지 않는다.

▸ 자율신경섬유는 가늘다.

이와 비교해 몸신경섬유는 굵다.

▸ 자율신경은 중간에 1회 신경세포를 교체한다.

교감신경은 척추 옆에 있는 교감신경줄기라는 곳에서, 부교감신경은 체내 여러 곳에 있는 신경절이라는 곳에서 뉴런을 교체한다. 이처럼 자율신경이 신경세포를 신경절이라는 곳에서 뉴런을 교체한다. 장소를 자율신경절이라고 한다.

교감신경에서 방출되는 전달물질은 노르아드레날린이다.

노르아드레날린은 노르에피네프린이라고도 한다(→p.181).

부교감신경에서 방출되는 전달물질은 아세틸콜린이다.

노르아드레날린과 아세틸콜린은 모두 매우 중요한 전달 물질이므로 기억해 두자.

4 자율신경의 기능

교감신경과 부교감신경의 작용

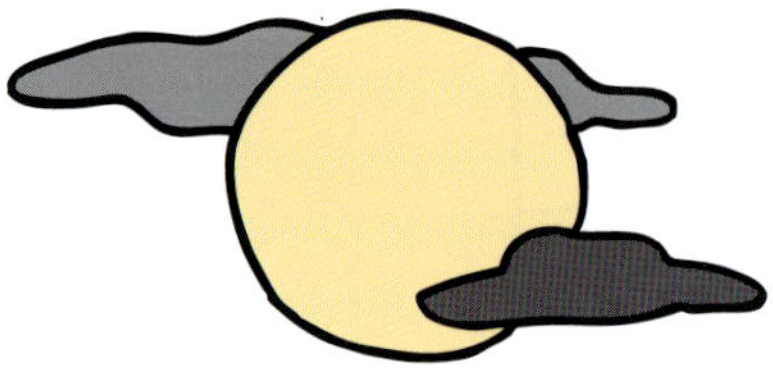

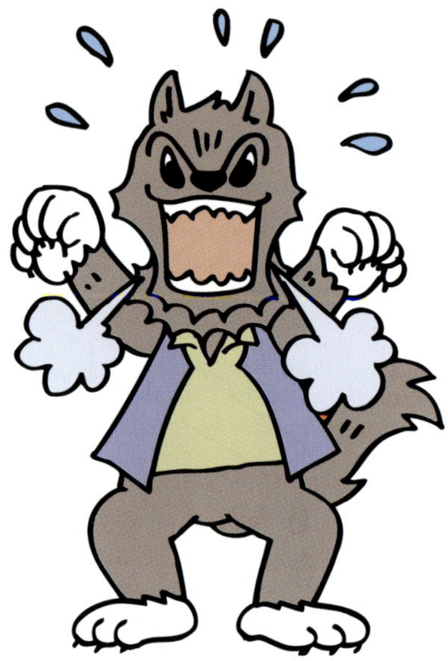

교감신경 우위의 상태
동공이 확대된다.
호흡이 거칠어진다(기관지 평활근이 이완).
입이 마른다(소화액 분비 감소).
심박수는 증가
혈압 상승(혈관 수축, 심 수축 강화)
땀을 흘린다(땀남).
소화기에서는 위액 분비가 감소하고,
위장의 연동도 저하된다.
그리고 동시에 부신수질도 자극되어
아드레날린도 분비된다.

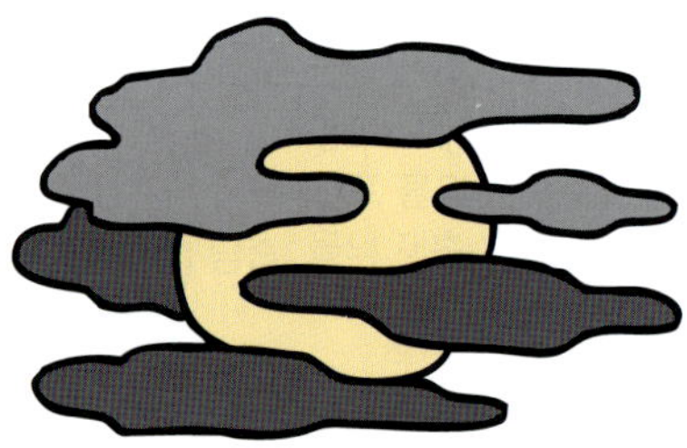

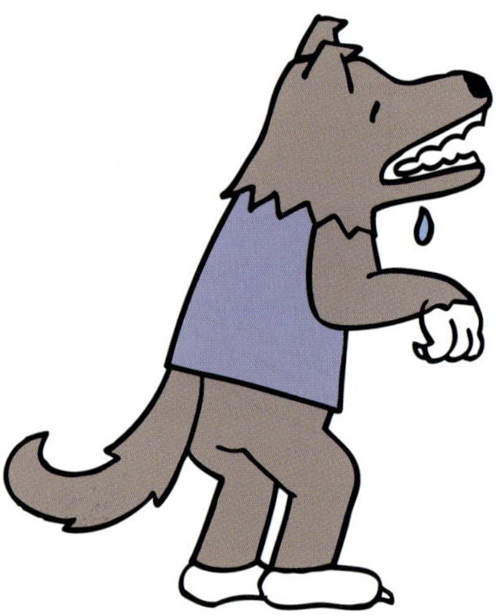

부교감신경 우위의 상태
다툼 없는 평화로운 상태에서 휴식을 취하고
있을 때,부교감신경이 긴장하여 우위를
점하고 있다. 이때는 위와 정반대의 현상이
발생한다. 그리고 소화 작용이 촉진되어
몸에 영양을 보급한다.

자율신경의 조직에 대한 주요 효과를 기억해 두자.

▸ **교감신경이 흥분하면 동공이 확장된다.**

이에 반해 부교감신경이 흥분하면 동공은 축소한다(→p.207).

▸ **교감신경이 흥분하면 기관지가 확장된다.**

이에 반해 부교감신경이 흥분하면, 기관지는 수축한다(→p.83).

▸ **교감신경이 흥분하면 위액이 분비억제된다.**

위액뿐만 아니라 소화액 전반의 분비가 억제되고, 소화관의 연동운동도 억제된다. 그 결과, 소화는 억제된다. 이에 반해 부교감신경이 흥분하면, 위액을 비롯한 소화액의 전반의 분비가 항진되고, 소화관의 연동운동도 항진된다. 즉 소화는 촉진된다(→p.143).

▸ **교감신경이 흥분하면 심박수가 증가한다.**

더불어 심장의 수축력도 증가한다. 즉, 심장의 기능이 항진된다. 이에 반해 부교감신경이 흥분하면, 심박수는 감소하고 심장의 수축력도 저하된다. 즉 심장의 기능이 억제된다(→p.57).

▸ **교감신경이 흥분하면 혈관이 수축한다.**

그 결과, 혈압이 상승한다. 이에 반해 부교감신경이 흥분하면 혈관이 확장되고 혈압은 하강한다(→p.67).

▸ **교감신경이 흥분하면 부신수질로부터 아드레날린 분비가 항진된다.**

부신수질은 특수한 장기로 부교감신경의 지배를 받지 않는다(→p.121).

▸ **교감신경이 흥분하면 땀의 분비가 항진된다.**

땀샘은 특정한 교감신경의 지배를 받는다(→p.137).

교감신경은 소화기에서는 억제적으로, 다른 곳에서는 촉진적으로 작용한다.

부교감신경은 이와 반대이다.

▸ **소화기의 민무늬근육은 부교감신경에 의해 수축된다.**

소화관의 연동은 민무늬근육의 수축에 의해 일어난다. 즉 부교감신경에 의해 연동이 항진하는 것이다. 위액 등의 소화액 분비도 부교감신경에 의해 항진된다. 교감신경에는 이와 반대의 작용이 있다.

▸ **교감신경에 의해 혈관의 민무늬근육은 수축하고, 기관지의 민무늬근육은 이완한다.**

같은 민무늬근육이라도 장기에 따라 반응이 다르다. 이는 민무늬근육 자체의 성질이 장기에 따라 다르기 때문이다. 그래서 노르아드레날린이라는 동일한 전달물질을 받아도 장기에 따라 반응이 달라진다. 참고로, 부교감신경에서는 이와 반대의 일이 일어난다.

교감신경은 공격적인 상태를 만든다.

예를 들어 싸움이나 결투 직전의 상태를 생각해 보자. 이때는 교감신경이 매우 우위에 있는 상태이다. 구체적으로 신체 상태를 보면 왼쪽 그림과 같다. 마치 늑대가 먹이를 잡으러 갈 때(교감신경 우위 상태)와 잡은 먹이를 굴로 가져와서 그곳에서 안정된 상태로 먹고 있을 때(부교감신경 우위 상태)를 상상하면 된다.

아드레날린(에피네프린)과 노르아드레날린(노르에피네프린)

아드레날린은 부신수질에서 분비되는 호르몬이며(→p.121), 노르아드레날린은 교감신경에서 방출되는 전달물질이다. 두 물질은 서로 매우 유사한 화학물질이며, 그 작용도 매우 비슷하다. 따라서, 교감신경이 우세한 상태와 아드레날린이 분비된 상태에서는 거의 동일한 일이 일어난다.

5 중추신경의 성질

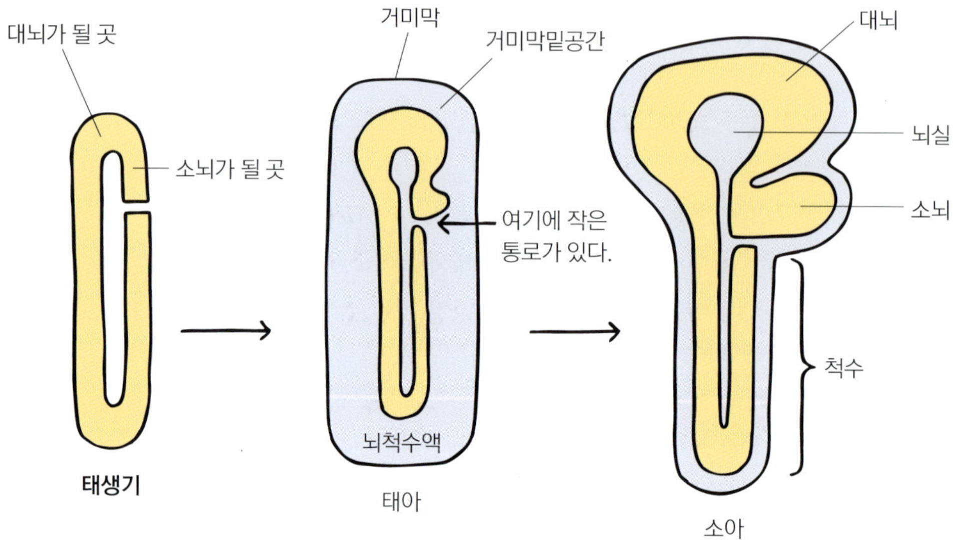

뇌와 척수의 발달 모습

뇌와 척수는 기본적으로 같은 것이며, 내강(lumen)을 가진 하나의 막대기이다. 막대기의 끝부분이 매우 발달하여 대뇌가 되고, 막대기의 중간 부분이 뒤로 발달하여 부풀어 올라 소뇌가 된다. 내강과 거미막밑공간에는 뇌척수액이 채워져 있다.

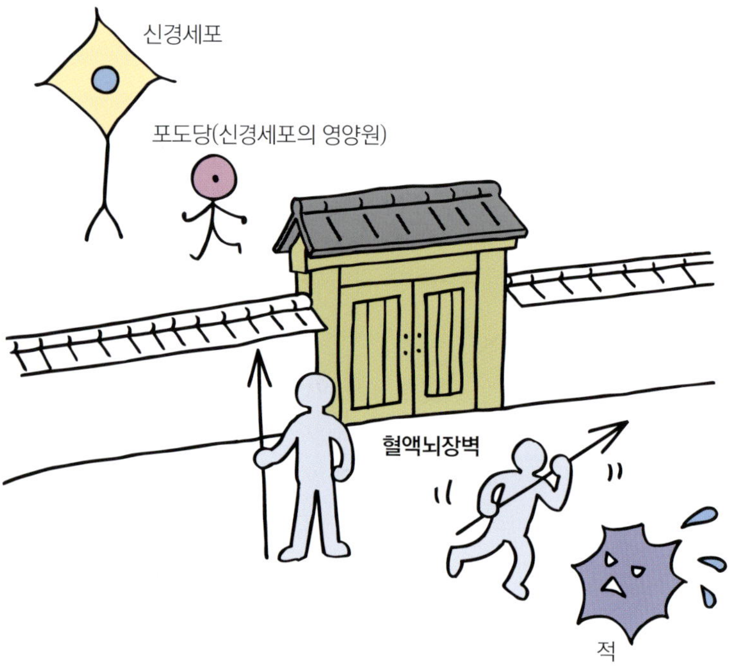

혈액뇌장벽

중추신경에는 특수한 장벽이 있어 혈액 중의 물질이 자유롭게 신경세포까지 도달할 수 없다. 이를 혈액뇌장벽(BBB라고 줄여서 부르기도 함)이라 하며 섬세한 신경세포를 외부로부터 지키기 위한 방어벽이다. 이 때문에 약물의 종류에 따라서는 뇌로 가는 약물을 혈중에 투여해도 뇌까지 제대로 도달하지 못하는 경우도 있다. 이러한 경우에는 요추부에서 직접 척수강 내에 약물을 투여한다. 이를 요추천자라고 하며(→p.189), 중추신경 내에 직접 투여한 것이 된다.

중추신경계는 뇌와 척수를 말한다.

뇌와 척수는 기본 구조가 동일하다.

▶ **사람의 신경계는 중추신경계와 말초신경계로 나뉜다.**

두 신경계는 기본적으로 동일하며, 모두 신경세포가 복잡하게 얽혀 있다.

뇌와 척수는 동일한 구조로 되어 있다.

▶ **기본적으로 뇌와 척수는 내강이 있는 하나의 막대기와 같다.**

이 막대기의 각 부분에는 이름이 붙어 있다.

▶ **막대기의 꼭대기가 매우 발달하여 부풀어 오른 것이 대뇌이다.**

소뇌는 막대기의 일부가 약간 발달해 뒤쪽으로 볼록해진 것이다.

▶ **뇌실은 내강이 볼록해진 것이다.**

막대기의 꼭대기가 부풀어 대뇌가 되면서 내강도 부풀어 뇌실이 되었다.

뇌의 발달은 신경세포의 가지돌기와 축삭의 성장에 따른다.

▶ **뇌가 발달해도 신경세포의 수는 증가하지 않는다.**

신경세포의 분열은 태생 초기 동안에만 일어나며, 이후 신경세포는 전혀 분열증식하지 않는다.

▶ **성장하면서 돌기가 자라고 연접이 증가한다.**

연접이 증가함에 따라 고도의 기능을 하게 된다.

뇌와 척수는 뇌척수액에 담겨 있다.

▶ **뇌척수액은 투명한 액체이다.**

뇌와 척수가 뇌척수액에 잠겨 있는 것은 마치 태아가 양수에 잠겨 보호받고 있는 것과 같다. 뇌와 척수가 들어 있는 공간을 거미막밑공간이라고 한다.

▶ **뇌척수액은 뇌실에서 생성되어 작은 통로를 통해 바깥으로 흐른다.**

뇌실과 거미막밑공간 사이에는 통로가 있다.

▶ **뇌척수액압은 옆누운자세에서 약 10 cmH_2O 정도이다.**

뇌척수액 압력 측정이나 채취는 일반적으로 요추부에서 이루어지며, 요추천자(→p.189)라고 한다.

중추신경계는 매우 섬세하다.

▶ **중추신경은 원칙적으로 재생하지 않는다.**

중추신경에서는 신경세포체는 물론, 신경섬유도 원칙적으로 재생하지 않는다. 예외적으로 재생 사례가 발견되긴 했지만, 아직 치료 수준에는 도달하지 못했으므로 임상적으로는 '재생하지 않는다'라고 이해하면 된다.

▶ **중추신경은 많은 에너지가 필요하다.**

심장에서 박출되는 전체 혈액량의 약 20%(약 1 L/분) 미만이 중추신경으로 흐른다. 게다가 뇌로의 혈류가 끊기면 몇 초 만에 의식을 잃고, 몇 분 만에 신경세포는 죽게 된다.

▶ **혈액과 뇌 사이에는 장벽이 있다.**

혈액 속 물질은 자유롭게 신경세포에 도달할 수 없다. 이는 중추신경계와 혈관 사이에 특수한 장벽이 있기 때문이다. 이를 혈액뇌장벽이라고 한다(왼쪽 그림 참조).

6 중추신경의 구조

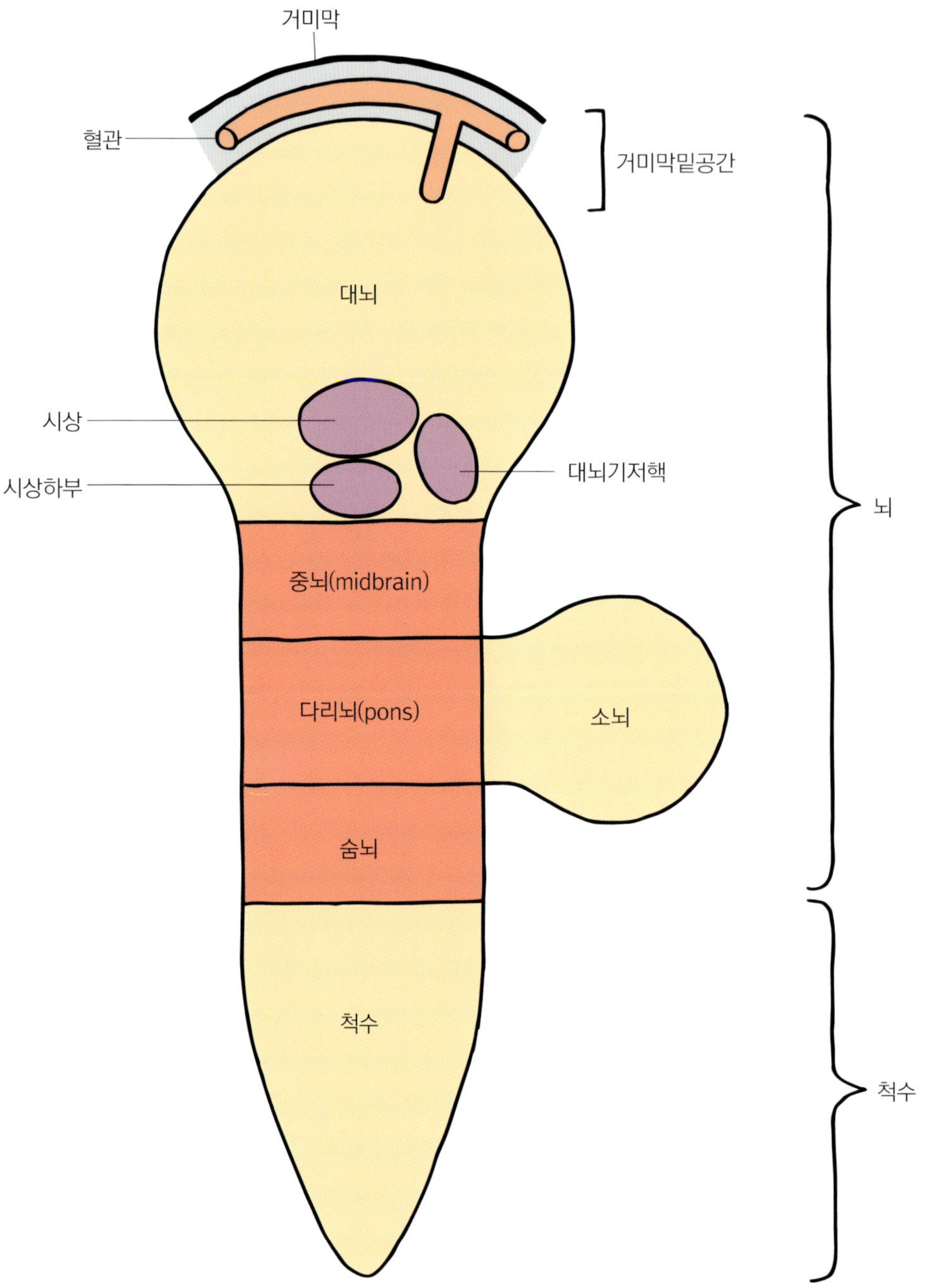

중추신경계의 구조

▇ 부분을 뇌줄기라고 한다. 시상과 시상하부를 뇌줄기에 포함하기도 한다. 사람의 경우 대뇌가 가장 크다. 대뇌의 기저부(basal)에는 대뇌바닥핵이 있다.

중추신경에서는 '판단'을 수행하고 있다.

중추신경계는 얻어진 정보를 바탕으로 판단하고 새로운 명령을 내린다. 이 판단에는 반드시 의식이 동반되지는 않는다.

뇌줄기에는 생명 유지에 필요한 중추가 있다.

▶ 중간뇌, 다리뇌, 숨뇌를 뇌줄기라고 한다.

뇌줄기 부위에는 생명 유지에 필요한 명령을 내리는 다양한 중추가 존재한다. 뇌줄기 부위가 손상되면 더 이상 생명을 유지할 수 없다.

▶ 숨뇌에는 호흡중추나 순환계 중추 등이 있다.

숨뇌는 심박수나 호흡수가 얼마나 적절한지, 혈압이 얼마나 최적인지 등을 계산하여 결정하고 명령을 내린다(→p.90).

시상하부에는 자율신경의 중추가 있다.

예를 들어 체온 중추(→p.135)와 식욕중추 등이 있다.

▶ 시상하부는 호르몬 분비의 최고 중추이기도 하다.

시상하부에서는 시상하부 호르몬이 분비되어 뇌하수체호르몬의 분비를 조절한다(→p.117).

▶ 시상은 감각의 중계점이다.

말초에서 오는 지각은 시상을 거쳐 대뇌피질의 감각 영역으로 전달된다. 시상과 시상하부를 사이뇌라고 하며, 뇌줄기에 포함하기도 한다. 사이뇌는 대뇌와 중뇌 사이의 부분이다.

소뇌는 운동을 조율한다.

▶ 소뇌의 기능

예를 들어 잡는 동작에서 손을 연필 쪽으로 뻗어 그곳에서 멈추는 것과 같은 운동의 조율을 담당한다. 또한, 소뇌는 신체의 균형을 유지한다. 조류는 대뇌에 비해 소뇌가 잘 발달되어 있다. 하늘을 나는 행동에는 미세한 운동을 조율하고 신체의 균형을 유지할 필요가 있기 때문일 것이다.

뇌졸중

뇌졸중이라고 불리는 질병은 임상적으로 크게 세 가지가 있다. (1) 뇌경색, (2) 뇌내출혈, (3) 거미막밑출혈이다. (1)은 뇌의 혈관이 막힌 것, (2)는 뇌실질 내의 동맥이 파열되어 뇌실질 내에 출혈이 발생한 것, (3)은 거미막밑공간(뇌실질 바깥)의 동맥이 파열되어 거미막밑공간에 출혈이 발생한 것이다. (1)과 (2)는 동맥경화나 고혈압과 관련이 있는 경우가 많지만, (3)은 동맥류 파열에 의해 발생하는 경우가 많다. 이들 증상은 CT 스캔 등으로 진단할 수 있다. 각각의 치료 방법은 모두 다르다.

7 대뇌

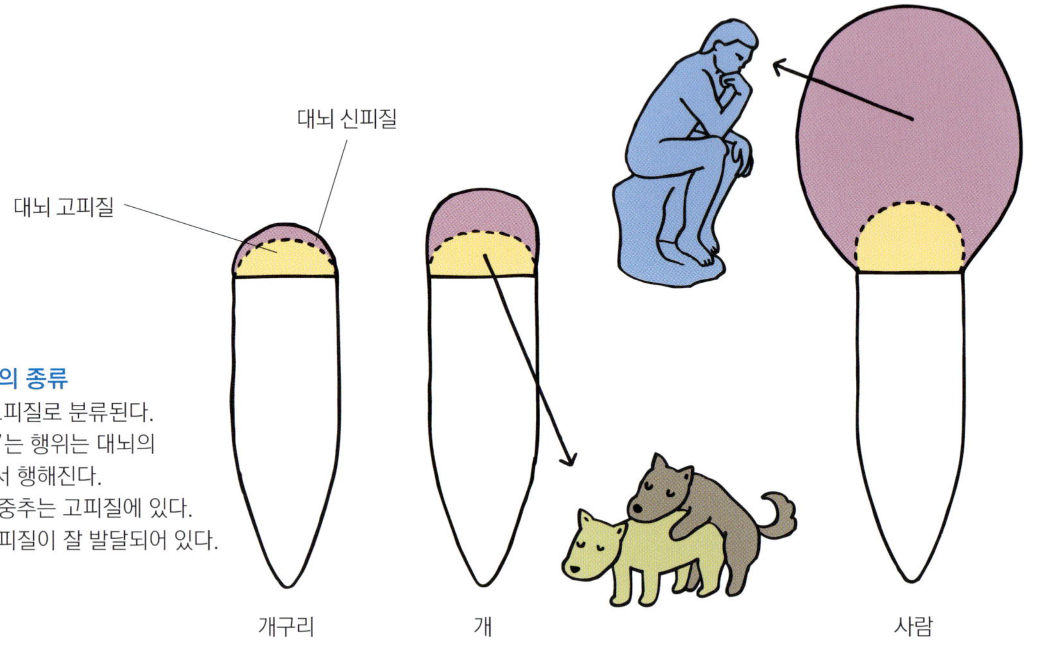

대뇌피질의 종류

신피질, 고피질로 분류된다.
'생각한다'는 행위는 대뇌의 신피질에서 행해진다.
성행위의 중추는 고피질에 있다.
사람은 신피질이 잘 발달되어 있다.

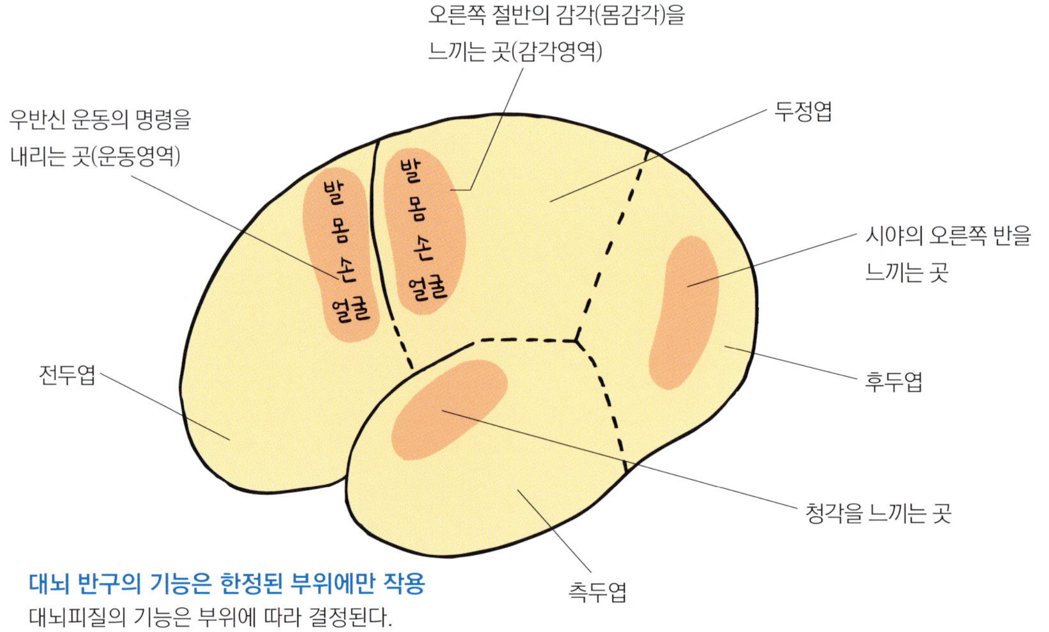

대뇌 반구의 기능은 한정된 부위에만 작용

대뇌피질의 기능은 부위에 따라 결정된다.

인간은 대뇌피질이 잘 발달해 있다.

대뇌피질은 척추동물 중에서는 포유류, 포유류 중에서는 영장류, 영장류 중에서는 인간이 가장 잘 발달해 있다.

▸ 대뇌피질은 신피질과 고피질로 나뉜다.

고피질은 성행동이나 불쾌감 같은 원시적인 본능의 중추이며, 그 발달 정도는 인간과 개가 비슷하다. 이러한 원시적 본능은 시상하부 등과도 깊은 관련이 있어, 고피질이나 시상하부 등을 합쳐서 둘레계통(limbic system)이라고 부른다.

▸ 인간이 인간답게 행동할 수 있는 것은 대뇌의 신피질 덕분이다.

대뇌피질의 대부분은 신피질이라 불리는 부위이며, 여기에서 고도의 지능이 발생한다. 감각이나 운동은 물론 감정이나 사고도 이 신피질에서 이루어진다. 즉 인간이 '생각'할 수 있는 것은 발달한 대뇌의 신피질 덕분이다.

▸ 인간의 사고는 '언어'로 이루어진다.

언어를 다룰 수 있다는 것이 인간과 다른 동물의 큰 차이점이다.

대뇌피질에는 기능은 특정 부위에만 작용한다.

▸ 대뇌피질 운동영역은 운동의 최고 중추이다.

손발을 움직이려는 명령은 먼저 대뇌피질의 운동영역에서 나온다.

▸ 운동영역에도 신체의 특정한 부위에만 작용하는 기능이 있다.

왼쪽 그림처럼 다리(발), 몸통, 팔(손), 머리(얼굴) 순서로 되어 있다.

▸ 대뇌피질의 감각영역은 감각의 최고 중추이다.

지각은 최종적으로 대뇌피질의 감각영역까지 전달되어, 그곳에서 감각으로 느낀다. 감각영역에도 특정한 부위에만 작용하는 기능이 있어 몸감각은 두정엽(parietal lobe), 시각은 후두엽, 청각은 측두엽에서 느껴진다.

▸ 대뇌피질에는 여러 종류의 언어중추가 있다.

언어의 성립에는 여러 단계가 필요하다. 예를 들어 본 것과 들은 것의 의미를 이해하고, 자신이 말하고자 하는 것을 구성하며, 그것을 표현해야 한다. 이러한 단계마다 각각의 중추가 있다.

▸ 대뇌 기저부에는 바닥핵이 있다.

대뇌바닥핵은 운동 제어와 관련이 있다.

대뇌바닥핵은 추체외로계(extrapyramidal system, →p.189) 중추 중 하나로, 원활하게 운동할 수 있도록 작용한다.

지능과 뇌의 크기

인간의 지능이 높은 것은 뇌가 큰 때문일까? 뇌의 크기만 비교하면 인간보다 고래가 더 크고, 체중 대비 뇌 무게의 비율로 비교하면 인간보다 쥐가 더 크다. 그러나 현실적으로 인간은 고래보다, 쥐보다 지능이 높다. 이는 아마도 신경세포의 연접 수가 인간이 가장 많기 때문이라고 여겨진다. 지능은 뇌의 크기가 아니라 뇌의 연접 수에 비례하는 것일 것이다. 신경세포의 회로망으로서의 크기는 인간이 가장 크고 가장 잘 발달해 있다.

8 척수, 전도로

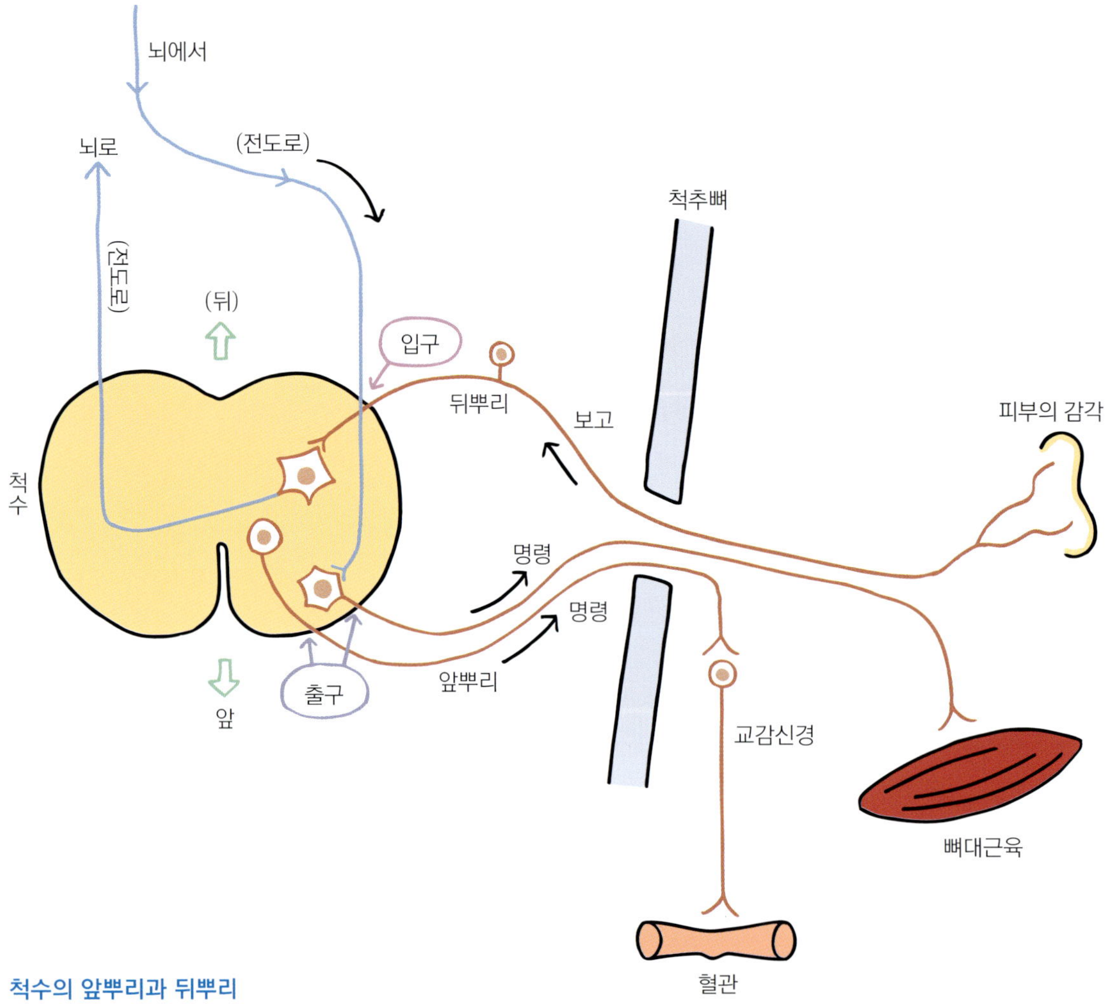

척수의 앞뿌리과 뒤뿌리

명령은 앞뿌리를 통해 나가고, 정보는 뒤뿌리를 통해 들어온다.

뇌에서는 12쌍의 신경이 나온다.

▶ **뇌에서 나오는 말초신경을 뇌신경이라고 한다.**

척수에서는 다수의 말초신경이 나오지만, 뇌에서 나오는 신경은 12쌍뿐이다(→p.192). 이 12쌍의 신경에는 모두 이름이 붙어 있다.

▶ **척수에서는 다수의 신경이 나오고 있다.**

척추뼈의 틈은 31곳밖에 없으므로 결국 척수신경은 31쌍이 된다. 척수신경의 수는 척추뼈의 수보다도 하나 더 많다. 이 출구의 명칭에 따라 예를 들어 제4요신경(L4) 등으로 부른다(→p.192).

척수와 척추는 위치가 다르다.

▶ **성장에 따라 척수와 척추의 위치가 어긋난다.**

어린아이일 때는 두 위치가 거의 일치하지만, 뼈의 성장이 더 크기 때문에 성인이 되면 차이가 생긴다. 따라서 척추 하부에서는 뇌척수강 안에는 척수가 없고 뇌척수액만 있다.

▶ **뇌척수액 채취는 요추부에서 이루어진다.**

뇌척수강 내에 바늘을 넣어도 요추부라면 척수 자체를 찌를 염려는 없다. 이를 요추천자(lumbar puncture)라고 한다. 보통 엉덩뼈의 꼭대기 높이보다 아래 위치에서 바늘을 찌른다.

척수는 앞쪽이 출구, 뒤쪽이 입구이다.

▶ **감각섬유는 척수의 후방에서 들어오며, 이를 뒤뿌리(posterior root)라고 한다.**

▶ **운동섬유는 척수의 전방에서 나가며, 이를 앞뿌리(anterior root)라고 한다.**

운동 명령과 감각이 전달되는 통로는 정해져 있다.

▶ **같은 목적의 섬유가 밀집해 있는 통로를 전도로라고 한다.**

같은 기능을 전달하는 섬유는 같은 장소에 밀집해 있으며, 이를 전도로라고 한다

▶ **대부분의 전도로는 중추신경 내에서 좌우가 교차한다.**

예를 들어, 오른쪽 대뇌반구의 운동영역에서 나온 명령은 왼쪽 반신의 뼈대근육을 수축시킨다. 마찬가지로 오른손의 통증은 왼쪽 대뇌반구의 감각영역에서 느낀다.

▶ **운동의 명령을 전달하는 전도로를 추체로(pyramidal tract)라고 한다.**

추체로는 시상의 옆을 지나 숨뇌부에서 교차한다. 뇌내출혈은 주로 시상의 옆 부위(이를 속섬유막이라고 함)에서 자주 발생하며, 이 경우 출혈 부위 반대쪽에 반신마비가 생긴다.

▶ **추체로 이외에 추체외로(extrapyramidal tract)가 있다.**

운동의 전도로에는 추체로뿐만 아니라, 많은 것이 있다. 예를 들면 운동은 여러 근육의 협조(→p.197)가 필요하며, 이를 위해 대뇌의 바닥핵이나 소뇌를 통하는 경로 등이 있다. 이를 총칭하여 추체외로라고 한다. 즉 추체로 외의 운동로를 모두 추체외로라고 부른다.

9 반사

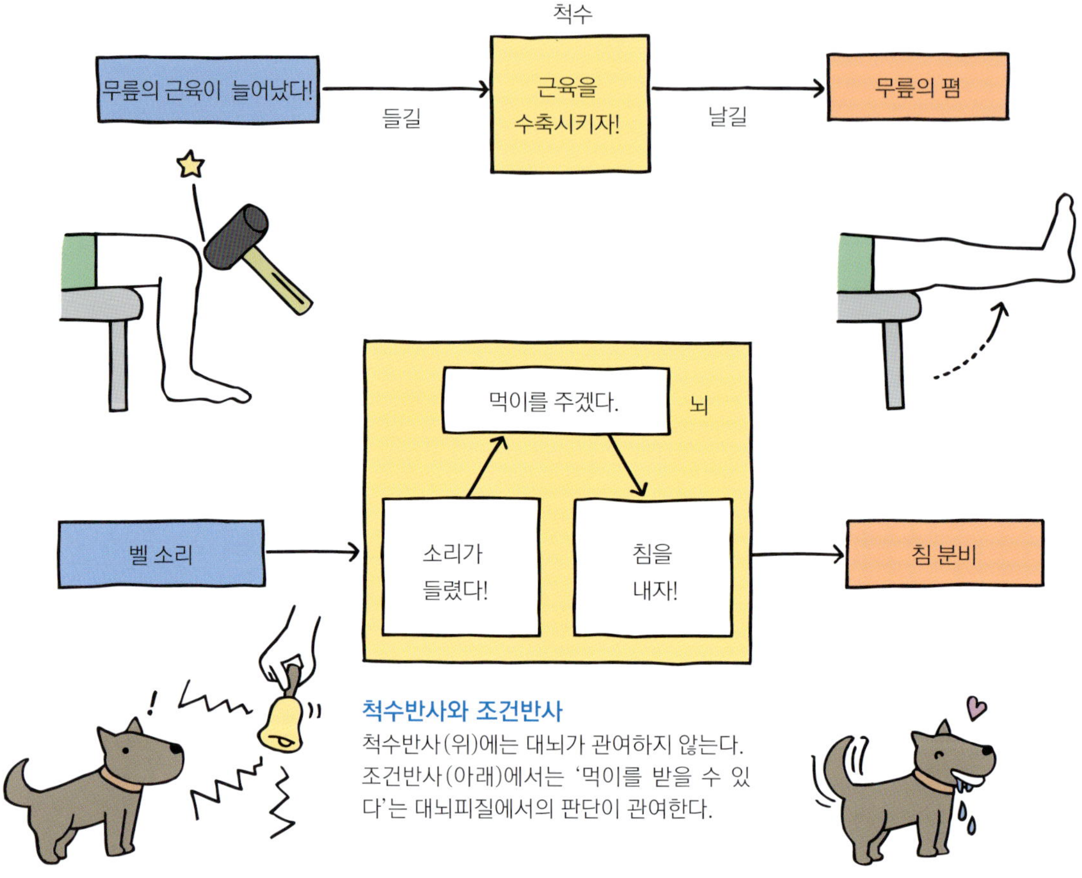

척수반사와 조건반사
척수반사(위)에는 대뇌가 관여하지 않는다. 조건반사(아래)에서는 '먹이를 받을 수 있다'는 대뇌피질에서의 판단이 관여한다.

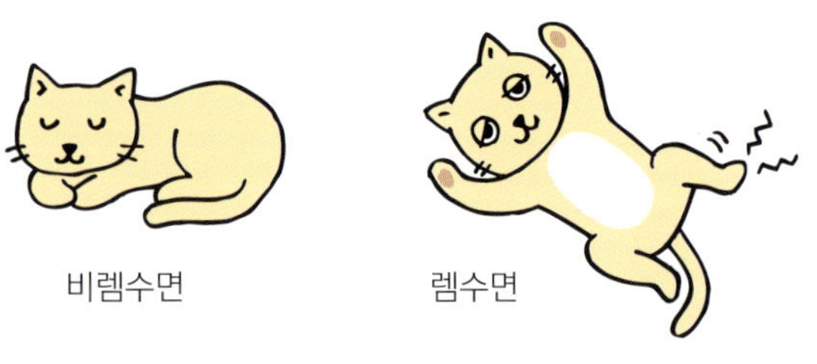

비렘수면과 렘수면
렘수면 시에는 전신의 근육에 힘이 빠져 있지만, 때때로 여기저기서 근육이 경련처럼 픽픽 수축한다. 특히 동안근이 잘 수축한다.

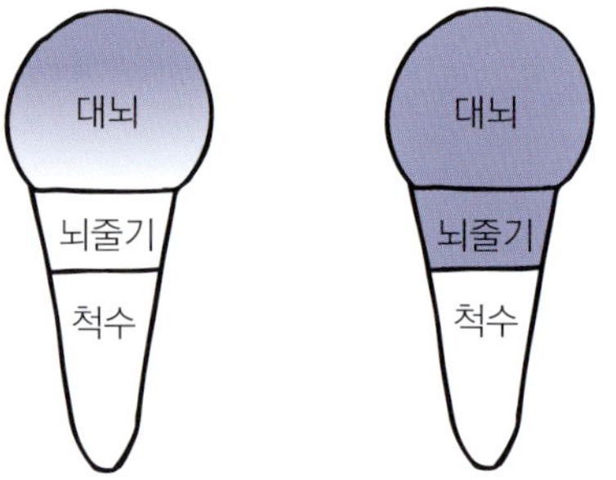

식물상태(좌)와 뇌사(우)
파란색 부분이 손상을 입은 부위이다. 식물인간 상태에서는 뇌줄기 부위의 기능은 보존되어 있다.

감각수용기→ 중추신경계→ 효과기로의 반응을 반사라고 한다.

예를 들어 무릎을 두드리면 그 자극이 들길을 통해 척수로 전달되고, 그곳의 연접을 통해 날길에 명령이 전달되어 무릎이 펴진다. 이를 무릎힘줄반사(patellar tendon reflex)라고 하며, 척수 수준의 반사이다. 이 반사는 대뇌를 거치지 않기 때문에 무의식적으로 일어난다.

▶ 파블로프의 개는 조건반사의 대표적인 예이다.

파블로프는 개에게 먹이를 줄 때마다 종소리를 들려주면, 결국 종소리만으로도 침을 분비하게 된다는 것을 발견했다. 이와 같이 반사에는 대뇌피질의 기억 기능이 관여한 것도 있다.

수면은 가장 효과적인 안정이다.

수면은 뇌와 몸 모두를 쉴 수 있게 해준다.

▶ 수면 중에는 자발적 기능이 사라지고, 대사가 감소한다.

그 결과 체온은 떨어지고 호흡수와 요량 등도 감소한다.

▶ 비렘(non-REM)과 렘(REM)의 두 가지 종류가 있다.

잠이 들면 먼저 비렘수면이 되고, 그다음에 렘수면이 된다. 이것을 밤에 여러 번 반복한다. 비렘수면은 뇌의 휴식, 렘수면은 신체의 휴식으로 생각된다. 꿈은 렘수면 중에 꾼다.

▶ 렘수면 시에는 눈이 움직인다.

렘은 '눈이 빠르게 움직이는(rapid eye movement, REM)'이라는 의미이다. 렘수면 시에는 동안근(動眼筋)이 수축하여 안구가 움직인다.

▶ 어린이 쪽이 수면 시간이 길다.

특히 렘수면의 시간이 길다. 왜 어린이에게는 긴 수면 시간이 필요한지는 알려지지 않았다.

뇌의 활동전위를 기록한 것을 뇌파라고 한다.

뇌파의 원리는 심전도(→p.58)와 같다. 신경세포의 흥분에는 전기의 흐름이 동반된다. 뇌는 신경세포의 덩어리이기 때문에, 뇌 전체 신경세포의 활동전위 총계를 뇌파로써 머리 표면에서 기록할 수 있다. 뇌파는 EEG라고 약칭된다.

▶ 뇌파에는 주기적인 파동이 있다.

이 주기에 따라 여러 가지 파동으로 분류된다. 예를 들어 각성 시 정신적으로 흥분하면 베타파(작은 진폭으로 높은 주파수의 파동), 안정 시에는 알파파(큰 진폭으로 낮은 주파수의 파동)가 나타난다.

▶ 뇌전증에서는 특징적인 뇌파가 나타난다.

뇌파검사로 뇌전증 등의 진단이 가능할 수 있다. 또한, 수면 중에는 뇌파에도 변화가 나타난다.

뇌사와 식물인간 상태는 다르다.

▶ 뇌사는 뇌줄기 부위와 대뇌의 모든 기능이 완전히 소실된 상태이다.

뇌사에서는 자발호흡이 불가능하므로 인공호흡이 필수적이다. 척수는 살아 있을 수도 있어서 척수반사는 남아 있을 수도 있다. 즉, 뇌사에서도 손발이 경련할 수 있다.

▶ 식물인간 상태란 대뇌피질의 기능이 저하된 상태이다.

식물인간 상태는 다양한 정도가 있지만, 기본적으로는 대뇌피질에서 인간적인 '사고' 등을 할 수 없게 되었을 뿐, 뇌줄기 부위의 기능은 보존된 상태를 말한다. 따라서 자발호흡은 가능하지만, 의사소통은 불가능하다.

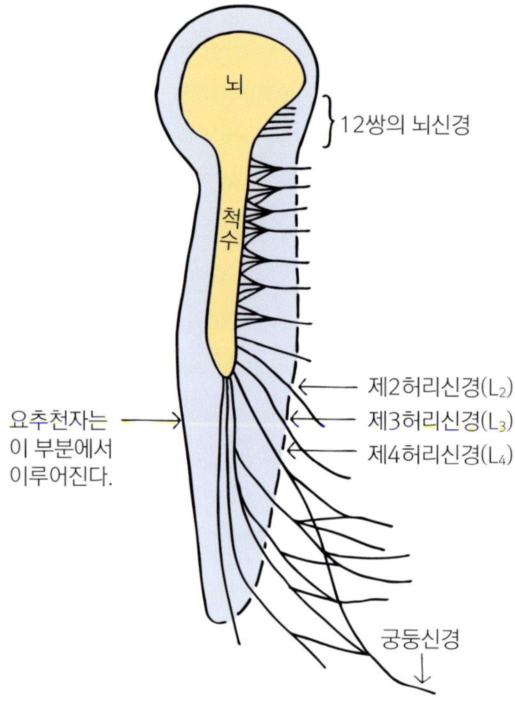

뇌신경	12쌍	
목신경	8쌍	(C_1~C_8)
가슴신경	12쌍	(T_1~T_{12})
허리신경	5쌍	(L_1~L_5)
엉치신경	5쌍	(S_1~S_5)
꼬리신경	1쌍	(C_0)

뇌신경과 척수신경

척수신경은 여러(31군데) 척추뼈 틈을 통해 나온 후, 서로 갈라지고 맞물리면서 목적으로 하는 조직으로 향한다. 예를 들면 궁둥신경은 제4허리신경~제3엉치신경(L_4~S_3)의 5개의 가지로 구성되어 있다. 참고로, 척추뼈의 수는 목뼈 7개, 가슴뼈 12개, 허리뼈 5개이며, 엉치뼈는 5개 뼈가 합쳐져 있고, 꼬리뼈는 3-5개 뼈가 합쳐져 있다.

문제

교감신경의 긴장 상태는 무엇인가?

1. 동공의 수축
2. 기관지의 수축
3. 심박수의 감소
4. 말초혈관의 수축

해설 p.181 참조. 1. 동공은 확대. 2. 기관지는 확장. 3. 심박수는 증가. 4. 맞다.

정답 [4]

PART

12

근육

1 근육 수축의 구조

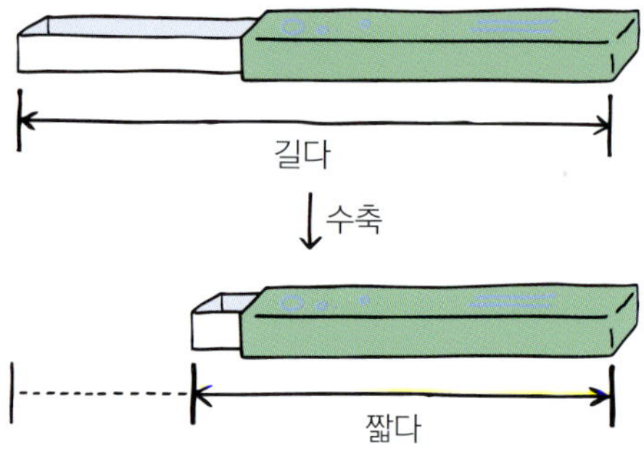

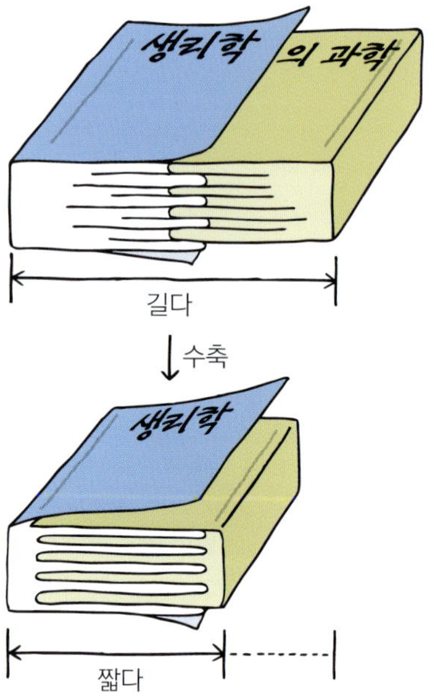

근육 수축의 원리

수저통의 뚜껑을 들어갔다 나왔다 하면 전체 길이가 변한다. 다른 예로 설명하면, 책 두 권을 맞물려 놓을 때, 맞물림이 작아지면 길어지고, 맞물림이 커지면 짧아진다. 근육이 수축하여 짧아질 때는 이러한 변화가 발생한다.

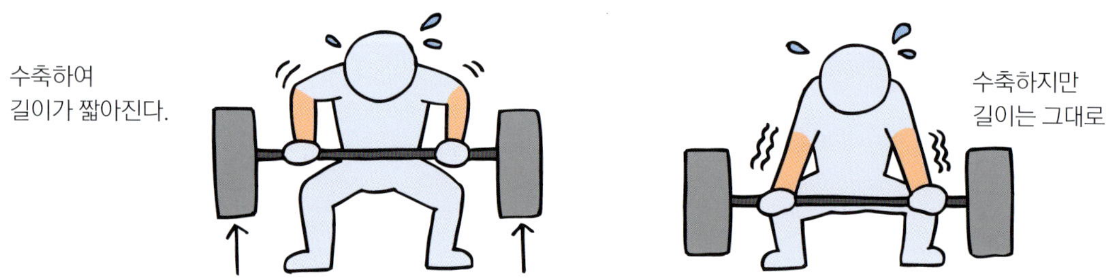
수축하여
길이가 짧아진다.
수축하지만
길이는 그대로

근육 수축과 근육의 길이

바벨을 들어 올릴 때 근육은 수축하고, 근육의 길이는 짧아진다(왼쪽). 바벨을 들어 올리지 못할 때도 근육은 수축하지만, 근육의 길이는 변하지 않는다(오른쪽). 이처럼 근육 수축에는 길이의 변화를 동반하는 것과 동반되지 않는 경우가 있다.

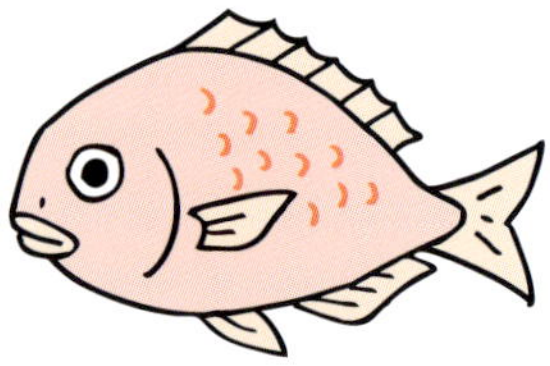

도미: 백색근육이 많음

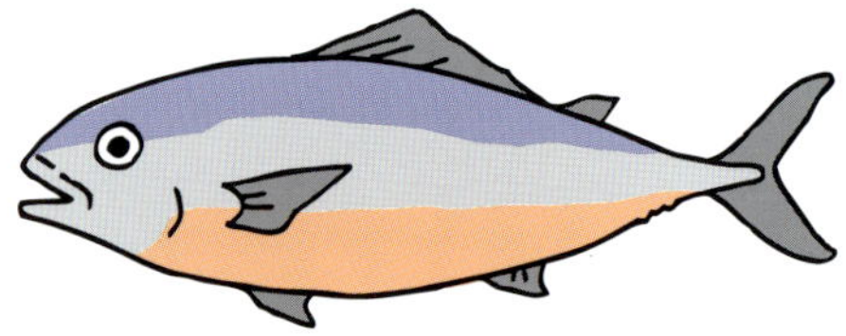

참치: 적색근육이 많음

백색근육과 적색근육

도미는 지속력보다 순발력이 더 중요하기 때문에 백색근육이 많다. 참치와 가다랑어는 순발력보다 지속력이 더 중요하기 때문에 적색근육이 많다.

뼈대근육(골격근)은 근육섬유가 다발로 묶여 있는 구조이다

▶ **근육에는 뼈대근육, 민무늬근육(평활근), 심근의 세 가지가 있다**(→p.198).

▶ **뼈대근육에는 현미경으로 관찰할 수 있는 가로무늬(옆무늬)가 있다.**

그래서 뼈대근육을 가로무늬근육이라고도 한다. 심근에도 가로무늬가 보이지만, 민무늬근육에는 가로무늬가 없다.

▶ **가로무늬가 서로 미끄러지면서 근육 수축이 발생한다.**

수축 시에는 가로무늬와 가로무늬 사이의 거리가 짧아진다. 한편, 민무늬근육의 수축 기전은 아직 잘 알려지지 않았다. 또한, 근육 수축에는 칼슘 이온이 중요한 역할을 한다.

근육에 힘이 들어가도 근육의 길이가 짧아지는 것은 아니다.

▶ **근육에 힘이 들어가는 것을 수축이라고 한다.**

근육에서 '수축'이란 단어의 정의는 '근육에 힘이 들어가는 것'이며, 길이의 변화는 필수적이지 않다. 즉, '수축'했다고 해서 반드시 '줄어든다'는 의미는 아니다. 이처럼 근육의 길이가 변하지 않는 수축(등척수축)도 있다.

근육 수축의 에너지는 ATP에서 나온다.

ATP(삼인산아데노신)를 분해함으로써 수축에 필요한 에너지를 얻는다.

▶ **근육에서는 크레아틴(creatine)이라는 형태로 에너지가 저장된다.**

크레아틴은 쉽게 ATP로 변환될 수 있다. 현금을 통장에 저장하는 것처럼, ATP는 에너지를 크레아틴(정확하게는 크레아틴산) 형태로 저장할 수 있다.

▶ **크레아틴은 크레아티닌(creatinine)으로 변환되어 배출된다.**

크레아틴은 그 특수한 성질로 인해 신장기능검사에 이용된다(→p.172).

▶ **근육 수축과 함께 열이 발생한다.**

뼈대근육은 최대의 열생성 기관이다(→p.131).

뼈대근육섬유에는 흰색과 붉은색이 있다.

근섬유에는 흰색으로 보이는 것과 붉은색으로 보이는 것이 있다.

▶ **백색근육섬유는 강한 힘을 내지만 피로하기 쉽다.**

백색근육섬유에는 해당계효소(→p.103)가 많아 효소를 사용하지 않고 ATP를 생성한다.

▶ **적색근육섬유는 순발력은 약하지만, 쉽게 피로해지지 않는다.**

적색근육섬유에는 산화적 효소(구연산회로와 관련된 효소)가 많아 효소를 사용해 ATP를 만든다(→p.103).

▶ **사람의 근육 대부분은 백색근육섬유와 적색근육섬유가 혼합된 것이다.**

신체를 지탱하거나 자세를 유지하는 근육은 쉬지 않고 계속 일해야 하므로, 적색근육섬유의 비율이 높다.

근육 수축을 계속하면 젖산이 축적된다.

▶ **산소가 충분히 공급되면 젖산은 감소한다.**

산소공급이 충분하지 않으면 젖산의 양은 더욱 증가한다.

▶ **사망 후에는 근육 경직이 일어난다.**

사망하면 산소나 영양의 공급도 노폐물의 제거도 불가능해지므로, 근육이 딱딱해져 늘어나거나 줄어들지 않는다. 이를 사후경직이라고 한다.

▶ **경직의 정도로 사망 시간을 추정할 수 있다.**

법의학에서 중요한 점이다.

2 뼈대근육

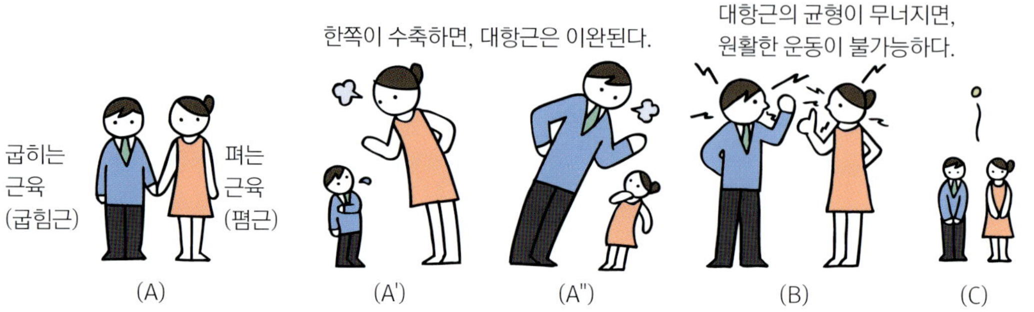

대항근

대항근은 잘 어울리는 커플과 같아서(A), 한쪽이 강하게 의견을 말할 때는 다른 쪽이 그만큼 조용히 한다(A′, A″). 두 사람 다 강하게 의견을 말하면 싸움이 되고(B), 두 사람 다 조용하면 일이 진행되지 않는다(C).

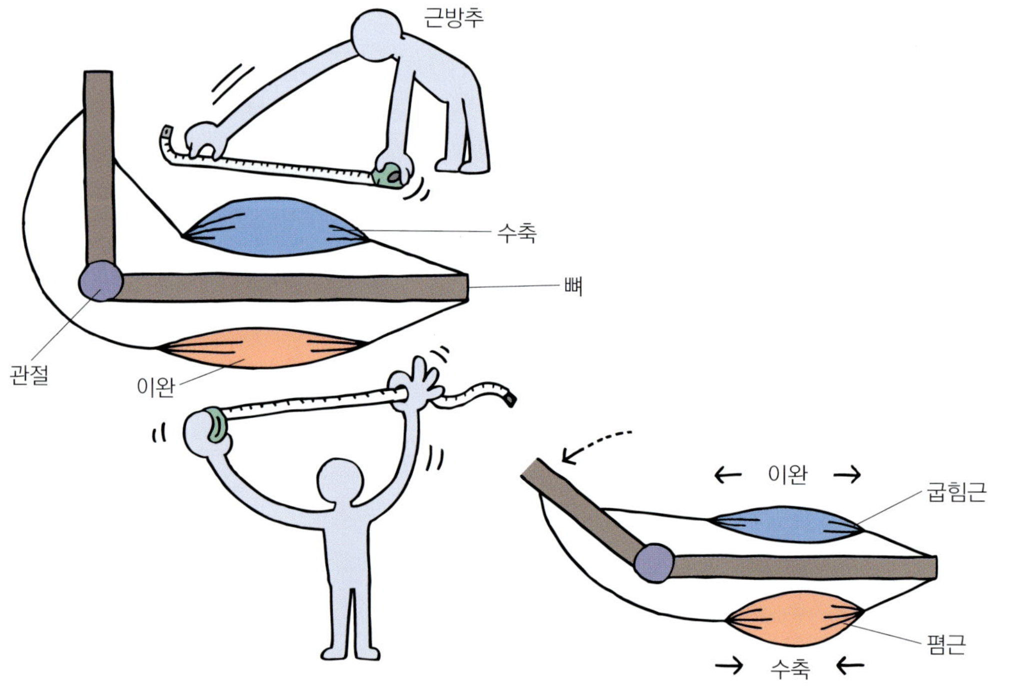

근육방추의 역할

근육이 어느 정도 수축하고 있는지, 어느 정도 당겨지고 있는지를 조사한다.

뼈대근육은 뼈를 움직인다.

▶ **뼈대근육은 힘줄로 뼈에 붙어 있으며, 뼈와 뼈를 연결한다.**

얼굴의 표정근처럼 예외적으로 피부에 붙어 있는 것도 있다.

▶ **뼈대근육은 맘대로근육(의지에 따라 수축과 이완이 가능한 근육)이며 가로무늬근육이다.**

심근은 제대로근육(수축에 의지의 영향을 받지 않는 근육)으로 가로무늬근육이고, 민무늬근육은 제대로근육이며 가로무늬는 없다.

뼈대근육에는 대항근이 존재한다.

예를 들어, 무릎에는 관절을 구부리는 근육(굽힘근)과 펴는 근육(폄근)있으며, 이들은 서로 대항근이다.

▶ **한쪽 근육이 수축하면 대항근은 그만큼 이완된다.**

양쪽 근육은 적절히 긴장하여 관절의 움직임을 조절하는데, 이 균형이 중요하다.

▶ **대항근과의 균형은 무의식적으로 정확히 유지된다.**

이는 중추신경의 중요한 역할이다.

▶ **수축력은 팔에서는 굽힘근이 강하고, 다리에서는 폄근이 강하며, 복근과 등근에서는 등근이 더 강하다.**

모든 근육이 수축하면 팔은 굴곡되고, 다리는 신전되며, 몸통은 등 쪽으로 젖혀진다. 뇌성마비나 뇌졸중 등의 경우 대항근의 균형이 깨져 이러한 자세가 될 수 있다.

뼈대근육의 수축 정도는 근육방추에서 감지한다.

근육방추는 근육 속에 있으며, 근육의 수축 상태를 파악하는 감각수용기이다(→p.203). 힘줄에도 유사한 감각 수용기가 존재한다.

▶ **근육에는 감각신경도 통하고 있다.**

근육방추에서 나온 정보를 중추신경으로 전달하기 위한 신경이다.

▶ **뼈대근육을 순간적으로 늘리면 수축이 일어난다.**

예를 들어 무릎관절 아래를 가볍게 두드리면 무릎이 펴진다. 이는 두드림으로 인해 넓적다리네갈래근이 수동적으로 늘어나고, 근육방추에서 근육이 늘어났다는 정보가 척수로 전달되어, 그 결과 근육을 수축하라는 명령이 내려지기 때문이다. 이것을 무릎힘줄반사라고 한다.

▶ **힘줄반사는 어느 근육에서도 일어난다.**

요컨대 갑자기 근육을 늘리기만 하면 되기 때문에, 힘줄에 국한되지 않고 근육 자체를 두드려도 동일한 반응이 일어난다. 그러나 습관적으로 힘줄반사로 부르는 경우가 많다.

▶ **중추신경의 이상이 있으면 힘줄반사가 항진되는 경우가 많다.**

힘줄반사는 간단하게 할 수 있는 신경근 검사 방법이다.

근육은 사용하지 않으면 위축된다.

쇠약해지고 가늘어지는 것을 위축이라고 한다. 위축과 수축을 혼동하지 말 것. 한편, 근육은 적당히 사용하면 발달한다.

▶ **기아 시에는 근육의 위축이 일어난다.**

전신의 에너지원으로 근육 내 단백질을 사용하기 때문이다.

▶ **운동신경의 장애가 있어도 근육의 위축이 일어난다.**

운동신경에서 명령이 오지 않아 근육을 사용할 수 없는 상태가 지속되기 때문이다.

▶ **근육 자체의 질병이 있어도 근육의 위축이 일어난다.**

진행근디스트로피라는 질환이 대표적이다.

Coffee Break

근육의 수축에는 전기적 흥분이 동반된다.

신경이 전기적으로 흥분하는 것(→p.175)과 마찬가지로, 뼈대근육의 수축에도 전기적 흥분이 동반된다. 이 전기를 기록한 것이 근전도이다. 근전도는 EMG라고 약칭하며, 심장에서 심전도(→p.58)에 해당한다. 근전도의 기록은 전극을 피부 표면에 붙이는 방법과 바늘 형태의 전극을 근육 내에 찌르는 방법이 있다.

표 근육의 종류

종류	가로무늬	자발성	지배 신경	주요 장소	수축 속도
뼈대근육	있음 (가로무늬근육)	맘대로근육	운동신경	뼈와 뼈 사이	빠름
심근		제대로근육	자율신경	심장	중간
민무늬근육	없음			내장, 혈관	느림

문제

근육 수축에 대해 올바른 것은 무엇인가?

a. 근육 수축의 에너지는 ATP의 생성에 의한다.
b. 근원섬유의 필라멘트는 Ca^{2+}의 존재로 기능한다.
c. 액틴이 미오신 사이로 미끄러져 들어가 수축한다.
d. 등척수축에서는 시작부와 정지부가 가까워진다.

1. a, b
2. a, d
3. b, c
4. c, d

해설 a. ATP의 분해로 에너지를 얻는다. b. 맞다. c. 맞다. d. 등척수축은 길이가 변하지 않는 수축이다.
정답 [3]

PART

13

감각

1. 자극과 감각
2. 피부감각과 심부감각
3. 통각과 내장감각
4. 시각과 안구
5. 시력과 망막
6. 청각
7. 평형감각, 미각, 후각

Coffee Break

1 자극과 감각

(A)	(대변) 극소			아무 냄새도 나지 않는다.
(B)	소			아무 냄새도 나지 않는다.
(C)	중		!	냄새!
(D)	중		?	어라? 냄새가 줄어들었네?
(E)	중			아무 냄새도 나지 않게 되었어.
(F)	대			냄새!

여기가 역치 (B와 C 사이)

순응 후의 새로운 역치 (E와 F 사이)

역치와 순응

(A) (B)는 역치 이하이므로 아무 냄새도 나지 않는다. (C)에서 처음으로 냄새가 나기 시작했기 때문에, 이 대변 냄새의 크기가 역치이다. (D)에서는 순응이 일어나고, (E)에서는 결국 역치가 상승하여 냄새가 나지 않게 되었다. (F)의 더 심한 대변 냄새는 새로운 역치보다 크기 때문에 냄새가 난다.

감각은 신체 내외의 상태를 알기 위한 것이다.

생체는 항상 신체 내외의 상태를 조사하고, 이에 적절히 대응하고 있다.

▶ 감각은 감각수용기에서 느낀다.

감각수용기는 신경세포(neuron →p.174) 또는 뉴런과 유사한 세포로, 이 세포는 신체 내외의 상태를 정보로 수집하기 위해 특별히 변화한 것이다.

▶ 감각은 중추신경(뇌, 척수)으로 전달된다.

감각은 감각수용기의 흥분에 의해 발생하며, 그 흥분이 중추신경으로 전달됨으로써 성립된다

▶ 감각에는 자각할 수 있는 것과 자각할 수 없는 것이 있다.

빛, **소리**, **온도** 등은 자각할 수 있지만, **혈당치**나 **삼투압** 등은 거의 자각할 수 없다.

▶ 자각할 수 있는 감각은 자극이 대뇌피질까지 도달한다.

자각하지 못하는 감각은 대뇌피질 이하의 수준에서 감각으로 성립된다.

눈은 빛만을 느끼고, 소리는 귀에서만 느낀다.

▶ 특정 감각수용기는 그 목적의 감각만을 느낀다.

눈을 강하게 두드리면 별이 보인다. 이는 눈의 빛수용기가 빛 이외의 자극도 충분히 강하면 빛으로 느끼기 때문이다.

▶ 눈과 귀는 감각수용기가 더욱 발달하여 특수한 기관을 형성한 것이다.

이렇게 감각 전용 기관에서 얻는 정보를 특수 감각이라고 한다.

감각수용기를 흥분시키는 것을 자극이라고 한다.

▶ 감각의 강도는 자극의 강도와 1:1로 비례하지 않는다.

예를 들어 방의 전구를 하나에서 두 개로 늘리면 광량은 두 배가 되지만, 두 배 더 밝게 느껴지지는 않는다. 겨우 몇십 퍼센트 더 밝게 느껴질 뿐이다. 청각도 마찬가지로, 10배 강한 소리를 두 배 큰 소리로 느낀다. 4배 큰 소리로 느끼려면 100배 강한 소리가 필요하다. 이처럼 감각의 강도는 자극의 강도에 직접 비례하지 않고, 지수나 로그에 비례한다.

▶ 자극이 지속되면 점차 감도가 떨어지는 현상이 있다.

이러한 현상을 순응이나 익숙함이라고 한다. 예를 들어 자신의 대변을 보는 중인 화장실은 자신에게는 그다지 냄새가 나지 않지만, 다른 사람이 사용한 직후의 화장실은 매우 냄새가 심하다. 이는 자신의 대변 냄새에 순응이 발생했기 때문이다. 통각의 순응 정도는 약하다.

느낄 수 있는 최소한의 자극 강도를 역치라고 한다.

▶ 역치보다 강한 자극은 느낄 수 있고, 역치보다 약한 자극은 느낄 수 없다.

느낄 수 있는 강도와 느낄 수 없는 강도의 경계가 역치이다.

▶ 역치가 낮을수록 민감하다.

역치가 낮다는 것은 약한 자극도 느낀다는 것이다. 역치가 높다는 것은 둔감하다는 의미이다.

감각장애에는 감각수용기 이상과 신경의 이상이 있다.

▶ 감각수용기와 신경이 모두 정상일 때만 정상적인 감각이 얻어진다.

신경의 이상에는 말초신경의 이상과 중추신경의 이상이 있다.

2 피부감각과 심부감각

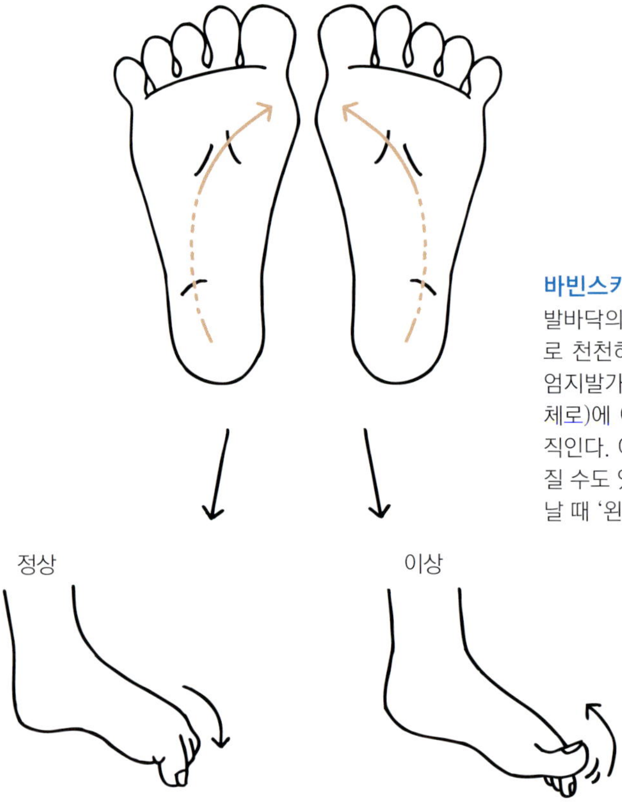

바빈스키반사

발바닥의 바깥쪽 가장자리를 발뒤꿈치에서 엄지발가락 쪽으로 천천히 문지르면 엄지발가락이 움직인다. 건강한 사람은 엄지발가락이 발바닥 쪽으로 움직이지만, 중추신경(특히 추체로)에 이상이 있으면 엄지발가락이 반대로 발등 쪽으로 움직인다. 이때 다른 발가락들은 마치 부채를 펼친 것처럼 벌어질 수도 있다. 이를 바빈스키반사라고 한다. 왼쪽 발에만 나타날 때 '왼쪽 바빈스키반사 양성'이라고 표현한다.

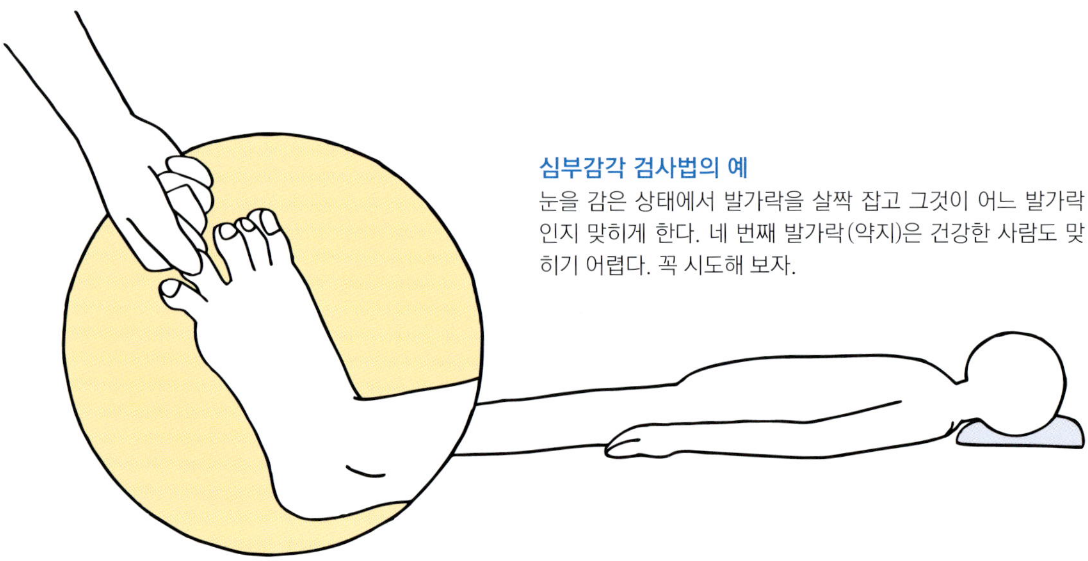

심부감각 검사법의 예

눈을 감은 상태에서 발가락을 살짝 잡고 그것이 어느 발가락인지 맞히게 한다. 네 번째 발가락(약지)은 건강한 사람도 맞히기 어렵다. 꼭 시도해 보자.

피부에서는 촉압각, 통각, 온각, 냉각을 느낀다.

각각의 감각은 만지는 느낌, 통증, 따뜻함, 차가움이다. 촉각과 압각을 나누어 생각하기도 하지만, 둘은 같은 것으로 생각해도 좋다. 음부에 대한 접촉 자극으로 인한 쾌감을 동반하는 독특한 감각도 촉각의 일종이다.

▸ 이들은 촉압점, 통점, 온점, 냉점에서 느껴진다.

이 감각들은 피부 어디에서나 균일하게 느껴지는 것이 아니라, 각각의 감각점에서만 느껴진다.

▸ 감각점의 부위에는 그 감각을 전달하는 감각신경이 있다.

촉압각, 통각, 온각, 냉각은 각각 다른 감각신경이 그 감각을 전달한다.

▸ 피부의 감각점은 통점이 가장 많고, 온점이 가장 적다.

통점 > 촉압점 > 냉점 > 온점의 순서이다.

▸ 감각점 검사에는 나일론 실이나 말의 털을 사용한다.

짧게 자른 낚시용 나일론 실을 피부에 수직으로 대고, 그것이 굽힐 때까지 눌러준다. 이에 따라 끝이 닿았음을 알 수 있다면, 그 자리가 촉압점이다. 가늘고 강한 소재라면 무엇이든지 좋으며, 과거에는 말의 털이 사용되었다.

▸ 임상에서의 촉압각 검사에는 부드러운 붓을 사용한다.

통각에는 바늘을, 온각에는 따뜻한 시험관을, 냉각에는 차가운 시험관 등을 사용한다.

▸ 진동감각은 음차로 검사한다.

음차를 접촉하면 진동을 느낄 수 있다. 이를 진동감각이라고 하며, 촉각의 일종이다. 진동감각은 뼈에서 감수성이 높다. 당뇨병 등의 신경장애에서는 진동감각이 손상되기 쉽다.

피부감각은 부위에 따라 차이가 있다.

▸ 두 점을 두 점으로 인식할 수 있는 최소 거리를 2점 역치라고 한다.

피부의 두 점을 동시에 접촉하여 그것이 한 점이 아닌 두 점임을 식별할 수 있는 최소 거리를 의미한다.

▸ 2점 역치는 손끝이나 입술 등은 낮고, 넓적다리나 등에서는 높다.

피부감각은 손끝이나 입술 등에서 예민하고, 넓적다리나 등에서는 둔감하다. 손끝이나 입술 등에서는 감각점의 밀도가 높고, 표피가 얇기 때문이다. 2점 역치는 같은 부위에서도 방향에 따라 차이가 있다. 실제로 만져서 시험해 보자.

뼈대근육의 수축 정도나 관절의 굽힘 정도 등의 정보를 심부감각이라고 한다.

피부보다 깊은 부위와 내장 이외의 장소, 구체적으로는 근육이나 관절 등에서 보내지는 위치나 움직임의 정보를 심부감각이라고 한다.

▸ 눈을 감아도 손발의 위치와 움직임의 정도를 알 수 있다.

이는 근육 내에 있는 근육방추(→p.196)를 비롯하여 힘줄과 관절에서도 정보가 보내지기 때문에 신체 각 부위의 위치와 방향, 나아가 움직임의 정도를 눈을 감고도 알 수 있다.

피부의 특수한 부위를 자극하면 특징적인 반응이 발생한다.

▸ 바빈스키반사는 병적 반사의 대표적인 예이다.

건강한 사람에게는 바빈스키반사가 나타나지 않는다. 자세한 내용은 왼쪽 그림 참조.

3 통각과 내장감각

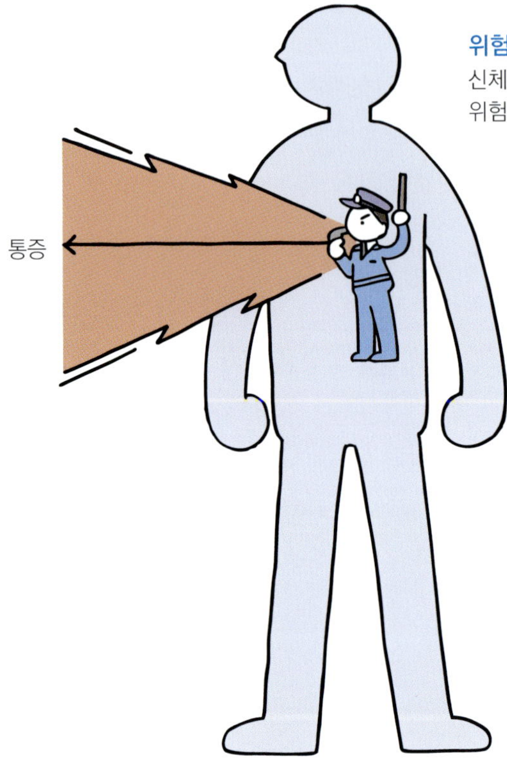

위험 신호

신체에서 발생한 위험 신호가 통증이다.

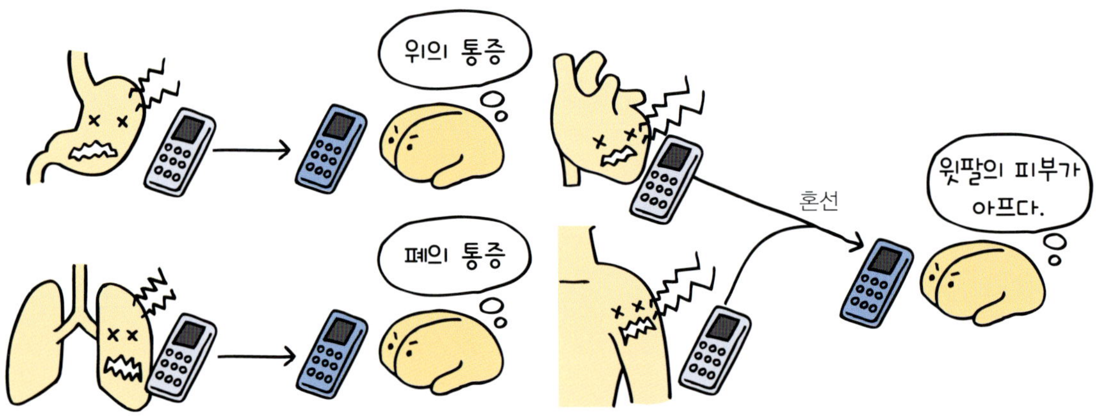

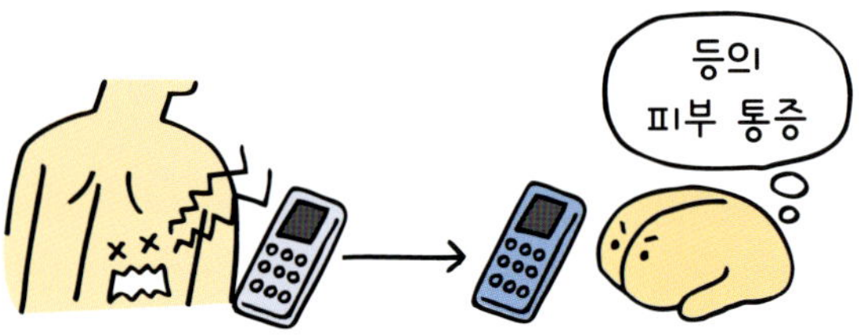

연관통

전화선이 혼선되어 있으면, 심장에서 걸려 온 전화를 받은 뇌는 그것이 심장에서 온 것인지, 위팔의 피부에서 온 것인지 구분할 수 없다. 그래서 심장에서 통증이 발생하면 위팔의 피부 통증으로 착각하게 된다.

통각은 위험을 알리는 신호이다.

통증은 위험을 최소화하기 위한 유익한 정보이다.

▸ 통각은 피부뿐만 아니라 내장에서도 느낀다.

신체의 어느 부위에 이상이 생기면, 이를 알리는 위험 신호로서 통증이 발생한다.

▸ 강한 자극은 통증으로 느껴진다.

예를 들어 열이나 소리도 강렬하면, 어떤 자극도 모두 통증으로 느껴진다.

통각은 피부, 복막, 골막 등에서 잘 느낀다.

통각의 역치는 부위에 따라 큰 차이가 있으므로, 국소마취할 때는 통각 역치가 낮은 부위를 중심으로 진행할 필요가 있다.

▸ 통증은 정신 상태에 따라 변한다.

같은 통각자극도 그 당시의 정신 상태에 따라 통증의 느낌이 달라진다.

▸ 진통제는 뇌의 통각신경을 억제하는 것으로 보인다.

진통제 중에서는 마약이 가장 강력한 작용을 한다. 아이가 다쳤을 때 어머니가 부드럽게 쓰다듬으면 통증이 완화되는 것은, 뇌에서 마약과 같은 진통 작용을 하는 물질이 생성되기 때문이다. 국소마취제는 말초감각신경의 전도를 억제하여 통증을 느끼지 않게 한다.

내장의 통증을 피부의 통증으로 느낄 수 있다.

이를 연관통이라고 한다.

▸ 연관통은 진단에 이용될 수 있다.

예를 들어 심근경색증 시에는 왼쪽 흉부에서 왼쪽 위팔의 내측부 피부에 통증을 느낀다. 따라서 이 부위와 심장의 위치에서 통증을 느끼면 심근경색증일 수 있다고 생각할 수 있다.

유익한 정보가 아닌 통증도 있다.

본래 통각은 유익한 정보이지만, 수술이나 암 말기의 통증 등은 반드시 유익한 것은 아니다. 이러한 통증은 가능한 한 억제하는 것이 좋다.

▸ 통증이 심하면 혈압이 상승한다.

심한 통증은 혈압상승이나 땀남 등의 자율신경 반사를 동반하는 경우가 많다. 또한, 반대로 혈압이 급격히 떨어지는 경우도 있다(→p.214).

내장은 통각 외에도 다양한 감각을 느낀다.

이러한 감각을 내장감각이라고 한다.

▸ 내장감각에는 공복감, 포만감, 갈증, 메스꺼움, 요의, 변의 등이 있다.

이러한 감각은 의식에 올라오는 것이며, 신체의 원시적인 욕구의 표현으로 볼 수 있다.

▸ 내장감각에는 체온, 혈압, 혈액의 삼투압, pH, 혈당치 등도 있다.

이러한 감각은 의식에 올라오지 않으며, 이러한 신체의 변화도 감각으로 느껴진다.

▸ 내장감각은 특수한 감각수용기로 느껴진다.

예를 들어 요의는 방광벽의 신전(extension) 수용기, 혈압은 동맥벽의 압력 수용기, pH 등은 화학 수용기가 각각 느낀다. 또한, 혈당치의 저하는 공복감으로도 반영된다.

4 시각과 안구

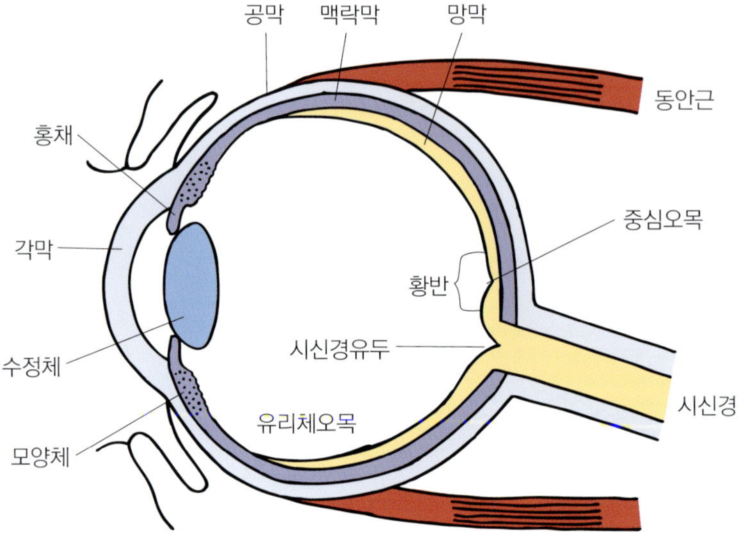

안구의 구조

외벽은 공막, 맥락막, 망막의 삼중 구조로 되어 있다. 공막과 각막, 맥락막과 홍채, 망막과 시신경은 같은 것이다. 망막이 빛의 수용기이다.

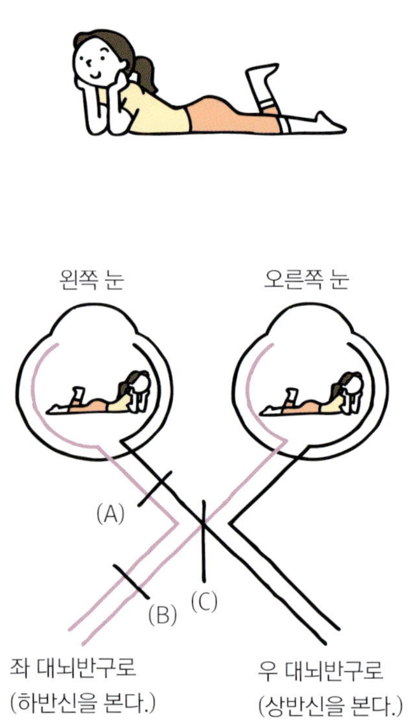

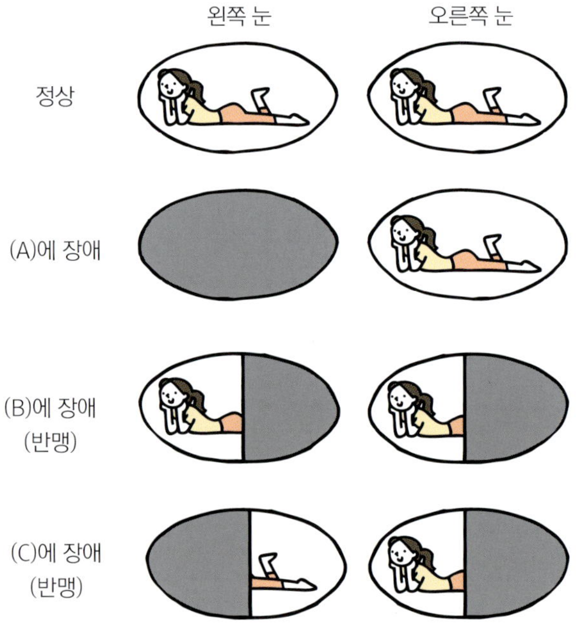

시각전도로

시신경은 절반만 교차한다. (A)의 장애에서는 오른쪽 눈으로만 전신을 볼 수 있으며, (B)의 장애에서는 양쪽 눈 모두로 상반신만 볼 수 있다. (C)의 장애에서는 왼쪽 눈으로 하반신만 보이고, 오른쪽 눈으로 상반신만 보인다. (B)와 (C)를 반맹이라고 한다.

눈은 뇌의 일부이다.

안구에 빛이 들어가 망막에서 빛을 감지하고, 그 자극은 시신경을 통해 대뇌피질로 전달된다. 망막과 시신경은 중추신경에 포함된다.

눈물은 살균, 세정, 영양 작용 등이 있다.

눈물은 눈물샘에서 분비되어 코눈물관을 통해 코안으로 흐른다. 따라서 울면 콧물이 나온다.

▸ **눈깜박임은 의식적으로도 할 수 있지만, 각막 자극 등에 의해 반사적으로도 일어난다.**

눈깜박임은 이물질의 침입을 막고 동시에 눈물로 각막을 보호하는 역할도 한다.

▸ **눈을 감을 때는 안구가 위로 올라간다.**

이는 안구를 보호하기 위함이다.

좌우의 안구는 항상 연동하여 하나의 목표를 보려고 한다.

안구의 바깥쪽에는 안구를 움직이기 위한 6개의 근육이 붙어 있으며, 좌우 합계 12개의 근육에 의한 매우 고도의 공동 작용으로 하나의 목표를 본다.

▸ **이러한 근육은 뼈대근육으로, 눈바깥근육 또는 동안근이라고 한다.**

▸ **가까운 것을 볼 때는 눈모음(convergence)이 일어난다.**

먼 것을 볼 때는 좌우 안구의 방향이 거의 평행하지만, 가까운 것을 볼 때는 양쪽 눈이 모두 안쪽으로 모인다. 이를 눈모음이라고 한다.

▸ **양안시로 인해 입체감을 얻는다.**

사람의 눈은 정면을 향하고 있으며, 하나의 목표를 양쪽 눈으로 본다. 양쪽 눈의 정보는 뇌에서 하나로 통합되어 입체감을 얻는다. 두 눈으로 보는 시야는 그만큼 좁아진다.

어느 한 점을 주시하고 있을 때 보이는 범위를 시야라고 한다.

▸ **시신경유두부에 일치하여 시야의 결손이 있다.**

시신경의 안구에서의 출구가 시신경유두부이다. 시신경유두부에는 원뿔세포와 막대세포(→p.209)가 없기 때문에, 여기서는 사물을 볼 수 없다. 이를 마리오트 맹점이라고 한다.

▸ **좌우의 시신경은 절반만 교차하여 반대쪽 뇌로 들어간다.**

나머지 절반은 교차하지 않고 같은 쪽 뇌로 들어간다.

▸ **오른쪽 반의 상은 좌우 안구 모두 왼쪽 대뇌로 전달된다.**

오른쪽의 상은 망막의 왼쪽에 맺힌다. 교차 후의 시각 전도로에 장애가 있으면 절반만의 시야 결손이 발생한다. 이를 반맹이라고 한다(왼쪽 그림 참조).

동공이 커지는 것을 동공확대라고 하고, 수축하는 것을 동공수축이라고 한다.

빛이 들어오면 동공수축이 일어난다.

▸ **홍채에는 동공을 열어주는 민무늬근육과 축소하는 민무늬근육의 두 종류의 제대로근육이 존재한다.**

전자는 교감신경에 의해, 후자는 부교감신경에 의해 조절된다(→p.181). 이 두 종류의 민무늬근육은 안구 내부에 있기 때문에 내안근이라고 한다.

▸ **동공의 크기는 교감신경과 부교감신경의 균형으로 결정되며, 항상 좌우가 같다**

한쪽 안구에 빛이 들어가면 좌우 모두 신속하게 동일하게 동공수축이 발생한다. 이를 빛반사라고 한다. 동공의 크기에 좌우 차이가 있거나 대광반사가 소실되면, 생명에 지장을 초래할 정도의 중대한 뇌의 이상이 의심된다.

5 시력과 망막

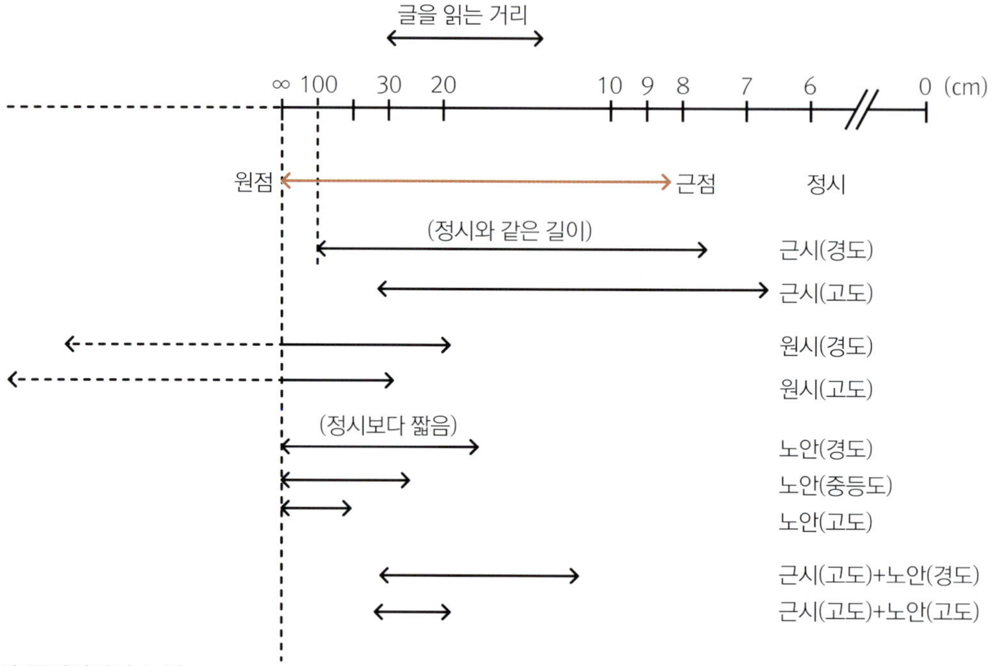

정시와 굴절이상과 노안

정시(emmetropia)에서는 무한대 거리에서 8 cm 정도까지 초점을 맞출 수 있다. 이 가장 먼 거리를 원점, 가장 가까운 거리를 근점이라고 한다. 근시에서는 근점과 원점이 그대로 가까운 쪽으로 이동한 것이다. 화살표의 길이는 변하지 않은 것에 주의하라. 원시에서는 반대로 이 화살표가 왼쪽으로 이동한다. 또한, 노안에서는 화살표의 길이가 짧아지며, 근점이 원점 쪽으로 가까워진다. 글을 읽는 거리는 15-30 cm 정도이므로 근시안은 노안이 되어도 안경 없이 맨눈으로 책을 읽을 수 있다. 화살표를 오른쪽으로 이동시키려면 볼록 렌즈를 사용하고, 왼쪽으로 이동시키려면 오목 렌즈를 사용한다.

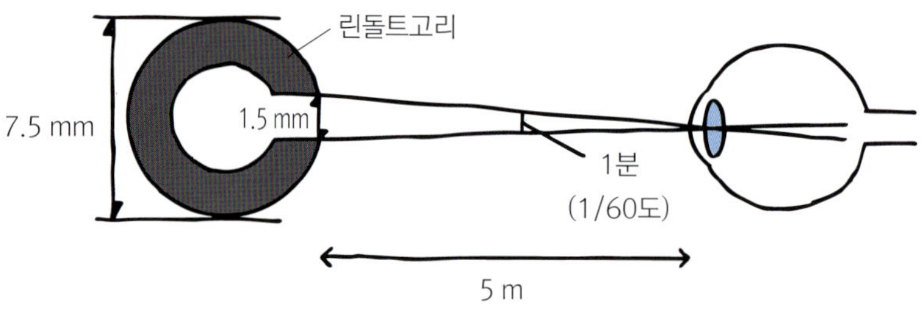

시력 1.0

란돌트 고리(Landolt ring)의 틈이 1.5 mm로, 이를 5 m 거리에서 인식할 수 있으면 시각은 1분(1도의 1/60)이 되고, 이때의 시력은 1.0이다.

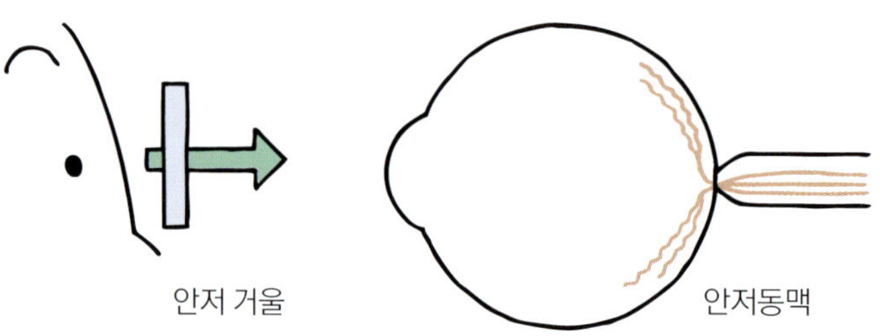

안저검사

안저는 안구의 내측을 의미한다. 안구 내부는 투명하므로, 안구를 들여다보면 안구 깊숙한 곳의 망막과 혈관이 보인다.

상을 망막 위에 선명하게 맺히게 하기 위해 수정체의 두께가 변화한다.

▸ **수정체의 두께를 변화시키는 것이 모양체이다.**

노화 등으로 수정체의 두께가 잘 변하지 않게 상태를 노안이라고 한다. 노안에서는 멀리 있는 곳에 초점이 맞춰지기 때문에 가까운 것을 볼 때는 볼록렌즈를 사용한다.

▸ **근시의 교정에는 오목렌즈를 사용한다.**

안구가 크고 수정체에서 망막까지의 거리가 길기 때문에 먼 곳을 보기 힘든 상태가 근시이다. 반대로 안구가 작고 수정체에서 망막까지의 거리가 짧기 때문에 가까운 곳을 보기 힘든 상태가 원시이다. 원시 교정에는 볼록렌즈를 사용한다.

▸ **렌즈의 강도(굴절력)에는 디옵터(D)라는 단위를 사용한다.**

디옵터(렌즈의 굴절률을 나타내는 단위)는 +가 볼록렌즈이고, −가 오목렌즈이다.

▸ **각막 등의 굴절률이 세로 방향과 가로 방향 사이에 차이가 있는 것이 난시이다.**

난시가 있는 사람이 십자가를 볼 때, 세로 막대에 초점을 맞추면 가로 막대가 흐릿하게 보이고, 가로 막대에 초점을 맞추면 세로 막대가 흐릿하게 보인다. 난시 교정에는 원통형 렌즈를 사용한다.

시력은 눈의 2점 식별 능력을 나타낸 것이다.

▸ **시력은 란돌트 고리 등으로 측정한다.**

인식 가능한 최소 고리의 틈에 대한 시각의 역수를 시력으로 나타낸다. 시각이 1분(1도의 1/60)일 때의 시력이 1.0, 2분이면 0.5, 10분이면 0.1이다.

안저를 안저경으로 들여다보면 망막과 혈관이 보인다.

▸ **동맥경화가 있으면 안저의 동맥이 '딱딱하게' 보인다.**

특히 고혈압이나 당뇨병으로 인한 동맥 변화가 잘 나타난다.

▸ **뇌 내의 혈관 변화와 유사한 현상이 안저에서도 발생한다.**

망막은 뇌의 일부이기 때문이다. 뇌의 혈관은 직접 볼 수 없지만, 망막의 혈관은 볼 수 있다. 또한, 뇌와 시신경은 연결되어 있어 뇌에 이상이 있으면 시신경유두에 이상이 생길 수 있다.

망막의 원뿔세포와 막대세포가 직접적인 빛수용기이다.

▸ **원뿔세포는 어두운 곳에서는 작동하지 않지만 색을 인식하고, 막대세포는 어두운 곳에서도 작동하지만 색을 인식하지 못한다.**

일반적으로 주행성 동물은 망막에 원뿔세포가 많아 밤에 잘 보지 못하고, 야행성 동물은 막대세포가 많아 밤에도 잘 보지만 색은 구별하기 어렵다. 비타민A는 막대세포의 성분이며, 비타민A 부족 시 야맹증이 된다.

▸ **황반부에는 원뿔세포가 빽빽하게 들어 있다.**

망막의 중심부를 황반부라고 하며, 시야의 중심에 해당한다. 이곳이 가장 시력이 높고, 황반부에 장애가 생기면 시력이 극단적으로 저하된다. 우리는 황반부만으로 사물을 본다고 해도 과언이 아니다.

▸ **원뿔세포에는 적색, 녹색, 청색의 빛에 각각 반응하는 3종류의 색 물질이 포함되어 있다.**

색물질은 단백질이다. 대다수의 사람과는 조금 다른 색 물질을 가진 사람을 색각이상이라고 한다. 그들 대부분은 적색과 녹색을 구별하기 어려울 뿐, 무채색 세계를 보는 것은 아니다. 적색과 녹색 색물질의 유전자는 X염색체에 있으므로 색각이상은 남성에게 많다(→p.222).

▸ **암순응에 의해 어두운 곳에서도 볼 수 있게 된다.**

밝은 곳에서 갑자기 어두운 곳으로 이동하면 점차 눈이 보이기 시작한다. 이를 암순응이라고 하며, 밝은 곳에서도 어두운 곳에서도 시각을 확보하는 데 도움이 된다.

6 청각

소리의 전달 방식

비행기의 소리는 수면에서 반사되어 바닷속으로는 전달되지 않는다. 비행기의 소리를 먼저 배(고막과 이소골에 해당)에서 받아들여 바닷속(내이에 해당)으로 흘려보내면 잠수함까지 전달된다.

전음계와 감음계

소리의 진동은 외이에서는 기체 속, 중이에서는 개체 속, 내이에서는 액체 속을 진행한다. 내이의 달팽이관은 달팽이처럼 말려 있으며, 그 안에는 액체(림프)가 들어있다. 외이와 중이를 전음계, 내이에서 대뇌까지를 감음계라고 한다. 평형감각에 관해서는 p.213 참조.

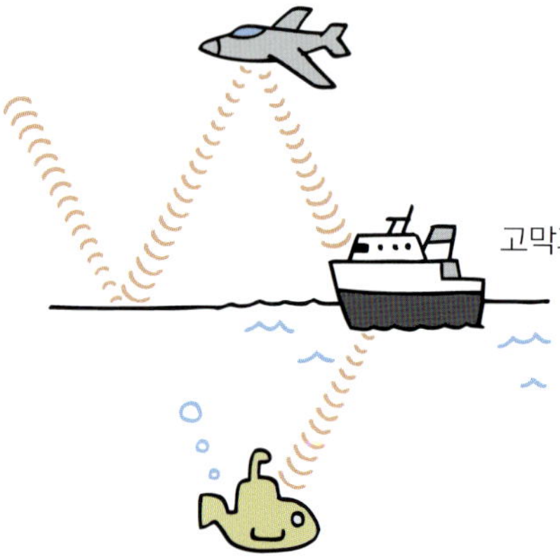

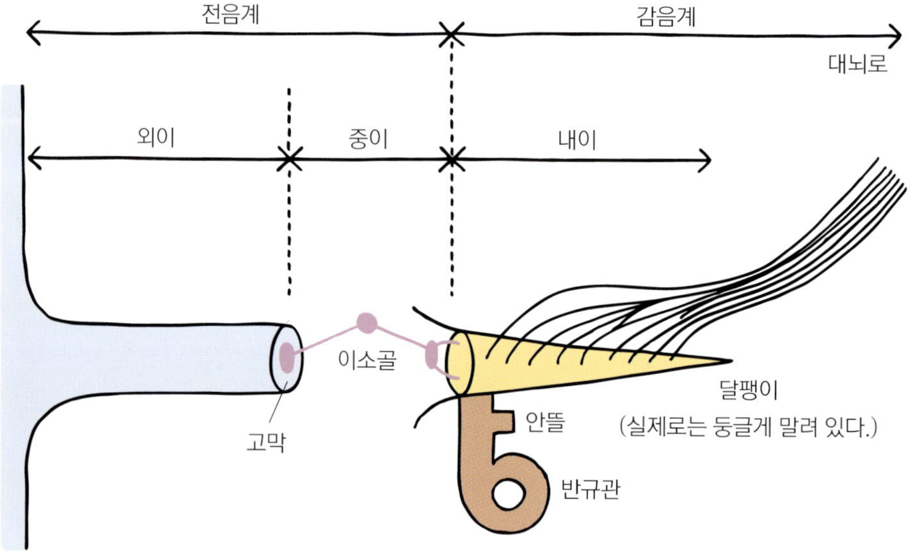

잠수함에는 비행기 폭음이 들리지 않는다.

공중의 소리는 수면에서 반사되어 수중에는 전달되지 않는다. 즉, 기체의 진동은 직접적으로 액체의 진동으로 변환될 수 없다. 달팽이 내의 청각 신경세포는 액체에 잠겨 있다. 귀에서는 공중의 소리를 고막으로 받아 고체의 진동으로 변환하여 이소골로 전달하고, 이소골의 진동은 달팽이 내의 액체에 전달된다. 이렇게 하여 공기의 진동을 액체의 진동으로 변환하는 것이다.

귀의 구조는 외이, 중이, 내이로 나뉜다.

외이와 중이의 경계는 고막이다.

▸ **고막은 피부의 일종이다.**

고막에는 혈관과 신경이 존재하며, 찢어져도 재생 가능하다.

▸ **중이와 코안은 귀인두관으로 연결되어 있다.**

기압 변화가 있을 때 고막이 중이와 외이 쪽으로 당겨지므로, 때때로 이관이 열려 중이의 내압을 외기와 같게 한다. 이관은 하품이나 삼킬 때 열린다.

▸ **외이와 중이는 내이에 소리를 효율적으로 전달하기 위한 통로이다.**

기체의 진동인 소리는 고막에서 고체의 진동으로 변하며, 내이에서는 액체의 진동으로 변한다.

▸ **소리를 감지하는 부위는 내이에 있는 달팽이라고 하는 부분이다.**

달팽이는 달팽이 모양의 기관이다.

▸ **소리의 높낮이는 Hz(헤르츠)로 나타낸다.**

Hz는 주파수의 단위이다. 인간이 들을 수 있는 범위는 대략 20-20,000 Hz의 범위이다. 회화는 주로 500-2,000 Hz의 범위에서 이루어진다.

▸ **소리의 강도는 dB(데시벨)로 나타낸다.**

건강한 사람이 들을 수 있는 최소 소리의 강도를 0 dB로 정하고, 이 소리보다 10배 강한 소리가 될 때마다 20 dB을 더한다(예: 1,000배 강한 소리는 60 dB). 이 두 소리의 크기 비교도 동일한 방식으로 나타낸다.

▸ **내이에서 포착한 소리는 신경이 대뇌피질로 전달된다.**

청각을 감지하는 것은 대뇌피질이다.

청각의 경로는 소리의 경로와 신경의 경로로 나뉜다.

▸ **소리의 물리적 경로를 전음계라고 한다.**

물리적으로 소리의 진동이 전달되는 경로로, 내이까지의 경로를 의미한다. 한편, 소리의 일부는 뼈를 통해 직접 내이에 도달하기도 한다.

▸ **청각의 신경 경로를 감음계라고 한다.**

내이에서 대뇌피질까지의 신경의 경로를 의미한다.

청력장애는 난청이라고 한다.

▸ **난청에는 전음계 난청과 감음계 난청이 있다.**

고막이 찢어지거나 중이염 등은 전음계 난청, 내이나 뇌의 이상은 감음계 난청이다.

▸ **소리의 높이에 따라 소리가 들리는 방법이 다르다.**

청력장애의 정도는 소리의 높이에 따라 다르다. 어떤 높이의 소리가 어느 정도 들리는지를 조사하는 검사를 청력검사(audiometry)라고 한다.

▸ **고령자에서는 고음이 잘 들리지 않는다.**

노인성 난청은 고음부에서 청력장애가 강하다.

▸ **직업성 난청의 청력장애는 4,000 Hz 부근에서 현저하다.**

시끄러운 공장 등에서 오랜 기간 일하면, 그 소음 높이의 소리(4,000 Hz 부근이 많다)가 잘 들리지 않게 된다. 이를 직업난청이라고 한다.

▸ **말을 알아듣지 못할 정도의 고도 난청을 심도난청(profound hearing loss)이라고 한다.**

청력검사에서 30 dB 이상의 청력 손실(30 dB 이상 강도의 소리만 들림)을 난청, 100 dB 이상을 심도난청이라고 한다. 30 dB 이상의 청력 손실이 있으면 사회생활에 지장을 초래한다.

7 평형감각, 미각, 후각

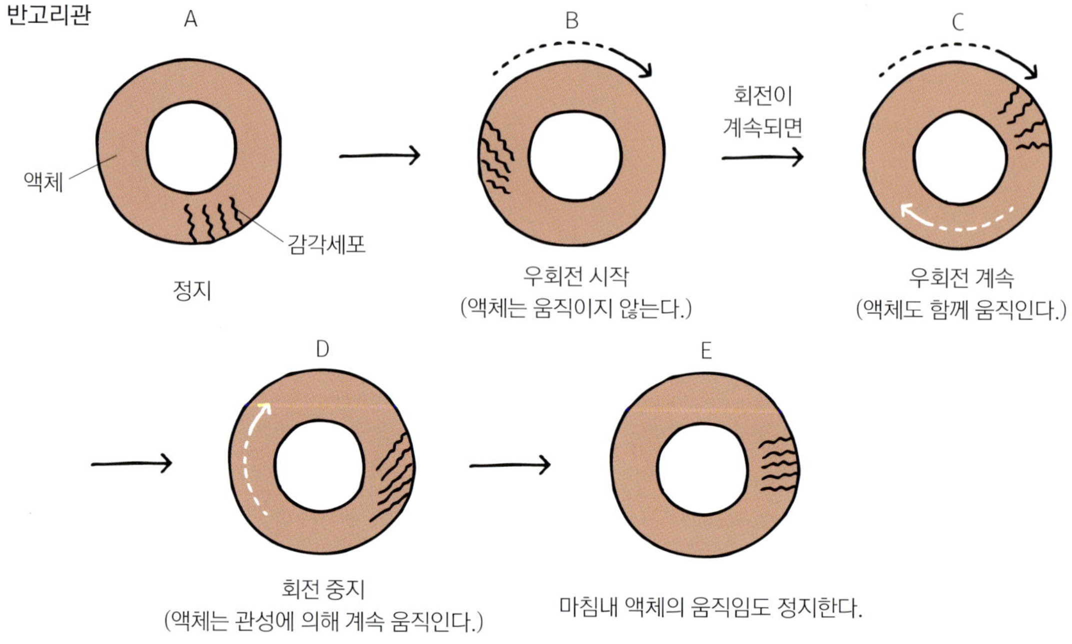

반고리관의 원리

반고리관 안에는 액체가 들어 있다. 액체가 움직이면 액체 속의 감각세포의 털이 흔들리면서 액체의 움직임을 감지한다. B에서는 우회전을 감지하고, D에서는 몸이 움직이지 않는 데도 반대로 좌회전하는 것처럼 느낀다.

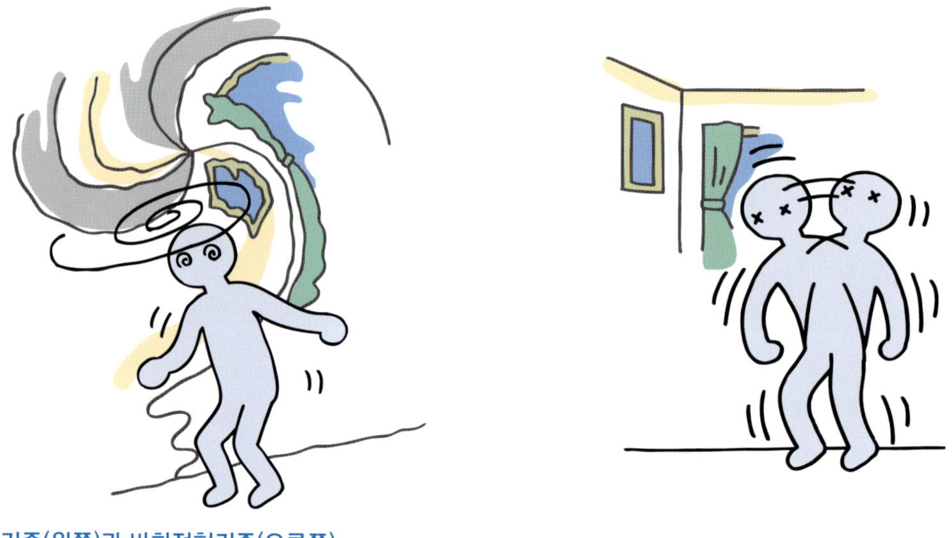

회전현기증(왼쪽)과 비회전현기증(오른쪽)

주위가 움직이는 것처럼 보이는 회전현기증(왼쪽)과 몸의 평형을 유지할 수 없는 비회전현기증(오른쪽)이 있다.

내이에서는 청각뿐만 아니라 평형감각도 느끼고 있다.

우리는 신체의 움직임과 방향을 항상 감지하면서 살아가고 있으며, 이를 평형감각이라고 한다.

▶ **평형감각은 내이가 중요한 역할을 담당한다.**

평형감각은 전신에서 오는 정보로 이루어지지만, 그중에서도 내이가 특히 중요한 역할을 한다. 내이에는 반고리관과 안뜰이라는 부분이 있어 여기서 평형감각을 느끼고 있다.

▶ **반고리관은 신체의 움직임을 감지한다.**

반고리관이란 반고리(각도기) 모양의 관을 의미하며, 3개가 있다. 이 세 개의 관은 서로 직각으로 되어 있어 모든 방향의 움직임을 삼차원적으로 감지할 수 있다.

▶ **안뜰에서는 신체의 방향을 감지한다.**

반고리관과 안뜰의 협력으로 신체의 위치, 방향 및 움직임을 인식할 수 있다.

'현기증'에는 크게 두 가지 상태가 있다.

▶ **현기증에는 주위가 움직이는 것처럼 보이는 상태와 자신의 신체 평형을 유지할 수 없는 상태가 있다.**

▶ **전자는 회전현기증이라 하며 주로 내이의 장애로 발생한다. 후자는 비회전현기증으로 주로 중추신경계의 장애로 발생한다.**

또한, 큰 걱정거리 등 정신적인 원인으로 인해 기운이 빠지는 상태도 현기증이라고 표현할 수 있다. 이처럼 '현기증'이라는 단어에는 여러 가지 의미가 포함되어 있으므로 사용할 때 주의가 필요하다. 참고로 영어 용어에서는 이 모든 것을 구분하여 표현한다.

▶ **멀미는 평형감각의 이상에서 발생한다.**

평형감각의 중추는 자율신경의 중추와 밀접한 관련이 있으며, 멀미에서는 자율신경을 통해 구역질이나 구토가 발생한다.

미각은 맛봉오리로 느낀다.

▶ **맛봉오리는 입안 내, 특히 혀 표면의 유두에 많이 존재한다.**

▶ **기본적인 미각에는 단맛, 신맛, 짠맛, 쓴맛이 있다.**

감칠맛은 일본에서 발견된 미각이다.

▶ **음식물의 맛은 미각뿐 아니라 종합적으로 형성된 것이다.**

맛을 결정하는 요소에는 미각뿐만 아니라 후각, 촉각, 온도각, 통각, 시각, 청각, 또한 신체의 상태, 과거 경험, 나아가 주변 환경 등이 있다. 개인차도 크다.

후각수용기는 코안의 가장 최상부에 있는 비점막에 있다.

물에 사는 동물은 물의 냄새를 맡는다. 육지에 사는 동물은 공중의 냄새를 일단 코점막의 점액 속에 녹여서 이 점액의 냄새를 맡는다. '냄새를 맡는' 동작을 하면 코안 내에서 난류가 발생하여 냄새를 포함한 날숨이 코안 상부에 잘 도달하게 된다.

▶ **후각은 하등 동물에서도 상당히 발달해 있다.**

많은 감각의 중추는 대뇌의 신피질이라 불리는 부위에 있는 것이 일반적이지만, 후각의 중추는 둘레계통(→p.187)에 있다. 이곳은 섭식 행동이나 성행동, 또한 분노나 쾌감 등과 깊은 관련이 있는 장소이다. 후각과 이들 행동 간에는 깊은 관련성이 있을 것이다.

▶ **후각은 순응이 강하다.**

아무리 강렬한 냄새라도 빠르게 느끼지 못하게 된다. 인간의 후각은 동물 중에서도 퇴화된 편이지만, 그래도 수백 가지 이상의 냄새를 구별할 수 있다.

Coffee Break

통증으로 쇼크 현상이 일어날 수 있다.

통증이 매우 강할 때 갑자기 미주신경이 흥분할 수 있다. 그 결과 갑자기 혈압이 떨어져 쇼크에 빠질 수 있다. 이 미주신경을 통한 반사를 막기 위해서는 충분한 마취가 중요하다. 미주신경의 작용을 막는 약물(아트로핀 등)을 미리 투여하는 경우도 있다.

내장

원래 투명해야 하는 수정체가 혼탁해져 빛을 통과하지 못하게 된 상태를 백내장이라고 한다. 치료는 이 혼탁해진 수정체를 적출하고, 대신 인공 렌즈를 삽입한다. 또한, 안구 내 압력(안압)이 증가하여 장애가 발생한 상태를 녹내장이라고 한다. 녹내장의 치료는 긴급이 필요한 경우가 많다.

문제

심근경색증으로 왼쪽 위팔 안쪽과 왼쪽 어깨에 통증을 느꼈다. 이 통증은 무엇인가?

1. 표재통
2. 심부통
3. 내장통
4. 관련통

해설 이 문제는 연관통에 대한 지식을 묻고 있다. p.205 참조.

정답 [4]

PART

14

유전

1. 세포의 작용
2. 세포분열
3. 우성유전자와 열성유전자

Coffee Break

1 세포의 작용

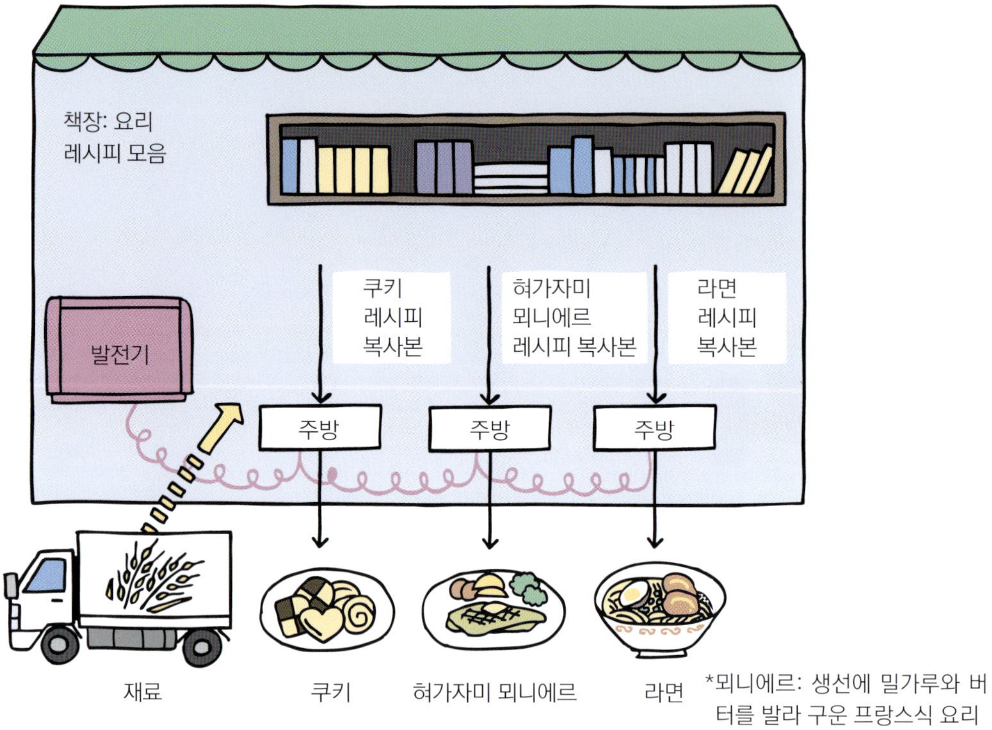

식당에서 다양한 요리가 만들어질 때까지

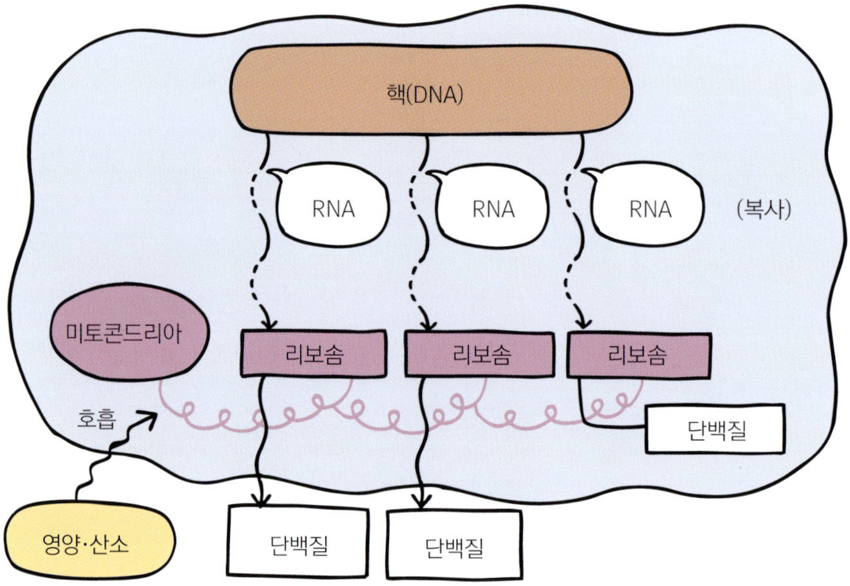

세포에서 다양한 단백질이 만들어질 때까지

사람의 세포는 모든 세포의 기본 구조가 동일하다.

사람뿐만 아니라 동식물, 미생물 등 모든 세포의 기본 구조는 동일하다.

세포는 세포막, 핵, 다양한 세포소기관으로 구성된다.

▶ **세포소기관의 대표적인 예가 사립체다.**

유전자는 어떤 단백질을 만들지를 기록한 것이다.

단백질의 아미노산 배열에 대해서는 「단백질」 항목(p.100) 참조.

▶ **유전자는 DNA이다.**

DNA는 핵 안에 보존되어 있다.

▶ **DNA의 일부를 복사한 것이 RNA이다.**

RNA의 내용을 보면서, 그에 따라 세포소기관(이 경우 리보소체)이 단백질을 합성한다.

▶ **합성된 단백질은 실제 세포의 기능에 필요한 일을 수행한다.**

세포의 작동 방식은 레스토랑과 유사하다.

다음은 레스토랑에 비유하여 세포의 기능을 설명한다.

▶ **레스토랑에는 요리 레시피 모음집이 있다.**

레시피 모음집은 세포의 유전자에 해당한다. 유전자는 DNA로 만들어져 있으며, 핵 안에 있다. 즉, 핵은 유전자(레시피 모음집)의 보존 창고이다.

▶ **레시피 모음집에서 필요한 요리의 복사본을 만들고, 그 복사물을 보면서 요리한다.**

이 복사물이 RNA에 해당한다. 그리고 그 복사본에 따라 실제로 주방(리보소체)에서 단백질이 합성된다.

▶ **합성된 단백질은 효소로서, 그것이 또 다른 것을 합성하거나, 그대로 방출된다.**

즉, DNA→RNA→단백질이라는 흐름을 이해해야 한다. 그리고 이 단백질이 세포의 다양한 작업을 직접 수행한다.

사립체는 세포에 에너지를 공급한다.

요리할 때 가스나 전기 등의 에너지가 필요하다. 세포도 마찬가지로 사립체가 에너지로 ATP(→p.102)를 공급한다. 즉 사립체는 ATP 생산 공장이다.

DNA와 RNA

DNA는 데옥시리보핵산, RNA는 리보핵산의 약자이다. DNA는 유전자 그 자체, 즉 모든 요리의 레시피 대전집에 해당하며 거대한 크기를 가지고 있다. 반면 RNA는 하나의 레시피 복사본으로, 크기가 비교적 작다. 모두 4종류의 문자로 쓰여 있다.

2 세포분열

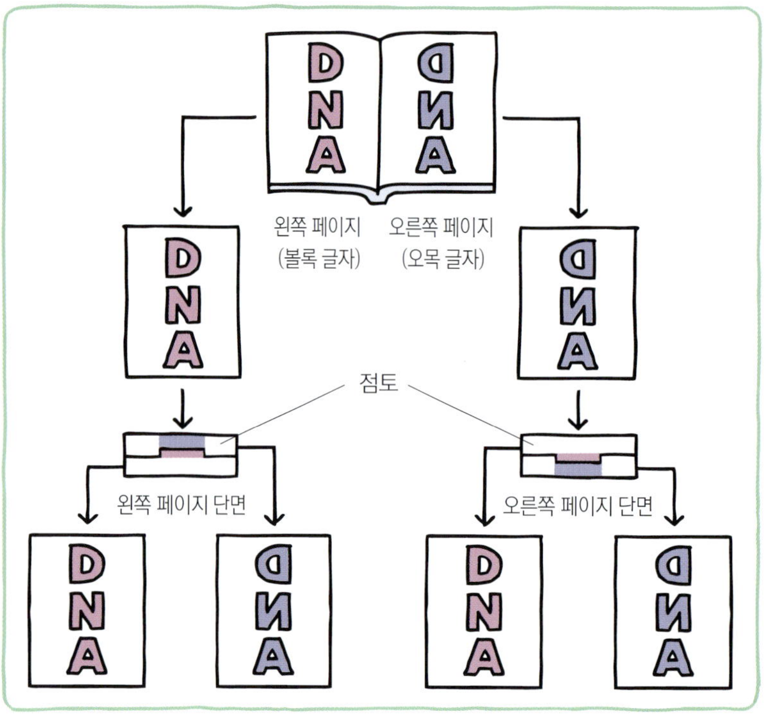

세포분열과 DNA복제

레시피 복제법의 자세한 내용은 오른쪽 ☐ 를 참조

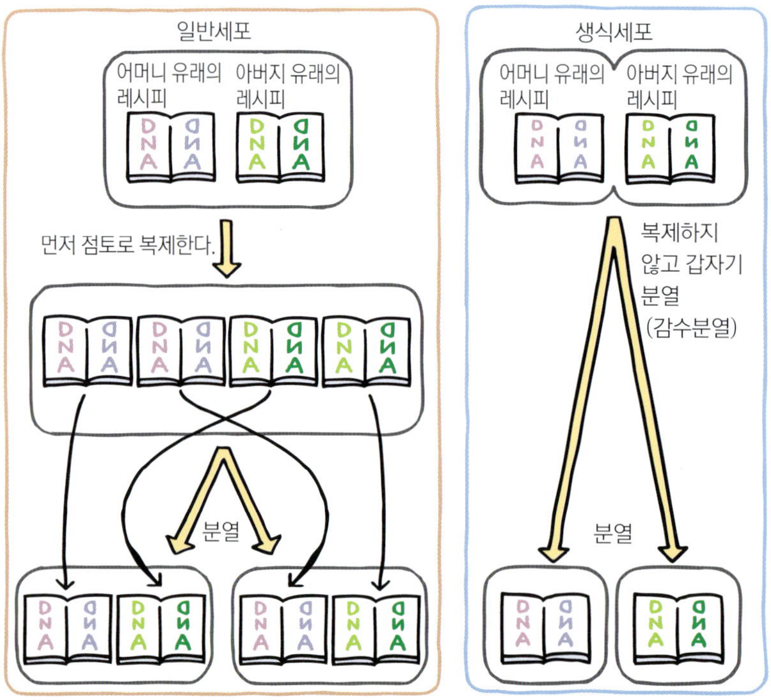

세포분열과 감수분열

정확히는 생식세포는 감수분열 후 한 번 더 일반 분열을 하여 총 4개의 세포가 된다.

세포가 분열할 때는 유전자를 모두 전달한다.

분열 전에는 유전자를 복제하고, 분열 시에 똑같이 나눈다.
분열 직전의 세포는 유전자의 양이 2배가 되어 있다. 즉, DNA의 양도 2배가 되어 있다.
다음은 유전자를 레시피로 비유하여 유전자의 복제 과정을 설명한다.

레시피 책에는 좌우 페이지에 양면의 오목 · 볼록 쌍으로 같은 내용이 쓰여 있다.

레시피를 복제하기 쉽게 일부러 두 개의 같은 내용이 좌우 대칭으로 쓰여 있다. 모친 유래의 책은 볼록과 오목 쌍으로 같은 내용이 쓰여 있고, 부친 유래의 책도 마찬가지로 볼록과 오목 쌍으로 되어 있다.

분열 시에는 다음과 같은 방식으로 레시피를 복제한다.

페이지를 좌우로 나눈다.
각 페이지에 점토를 덮는다.
덮은 점토를 펼친다.
그러면 이전과 동일한 것이 만들어진다.
이 작업을 모친 유래의 책과 부친 유래의 책 모두에 적용한다.

생식세포만은 특수한 분열 방법을 사용한다.

생식세포는 난자와 정자를 말한다.

▸ 생식세포에서는 모든 책을 모친 유래의 책과 부친 유래의 책으로 나눈다.

생식세포의 책의 양은 일반 세포의 책의 양의 절반이다.
이와 같이 유전자의 양이 절반으로 줄어드는 분열을 감수분열이라고 한다.

▸ 난자와 정자가 수정하면 책의 양은 원래대로 돌아간다.

일반적으로 DNA(유전자)는 핵 안에 존재한다.

핵 안에서는 DNA가 정리되어 접혀 있어, DNA의 모양은 외부에서 잘 보이지 않는다.

▸ 세포 분열 시에는 DNA가 외부에서 잘 보이게 된다.

이것이 염색체이다. 즉, 염색체는 유전자의 덩어리이며 세포분열 시에만 모습을 드러낸다.

▸ 사람의 염색체 수는 46개이다.

이 중 절반(23개)은 모친 유래이며, 나머지 절반은 부친 유래이다.

▸ 염색체에는 보통염색체와 성염색체가 있다.

남녀 모두 동일하게 가지고 있는 것을 보통염색체라고 하며, 22쌍(44개)이다. 이들은 1부터 22번까지 번호가 붙어 있다. 또한, 남녀가 다르게 가지고 있는 염색체를 성염색체라고 하며 1쌍(2개)이다.

▸ 성염색체에는 X염색체와 Y염색체가 있다.

▸ 성염색체는 여성은 XX, 남성은 XY이다.

여성은 X염색체 2개를, 남성은 X염색체와 Y염색체를 각각 1개씩 갖고 있다.

▸ 염색체이상 질환도 있다.

염색체 수가 많거나 적거나(→p.222), 또는 염색체의 일부가 결손되거나 다른 부위로 이동하는 등의 질환이 있다.

3 우성유전자와 열성유전자

모친 유래의 레시피 모음집 부친 유래의 레시피 모음집

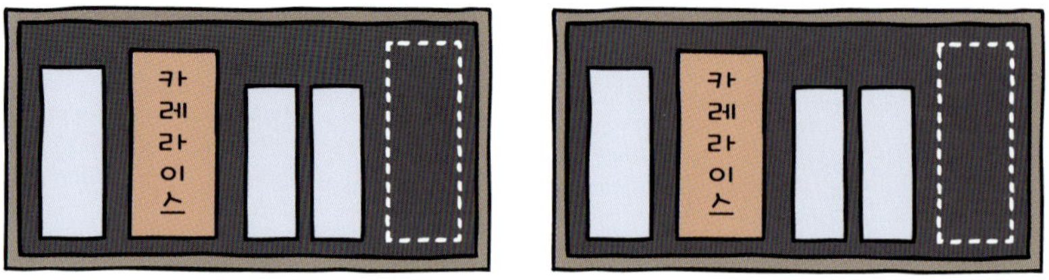

정상적으로는 카레라이스를 만드는 것이 당연하다. 독버섯 요리는 책장에 레시피가 없어 만들지 않는다.

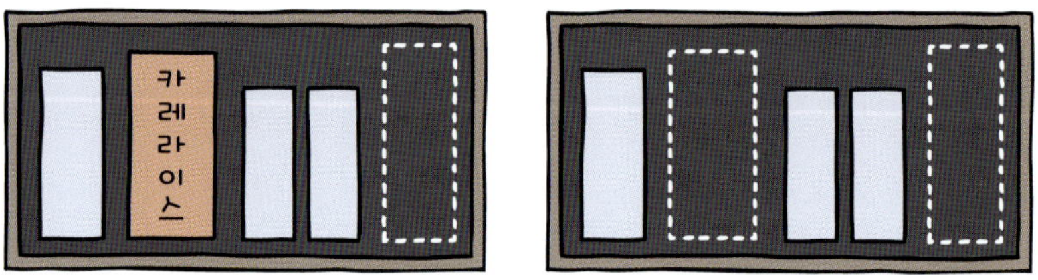

한쪽 책장에서 카레라이스 레시피가 없어져도 아직 카레라이스는 만들 수 있다. 자손에게 카레라이스를 만들지 못하는 사람이 나타날 가능성이 있다.

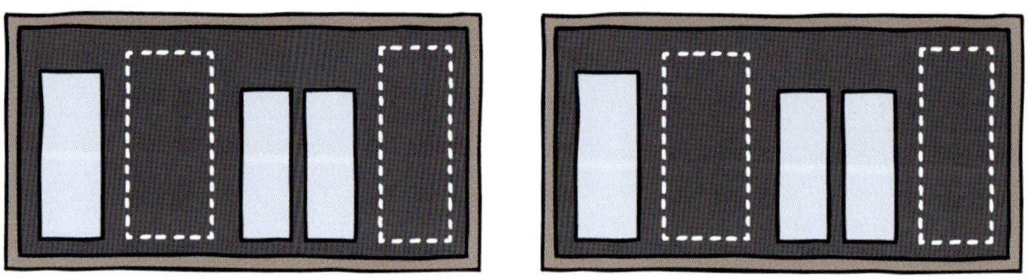

양쪽 책장에서 카레라이스 레시피가 없어지면 더 이상 카레라이스를 만들 수 없다.

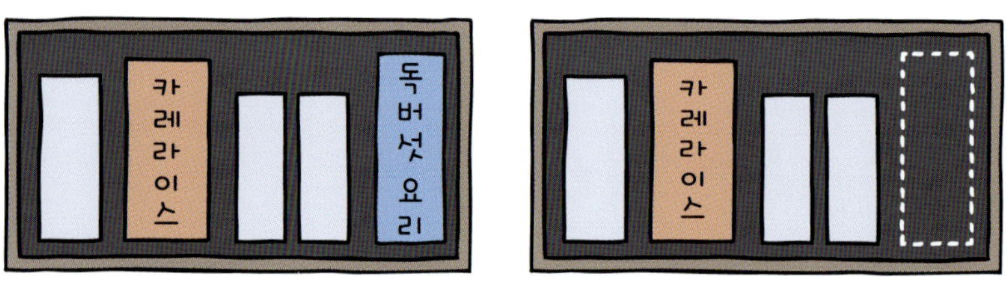

한쪽 책장에 독버섯 요리 레시피가 있으면 독버섯 요리를 만들게 된다. 양쪽 책장에 있어도 찬가지이다.

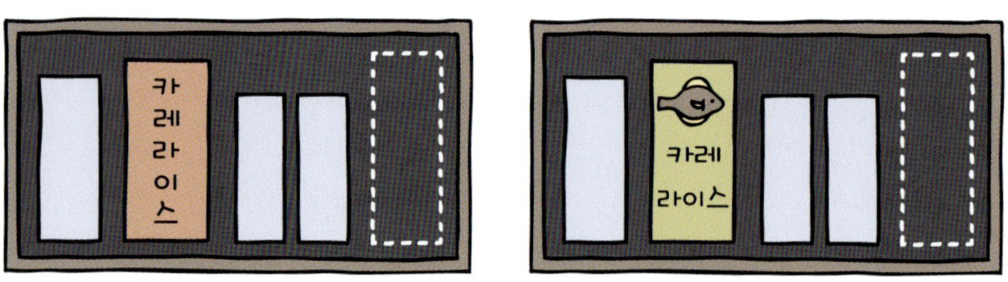

정상과는 조금 다른 이상한 카레라이스를 만든다. 이러한 이상도 존재한다.

유전자는 모친 유래의 것과 부친 유래의 것이 있다.

다음은 유전자를 레시피에 비유하여 설명한다.

▸ **요리 레시피 책장에는 모친 유래의 것과 부친 유래의 것이 있다.**

▸ **레시피가 한쪽 책장에만 있어도 그 요리를 만들 수 있다.**

레시피가 양쪽 책장에 모두 없으면 그 요리는 만들 수 없다.

카레라이스를 만들지 못하는 성질의 유전 형식을 열성유전이라고 한다.

카레라이스 레시피가 두 책장 중 어느 한쪽에라도 있으면 카레라이스를 만들 수 있다. 카레라이스를 만들지 못하는 것은 양쪽 책장 모두에 그 레시피가 없을 때만 해당한다.

▸ **한쪽 유전자만 결손된 사람을 보인자라고 한다.**

보인자는 카레라이스 레시피를 두 책장 중 한쪽에만 가지고 있다. 이러한 경우, 이 사람은 카레라이스를 잘 만들 수 있지만, 그 자손 중에 카레라이스를 만들지 못하는 사람이 나타날 가능성이 있다.

▸ **'열성'이란 그 성질이 잘 드러나지 않는다는 의미이다.**

부모가 모두 보인자일 때 자녀가 '카레라이스를 만들지 못하는' 상태가 될 확률은 1/4이다.

독버섯 요리를 만들게 되는 성질의 유전 형식을 우성유전이라고 한다.

독버섯 요리의 레시피가 한쪽 책장에만 있어도 독버섯 요리를 만들 수 있다. 독버섯 요리를 만들지 못하는 것은 두 책장 모두에 그 레시피가 없을 때만 해당한다.

▸ **'우성'이란 그 성질이 잘 나타난다는 의미이다.**

유전자 결손이 원인인 성질은 열성유전을 한다.

'카레라이스를 만들지 못한다'는 '카레라이스 레시피의 결손'을 의미한다.

▸ **유전자의 존재가 원인인 성질은 우성유전을 한다.**

'독버섯 요리를 만든다'는 '독버섯 요리 레시피의 존재'를 의미한다. 즉, 우성유전과 열성유전은 표리일체의 관계이다.

▸ **멘델의 법칙은 이러한 전형적인 예이다.**

유전자 내용의 발현에는 복잡한 요인도 있어, 모든 것이 이처럼 명확하게 설명되는 것은 아니다.

▸ **이상한 카레 요리를 만들게 되는 병도 있다.**

카레라이스 레시피 대신 생선 요리 레시피를 가지고 있으면, 일반적인 카레와는 조금 다른 이상한 카레 요리를 만들게 된다. 이러한 이상도 존재한다.

치사성 유전자

독버섯 요리의 레시피를 가지고 있으면 태아 때 죽게 되는 경우가 있다. 이러한 유전자를 치사성 유전자라고 한다.

Coffee Break

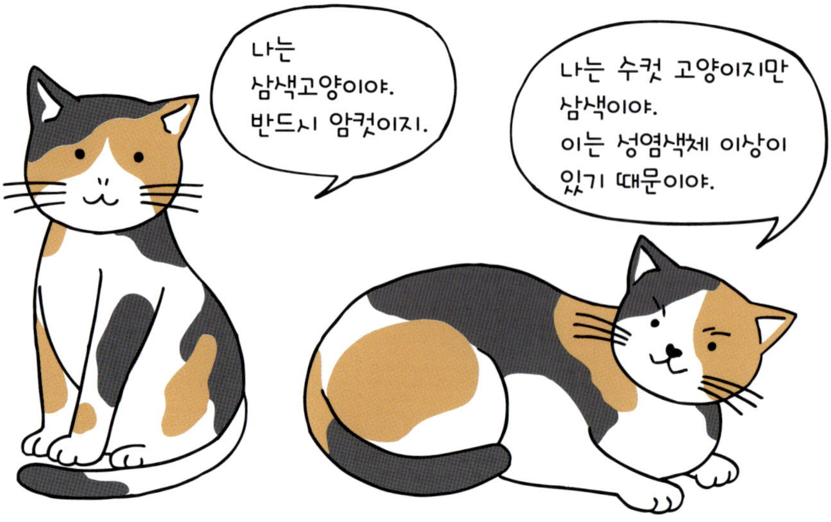
나는
삼색고양이야.
반드시 암컷이지.
나는 수컷 고양이지만
삼색이야.
이는 성염색체 이상이
있기 때문이야.

X염색체상의 유전자발현

유전자 결손, 즉 열성유전을 하는 것은 그것이 보통염색체를 통해 전달되는 경우에는 짝이 되어 있는 상대가 이를 보완해 준다. 그러나 그것이 X염색체를 통해 전달되는 경우에는 남성은 X염색체를 하나만 가지고 있어서 이를 보완해 줄 상대가 없다. 따라서 남성에게는 X염색체상의 유전자 성질이 그대로 드러난다. 그 예로는 혈우병(→p.33)과 색각이상(→p.209) 등이 있다.

염색체이상

성별은 Y염색체 유무로 결정되며, Y가 있으면 남성, Y가 없으면 여성이 된다. 고양이도 마찬가지로 Y가 있으면 수컷이 된다. 단, 삼색의 성질은 매우 특수하다. X염색체가 두 개(XX)가 없으면 삼색의 성질이 나타나지 않기 때문에 일반적인 삼색고양이는 반드시 암컷이다. 그러나 드물게 XXY라는 성염색체 이상을 가진 고양이가 존재한다. 이 경우 X염색체가 두 개 있어서 삼색이 될 수 있으며, Y도 존재하여 수컷이 된다. 즉, 삼색 수컷 고양이는 반드시 성염색체 이상을 가지고 있다. 사람에게도 이와 같은 병태가 존재한다.

문제

유전에 대해 옳은 것은 무엇인가?

1. 세포는 기관에 따라 다른 유전 정보를 가진다.
2. 세 개의 염기가 한 종류의 아미노산을 암호화한다.
3. 동물과 식물의 DNA는 염기를 가진다.
4. 유전 정보에 따라 핵 내에서 단백질 합성이 이루어진다.

해설 p.217 참조 1. 한 사람의 모든 세포는 동일한 유전 정보를 가진다. 2. 맞다. 3. DNA의 염기는 동식물이 공통. 4. 단백질 합성은 세포질의 리보소체에서 이루어진다.

정답 [2]

표 간기능검사

약자	명칭	기준값*	반영할 것
Alb	알부민	4.0 g/dL 이상	간의 단백질 합성 능력
Ch-E	콜린에스테라제	200단위 이상	간의 단백질 합성 능력
LCAT	레시틴-콜레스테롤 acyltransferase	50단위 이상	간의 단백질 합성 능력
PT	프로트롬빈시간	13초 이하	간의 단백질 합성 능력
NH_3	암모니아	80 μg/dL 이하	간의 해독 능력
ICG	인도시아닌그린	10% 이상	간의 해독 능력(색소 배설 시험)
T-Bil	총빌리루빈	1.0 mg/dL 이하	간의 해독 능력(황달의 지표)
D-Bil	직접빌리루빈	0.3 mg/dL 이하	간의 해독 능력(황달의 지표)
I-Bil	간접빌리루빈	0.8 mg/dL 이하	간의 해독 능력(황달의 지표)
AST	(GOT이라고 함)	40단위 이하	간세포의 붕괴도
ALT	(GPT이라고 함)	40단위 이하	간세포의 붕괴도
LDH	젖산탈수소효소	460단위 이하	간세포의 붕괴도
AL-P	알칼리포스파타제	260단위 이하	간세포 및 담도계의 장애도
LAP	류신 펩타이드아미노말단분해효소	170단위 이하	간세포 및 담도계의 장애도
γ-GTP	감마글루타민 트렌스펩티다아제	50단위 이하	간세포 및 담도계의 장애도
AFP	알파페토프로테인	20 ng/mL 이하	간세포암 등에서 상승

* 기준값은 측정 방법과 검사시설 등에 따라 매우 다양하다. 여기에 제시된 것은 어디까지나 참고용이다.
  AST 등은 간'기능'검사라기보다는 간'장애'도 검사이다.

찾아보기

한글

ㄱ

ㅅ

ㅇ

ㅈ

ㅊ

ㅋ

ㅌ

ㅍ

ㅎ

영문

처음 배우는 생리학

2024년 8월 12일 인쇄
2024년 8월 25일 발행

저자 | Etsuro TANAKA
역자 | 주 남 석

임프린트 | 도서출판 대한의학
발행인 | 신은주
책임편집 | 황인애
출판등록 | 2003년 9월 27일 제 25100-2014-000011호
발행처 | ㈜에스앤씨퍼블리싱
주소 | 서울특별시 구로구 디지털로 288 대륭포스트타워1차 1209호
전화 | (02)921-0653
e-mail | medbook2000@daum.net
홈페이지 | www.dhmbook.co.kr
www.medbook.co.kr

정가 | 25,000원
ISBN | 979-11-5590-282-0 93510

Authorized translation from the Japanese language edition, entitled,
イラストでまなぶ生理學 第4版
ISBN 978-4-260-05120-0
著者 : 田中 越郎
published by IGAKU-SHOIN LTD., TOKYO Copyright© 2023.